看護学生のための

わかりやすい

法律・制度

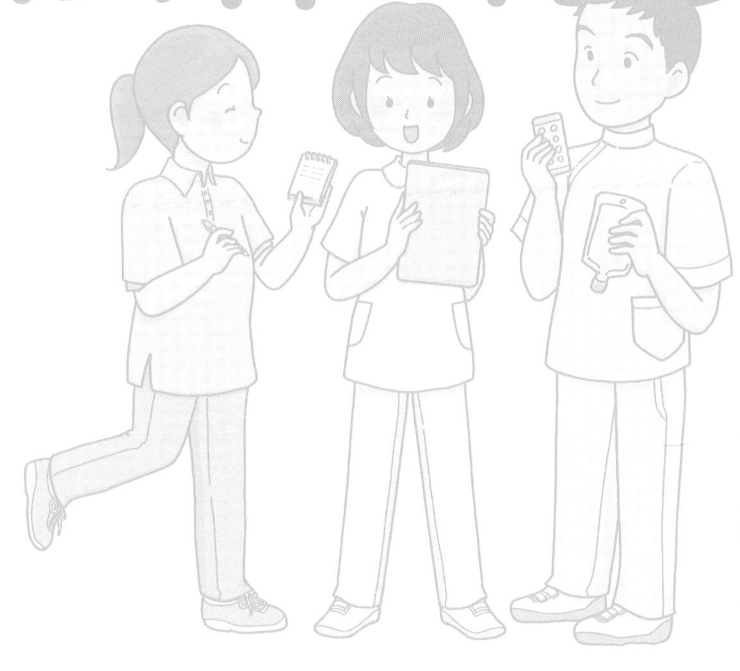

望月聡一郎 著

中央法規

はじめに

看護職にとって保健医療福祉に関する法律の知識は必要なものです。たとえば、保健師助産師看護師法には、看護職の業務について規定されており罰則規定もあります。

この世の中には、さまざまな人がいて人の数だけ考え方があります。「みんなちがって、みんないい」のですが、社会には秩序を保つためのルールが必要になります。ルールとしての社会規範（法律）を理解しておくことは、医療専門職である前に、社会人として必要ではないでしょうか。

現在、日本で就業している看護職は160万人を超えています。しかし、その大半の看護職にとって、保健医療を取り巻く法律は身近なものでありながら、あらためて読み直す機会もなく過ごされていると思います。看護職は患者の側から患者を理解しようとする価値観を持って業務を行うことを基本としています。患者の身になって考えるとき、看護職の寄って立つものは看護職としての価値観だけではなく、社会規範としての法制度の理解が基本にあります。それだからこそ、近い将来に社会人となる学生の皆さんには、今一度、法律に触れる機会を持っていただきたいと考えるのです。

しかしながら、面白くないもの（法律）を読み下して理解するのは容易ではありません。保健医療福祉の世界で活躍しようとする皆さんに特に関係の深い法律を選んで、少しでもわかりやすく説明しようとして書かれたのが本書です。この本が法律を理解し学習するうえで、皆さんの大きな助けになれば嬉しいです。

2023年1月

望月聡一郎

著者紹介

望月聡一郎（もちづき・そういちろう）

湘南医療大学保健医療学部看護学科教授

東京大学医学部健康科学・看護学科卒業、東京医科歯科大学大学院医歯学総合研究科博士課程単位取得退学。国家公務員共済組合連合会虎の門病院に勤務後、厚生労働省健康局総務課保健指導室、医政局看護課、医政局総務課、東日本大震災現地復興対策本部、社会・援護局障害保健福祉部精神・障害保健課などで勤務ののち、国際医療福祉大学成田看護学部教授に就任。2020年より現職。

はじめに

第1章
看護と法律・制度

1 医療を受けるためのしくみはどうなっているの？ 日本国憲法 …… 002

2 日本の医療はだれが提供するの？ 医療法 …… 004

3 看護職に関わりの深い法制度とはどのようなものですか？ 保健師助産師看護師法など …… 009

第2章
看護の資格や働き方に関する法律・制度

1 看護師とはなにをする人ですか？ 保健師助産師看護師法 …… 012

2 看護師と准看護師はなにが違う？ 保健師助産師看護師法 …… 014

3 保健師とはなにをする人ですか？ 保健師助産師看護師法 …… 016

4 助産師とはなにをする人ですか？ 保健師助産師看護師法 018

5 助産師の義務とはなんですか？ 保健師助産師看護師法 020

6 特定行為とはなんですか？ 保健師助産師看護師法 023

7 看護師等の守秘義務とはなんなの？ 保健師助産師看護師法 026

8 資格の業務独占、名称独占とはなんのことですか？
保健師助産師看護師法 028

9 看護師免許を取り消されることはありますか？
保健師助産師看護師法 030

10 看護師等の再教育研修とはどのようなものですか？
保健師助産師看護師法 033

11 労働者は法律でどのように保護されていますか？ 労働基準法 035

12 労働時間や休日についてはどのような決まりがありますか？
労働基準法 037

13 女性の労働についての決まりはありますか？ 労働基準法ほか 039

14 休暇や休業はどのように決められていますか？
労働基準法、育児休業、介護休業等育児又は家族介護を行う
労働者の福祉に関する法律 042

15 業務中の負傷、疾病などの補償はどのように決められているの？
労働者災害補償保険法 044

16 看護師不足を解消するための法律はあるの？
看護師等の人材確保の促進に関する法律 046

17 ナースセンターとはなにをするところ？
看護師等の人材確保の促進に関する法律 048

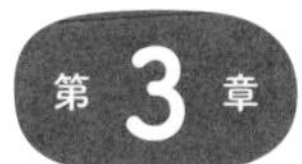

医療提供の原則に関する法律・制度

1 病院と診療所の違いってなんですか？ 医療法 …… 052

2 助産所ってなんですか？ 医療法 …… 054

3 地域医療支援病院ってなんですか？ 医療法 …… 056

4 特定機能病院ってなんですか？ 医療法 …… 058

5 医療の適切な選択ってどういう考え方ですか？ 医療法 …… 060

6 医療の適切な選択に求められることはなんですか？ 医療法 …… 064

7 医療機関は自由に宣伝ができないの？ 医療法 …… 066

8 医療の安全に関する研修を受ける義務があるのですか？ 医療法 …… 068

9 入院した患者には入院診療計画書の説明が必ず必要なの？ 医療法 …… 070

10 医療事故が起こったらどうしたらいいのでしょうか？ 医療法 …… 073

11 医療事故調査・支援センターとはどのような組織ですか？ 医療法 …… 076

12 医療安全支援センターとはなにをする機関ですか？ 医療法 …… 078

13 診療所・助産所の開設、廃止などの手続きとはどのようなものですか？ 医療法 …… 080

14 病院の開設、廃止等の手続きとはどのようなものですか？ 医療法 …… 082

15 医療機関の管理者とはなんですか？ 医療法 ……… 084

16 医療機関が構造設備などの基準を満たしているか監督されているのですか？
医療法 ……… 088

17 医療機関の監督とはどのように行われるのですか？ 医療法 ……… 090

18 医療計画とはなにを定めているのですか？ 医療法 ……… 092

19 保健医療圏にはどのような種類がありますか？ 医療法 ……… 095

20 病床にはどのような種類がありますか？ 医療法 ……… 097

21 地域医療構想とはなんですか？ 医療法 ……… 099

22 看護記録の管理はどのように定められていますか？
医療法、医師法 ……… 101

第4章

医薬品や医療機器の安全性に関する法律・制度

1 医薬品・医療機器の品質や安全性を保証する法律はありますか？
医薬品、医療機器等の品質、有効性及び安全性の確保等に関する法律 ……… 104

2 医薬関係者にはどのような責務がありますか？
医薬品、医療機器等の品質、有効性及び安全性の確保等に関する法律 ……… 106

3 医薬部外品、化粧品、再生医療等製品とはなんですか？
医薬品、医療機器等の品質、有効性及び安全性の確保等に関する法律 ……… 108

4 医療機器はどのように定められていますか？
医薬品、医療機器等の品質、有効性及び安全性の確保等に関する法律 …… 110

5 薬局の開設や管理についてどのように定められていますか？
医薬品、医療機器等の品質、有効性及び安全性の確保等に関する法律 …… 112

6 薬局開設者にはどのような遵守事項がありますか？
医薬品、医療機器等の品質、有効性及び安全性の確保等に関する法律 …… 114

7 医薬品の製造販売をするための手続きはどのようなものですか？
医薬品、医療機器等の品質、有効性及び安全性の確保等に関する法律 …… 116

8 医薬品の再審査、再評価とはなんですか？
医薬品、医療機器等の品質、有効性及び安全性の確保等に関する法律 …… 118

9 医薬品などの安全対策はどのようなものですか？
医薬品、医療機器等の品質、有効性及び安全性の確保等に関する法律 …… 120

第5章

国民の健康・保健の向上に関する法律・制度

1 健康増進法はどのような法律ですか？ 健康増進法 …… 124

2 国民健康・栄養調査の目的はなんですか？ 健康増進法 …… 126

3 健康日本21（21世紀における国民健康づくり運動）とはなんですか？
健康増進法 …… 128

4 健康日本21（21世紀における国民健康づくり運動）の具体的な内容は？
健康増進法 …… 130

5 特定健康診査・特定保健指導は一般の健診となにが違うのですか？
高齢者の医療の確保に関する法律 …… 132

第6章 感染症の予防、まん延防止に関する法律・制度

1 感染症法の目的や理念はどのようなものですか？
感染症の予防及び感染症の患者に対する医療に関する法律 …… 136

2 感染症法で国民・医療従事者にはどのような責務がありますか？
感染症の予防及び感染症の患者に対する医療に関する法律 …… 138

3 感染症の類型はどのようなものですか？
感染症の予防及び感染症の患者に対する医療に関する法律 …… 140

4 感染症法の新型インフルエンザ等感染症とはなんですか？
感染症の予防及び感染症の患者に対する医療に関する法律 …… 142

5 感染症法の指定感染症・新感染症とはなんですか？
感染症の予防及び感染症の患者に対する医療に関する法律 …… 144

6 感染症指定医療機関とはなんですか？
感染症の予防及び感染症の患者に対する医療に関する法律 …… 146

7 感染症の発生状況などの調査は誰がするのですか？
感染症の予防及び感染症の患者に対する医療に関する法律 …… 148

8 感染症法の情報の収集・公表についてどのように定められていますか？
感染症の予防及び感染症の患者に対する医療に関する法律 …… 150

9 感染が疑われる人に診察を受けてもらうためにできることは？
感染症の予防及び感染症の患者に対する医療に関する法律 …… 153

10 まん延防止のために就業の制限や入院の勧告ができますか？
感染症の予防及び感染症の患者に対する医療に関する法律 …… 154

11 病原体に汚染された場所や物の消毒を誰が命じるのですか？
感染症の予防及び感染症の患者に対する医療に関する法律 …… 157

12 結核に関する規定にはどのようなものがありますか？
感染症の予防及び感染症の患者に対する医療に関する法律 …… 159

第7章

公的医療保険と公費負担医療に関する法律・制度

1 公的医療保険とはなんですか？ 健康保険法、国民健康保険法ほか …… 164

2 保険診療の原則はなんですか？ 健康保険法、国民健康保険法ほか …… 168

3 公的医療保険の給付にはどのようなものがありますか？
健康保険法、国民健康保険法ほか …… 170

4 診療報酬ってなんですか？ 健康保険法施行規則ほか …… 172

5 診療報酬はどのように定められるのですか？ 社会保険医療協議会法 …… 174

6 国民医療費とはなんですか？ …… 176

7 国民医療費はどのような構成になっていますか？ …… 178

8 公費負担医療制度とはなんですか？ 感染症法、障害者総合支援法 …… 180

9 小児や難病患者への医療費の支援はありますか？
児童福祉法、難病の患者に対する医療等に関する法律 …… 182

第8章

介護保険に関する法律・制度

1 介護保険とはなんですか？ 介護保険法 …… 186

2 介護保険の被保険者とはだれのことですか？ 介護保険法 …… 188

3 介護保険の保険者とはだれのことですか？ 介護保険法 …… 190

4 国が進める認知症対策にはなにがありますか？ 介護保険法 …… 192

5 要介護認定・要支援認定を受けるにはどうすればいいですか？
介護保険法 …… 194

6 要介護認定はどのように判定されますか？ 介護保険法 …… 197

7 介護認定審査会の役割はなんですか？ 介護保険法 …… 199

8 介護支援専門員（ケアマネジャー）はなにをする人ですか？
介護保険法 …… 201

9 介護給付とはなんですか？ 介護保険法 …… 203

10 要介護1～5の高齢者などが使える介護給付の居宅サービスには
なにがありますか？ 介護保険法 …… 205

11 要介護1 ～ 5の高齢者などが使える介護給付の施設サービスにはなにがありますか？ 介護保険法 208

12 要支援1 ～ 2の高齢者などが使える予防給付のサービスにはなにがありますか？ 介護保険法 211

13 要支援1 ～ 2の高齢者などが使える予防給付のサービスにはなにがありますか？（つづき）介護保険法 214

14 介護保険の地域密着型サービスとはなんですか？ 介護保険法 216

15 介護保険の地域密着型サービスとはなんですか？（つづき）介護保険法 219

16 地域包括支援センターとはなにをするところですか？ 介護保険法 222

17 介護保険事業計画はどのように立てられますか？ 介護保険法 225

18 介護保険の費用はだれが負担していますか？ 介護保険法 227

第9章

障害者や子ども、高齢者、生活困窮者の支援に関する法律・制度

1 身体・知的・精神障害はどのように定義されていますか？ 身体障害者福祉法、精神保健福祉法、障害者総合支援法 230

2 障害をもつ人々を支える支援にはどのようなものがありますか？ 障害者総合支援法 233

3 自立支援給付の種類と利用の手引きはどうなっていますか？
障害者総合支援法 …… 236

4 自立支援医療とはどのようなものですか？ 障害者総合支援法 …… 238

5 児童の権利に関する条約は日本の法律に影響を与えましたか？
児童福祉法 …… 240

6 児童相談所の役割とはなんですか？ 児童福祉法 …… 242

7 児童相談所による里親制度と養子縁組とはなんですか？
児童福祉法 …… 246

8 児童虐待対策にはどのようなものがありますか？
児童福祉法、児童虐待の防止等に関する法律 …… 249

9 高齢者の虐待にはどのような対策がありますか？
高齢者虐待の防止、高齢者の養護者に対する支援等に関する法律 …… 252

10 生活保護とはどのような制度ですか？ 日本国憲法、生活保護法 …… 255

11 生活保護制度はどのように運用されますか？ 生活保護法 …… 257

12 生活保護で介護や出産も支援されますか？ 生活保護法 …… 260

第10章 精神障害者の保健・医療・福祉に関する法律・制度

1 精神保健福祉法成立にいたる経緯はどのようなものですか？
精神保健及び精神障害者福祉に関する法律 …… 264

2 精神科病院への任意入院とはどういうことですか？
精神保健及び精神障害者福祉に関する法律 …… 266

3 精神科病院の退院請求、処遇、行動制限とはどういうことですか？
精神保健及び精神障害者福祉に関する法律 …… 268

4 精神科病院への措置入院とはどのようなことですか？
精神保健及び精神障害者福祉に関する法律 …… 271

5 精神科病院への医療保護入院とはどういうものですか？
精神保健及び精神障害者福祉に関する法律 …… 274

6 精神保健指定医、精神科病院、精神科救急医療体制の規定はなんですか？
精神保健及び精神障害者福祉に関する法律 …… 277

7 精神医療審査会にはどのような責任がありますか？
精神保健及び精神障害者福祉に関する法律 …… 280

第11章

地域の健康と母子の健康に関する法律・制度

1 地域保健法の立法目的と理念はなんですか？ 地域保健法 …… 284

2 保健所の役割はなんですか？ 地域保健法 …… 286

3 市町村保健センターの役割はなんですか？ 地域保健法 …… 288

4 母子保健法の目的はなんですか？ 母子保健法 …… 290

5 妊産婦・新生児・未熟児の定義はなんですか？ 母子保健法 …… 292

6 新生児訪問指導は生後いつまでですか？ 母子保健法、児童福祉法 …… 294

7 母子の健康診査については、どのように定められていますか？
母子保健法 …… 296

8 母子健康手帳とはどのようなものですか？ 母子保健法 …… 298

9 健康診査で課題が判明したらどうしますか？ 母子保健法 …… 300

10 未熟児・低体重児にはどのように対応しますか？ 母子保健法 …… 302

11 未熟児養育医療とはなんですか？ 母子保健法 …… 304

12 母子健康包括支援センターの役割はなんですか？ 母子保健法 …… 306

13 学校で看護師・保健師資格を生かすことができますか？
学校保健安全法 …… 308

第1章

看護と法律・制度

日本国憲法

医療法

保健師助産師看護師法

1 医療を受けるためのしくみはどうなっているの？

日本国憲法

Point

- 日本国憲法第25条に基づいて社会保障制度が整備されています
- 社会保険は社会保障制度の中心として医療保険も含まれます

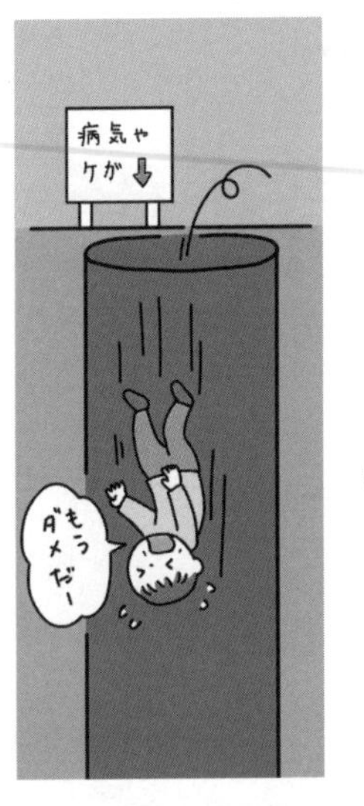

病気や
ケが
もうダメだー

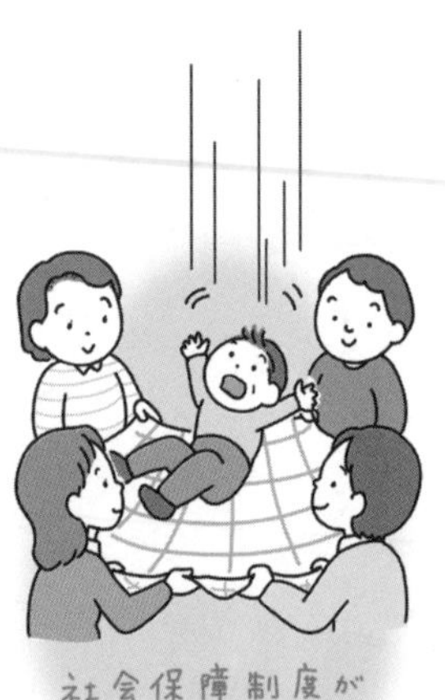

社会保障制度が
あるから大丈夫!!

解説

「医療を担うのは、医師、看護師、薬剤師などの医療専門職種である」。これは正しいでしょうか。間違いではありませんが、さまざまな面の一部を表しているにすぎません。日本の医療はどのようなしくみで国民に提供されているのか考えてみましょう。

❶ 福祉国家と社会保障制度

日本は福祉国家といわれ、日本という国が多くの制度の整備を通じて、日本の国民が健康で文化的な生活を送れるように保障（保護して守る）しています。それらの制度は、社会保障制度といわれ、日本国憲法第25条の生存権に基づいていて、社会保険、公的扶助、社会福祉、公衆衛生から成ります。

❷ 社会保障と医療保険

事故などの不測の事態に備えて、一定の掛け金を支払っておいて、必要が生じたときに給付をうける仕組みのことを保険といいますね。国民が、傷病、失業、老齢などのために働くことができなくなったときに備えて、一定の掛け金を支払っておいて、必要が生じたときに給付をうけるしくみで、日本政府が行うものを社会保険といいます。社会保険は、日本の社会保障制度の中心的なもので、医療保険、年金保険、雇用保険、労働者災害補償保険（労災保険）、介護保険の５つがあります。

病気やけがのときに病院などの医療機関にかかりますが、保険証を提示して実際にかかった医療費の一部（原則、３割）を支払えばよいことになっています。これは、医療保険というしくみがあるからです。

医療保険は、収入に応じて毎月の保険料を支払うことで成り立っています。保険料は、企業などに勤めている人の場合には事業主も負担し、国や地方公共団体も一定の負担をしています。患者として医療機関にかかったときに、実際の医療費の一部（原則、３割）の負担で済むのは、医療保険が残りの費用を負担するからです。この費用の負担（残りの７割）が医療保険による給付ということになります。国民１人１人が単独で費用を負担すると高額となるために、社会全体で費用を負担して、１人１人の負担をできる限り抑えるためにつくられた制度です。

関係法令

●日本国憲法

第25条　すべて国民は、健康で文化的な最低限度の生活を営む権利を有する。

2　国は、すべての生活部面について、社会福祉、社会保障及び公衆衛生の向上及び増進に努めなければならない。

国家試験にChallenge!

問題 日本国憲法第25条で定められているのはどれか。

（第104回看護師　午後35問）

（１）国民の平等性　（２）国民の生存権

（３）国民の教育を受ける権利　（４）国及び公共団体の賠償責任

解答 正答（2）

2 日本の医療はだれが提供するの？

医療法

Point

- 医療提供には病院・施設や専門職等人材が不可欠です
- 地域ごとに施設や人材を整え、医療の質やアクセスを確保する医療計画が定められています

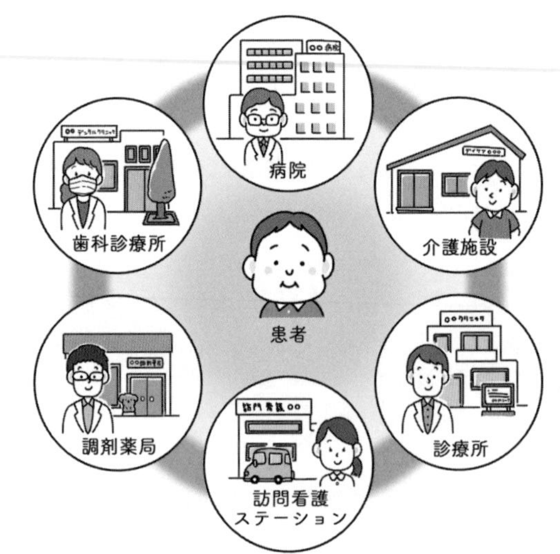

解説

日本には医療保険というしくみ（制度）があるのでしたね。医療保険が整備されていても、実際に医療を担う医療機関や医療従事者がいなければ、医療の現場は機能しません。国民のニーズに応じた医療を効率的に提供する体制（医療提供体制）を確保するには、なにが必要なのか考えてみましょう。

❶ 医療提供施設など

医療といっても、特定機能病院における高度先進医療、介護施設における痰の吸引、薬局における服薬指導など、そのかたちはさまざまです。具体的には、病院、診療所、介護老人保健施設、介護医療院、調剤薬局などがあります。そのほかにも看護職が働く場所として、助産所や訪問看護ステーションがありますね。

❷ 医療専門職

医師、歯科医師、薬剤師、保健師、助産師、看護師、准看護師、歯科衛生士、歯科技工士、診療放射線技師、臨床検査技師、理学療法士、作業療法士、言語聴覚士などがあります。医療提供施設において、これらの人材に加えて事務を担う人材が必要に応じて確保されていることが必要です。

❸ 医療提供体制と医療計画

医療提供施設と医療を担う人材はなくてはならないものですが、いざ医療にかかりたいときにアクセスが悪いと困りますよね。都道府県は、地域の住民が困らないように、医療提供体制の確保を図るための計画（医療計画といいます）を定めています。都道府県をいくつかの圏域（二次医療圏といいます）に分けて、医療提供施設の機能分担や連携、病床機能ごとの必要病床数、救急医療体制、在宅医療体制の確保、医療従事者の確保などの医療資源を二次医療圏ごとに整備しようとしています。医療計画は３年ごとに見直され、医療提供施設へのアクセスや質を確保しつつ、持続可能な医療提供体制を確保していくための取組が進められています。

関係法令

●医療法

第１条の２ 〈第１項　略〉

2　医療は、国民自らの健康の保持増進のための努力を基礎として、医療を受ける者の意向を十分に尊重し、病院、診療所、介護老人保健施設、介護医療院、調剤を実施する薬局その他の医療を提供する施設（以下「医療提供施設」という。）、医療を受ける者の居宅等（居宅その他厚生労働省令で定める場所をいう。以下同じ。）において、医療提供施設の機能に応じ効率的に、かつ、福祉サービスその他の関連するサービスとの有機的な連携を図りつつ提供されなければならない。

第30条の４　都道府県は、基本方針に即して、かつ、地域の実情に応じて、当該都道府県における医療提供体制の確保を図るための計画（以下「医療計画」という。）を定めるものとする。

2　医療計画においては、次に掲げる事項を定めるものとする。

一　都道府県において達成すべき第四号及び第五号の事業並びに居宅等における医療の確保の目標に関する事項

二　第四号及び第五号の事業並びに居宅等における医療の確保に係る医療連携体制（医療提供施設相互間の機能の分担及び業務の連携を確保するための体制をいう。以下同じ。）に関する事項

三　医療連携体制における医療提供施設の機能に関する情報の提供の推進に関する事項

四　生活習慣病その他の国民の健康の保持を図るために特に広範かつ継続的な医療の提供が必要と認められる疾病として厚生労働省令で定めるものの治療又は予防に係る事業に関する事項

五　次に掲げる医療の確保に必要な事業（以下「救急医療等確保事業」という。）に関する事項（ハに掲げる医療については、その確保が必要な場合に限る。）

イ　救急医療
ロ　災害時における医療
ハ　へき地の医療
ニ　周産期医療
ホ　小児医療（小児救急医療を含む。）
ヘ　イからホまでに掲げるもののほか、都道府県知事が当該都道府県における疾病の発生の状況等に照らして特に必要と認める医療

六　居宅等における医療の確保に関する事項

七　地域における病床の機能の分化及び連携を推進するための基準として厚生労働省令で定める基準に従い定める区域（以下「構想区域」という。）における次に掲げる事項を含む将来の医療提供体制に関する構想（以下「地域医療構想」という。）に関する事項

イ　構想区域における厚生労働省令で定めるところにより算定された第30条の13第１項に規定する病床の機能区分ごとの将来の病床数の必要量（以下単に「将来の病床数の必要量」という。）
ロ　イに掲げるもののほか、構想区域における病床の機能の分化及び連携の推進のために必要なものとして厚生労働省令で定める事項

八　地域医療構想の達成に向けた病床の機能の分化及び連携の推進に関する事項

九　病床の機能に関する情報の提供の推進に関する事項

十　外来医療に係る医療提供体制の確保に関する事項

十一　医師の確保に関する次に掲げる事項

イ　第十四号及び第十五号に規定する区域における医師の確保の方針
ロ　厚生労働省令で定める方法により算定された第十四号に規定する区域における医師の数に関する指標を踏まえて定める同号に規定する区域において確保すべき医師の数の目標
ハ　厚生労働省令で定める方法により算定された第十五号に規定する区域における医師の数に関する指標を踏まえて定める同号に規定する区域において確保すべき医師の数の目標
ニ　ロ及びハに掲げる目標の達成に向けた医師の派遣その他の医師の確保に関する施策

十二　医療従事者（医師を除く。）の確保に関する事項

十三　医療の安全の確保に関する事項

十四　主として病院の病床（次号に規定する病床並びに精神病床、感染症病床及び結核病床を除く。）及び診療所の病床の整備を図るべき地域的単位として区分する区域の設定に関する事項

十五　２以上の前号に規定する区域を併せた区域であつて、主として厚生労働省令で定める特殊な医療を提供する病院の療養病床又は一般病床であつて当該医療に係るものの整備を図るべき地域的単位としての区域の設定に関する事項

十六　第６項及び第７項に規定する区域を定めた場合には、当該区域の設定に関する事項

十七　療養病床及び一般病床に係る基準病床数、精神病床に係る基準病床数、感染症病床に係る基準病床数並びに結核病床に係る基準病床数に関する事項

〈以降　略〉

国家試験にChallenge!

問題 医療法における医療計画で正しいのはどれか。

(第109回看護師　午前73問)

（1）国が策定する。　（2）在宅医療が含まれる。

（3）3年ごとに見直される。　（4）病床の整備は含まれない。

解答 正答 （2）

問題 医療提供の理念、病院・診療所等の医療を提供する場所、その管理のあり方を定めたのはどれか。

(第108回看護師　午前75問)

（1）医療法　（2）医師法

（3）健康保険法　（4）保健師助産師看護師法

解答 正答 （1）

［表1］施設の種類別にみた施設数

	施設数	
	令和3年（2021）	令和2年（2020）
総　数	180 396	178 724
病　院	8 205	8 238
精神科病院	1 053	1 059
一般病院	7 152	7 179
（再掲）療養病床を有する病院	3 515	3 554
一般診療所	104 292	102 612
有　床	6 169	6 303
（再掲）療養病床を有する一般診療所	642	699
無　床	98 123	96 309

［表２］病床の種類別にみた病床数

	病床数	
	令和３年（2021）	令和２年（2020）
総　数	1 583 783	1 593 633
病　院	1 500 057	1 507 526
精神病床	323 502	324 481
精神科病院	244 422	246 006
一般病院	79 080	78 475
感染症病床	1 893	1 904
結核病床	3 944	4 107
療養病床（A）	284 662	289 114
一般病床	886 056	887 920
一般診療所	83 668	86 046
（再掲）療養病床（B）	6 310	6 936

3 看護職に関わりの深い法制度とはどのようなものですか？

保健師助産師看護師法など

Point

- 法は社会を維持する規範であり、法律、命令（政令、省令）、通知などがあります
- 看護職は国家資格として保健師助産師看護師法等で規定されています

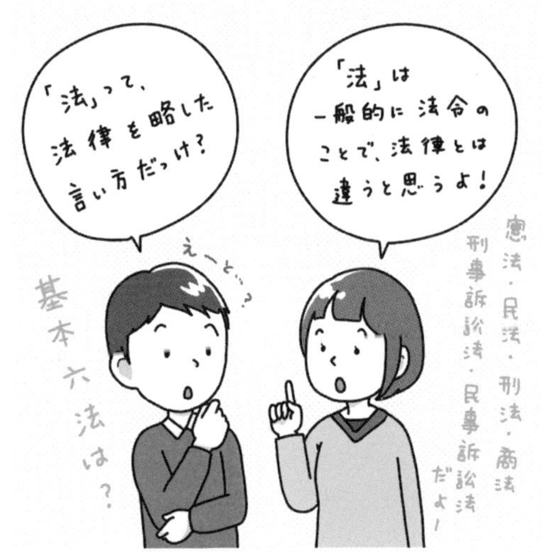
「法」って、法律を略した言い方だっけ？
「法」は一般的に法令のことで、法律とは違うと思うよ！
えーと…？
基本六法は？
憲法・民法・刑法・商法
刑事訴訟法・民事訴訟法だよ！

解説

医療提供体制を確保するには、地域住民のニーズに応える医療提供施設、そこで働く医療従事者などの人材が必要なのでしたね。では、医療従事者のうち看護職について考えてみましょう。

❶ 社会生活と法・規範

たった１人で生活して他の誰かの影響を受けない状況にいるとき（現代社会では想定するのが難しいですが）、１人で勝手気ままに振る舞っても他の誰かに責められることはないですよね。しかし、誰かが周囲にいて共存しながら生活する場合、ここには社会があり、社会を維持するための規範（行動の基準）が必要となります。わかりやすい例をあげると、国家によってつくられた国民が従うべきルールとしての法があります。法は、ある行動を禁止したり、規制をしたり、違反したときに刑罰や損害賠償として制裁を与えたりといった強制力をともないます。社会の構成員である人々の利害が衝突して争いが起こったときに、紛争を調整する働きもあります。

❷ 法令

法のうち、国会で審議され議決を経て制定されたものを法律といい、社会を維持するための国の定めた規範です。日本では国会で法律が可決されると天皇が公布します。保健師助産師看護師法や医療法などは法律です。

その他、行政機関が制定する規範である、命令（政令、省令）があります。内閣が制定するものを「政令」、各省の大臣が制定するものを「省令」といいます。政令は、法律では規定していない細部について、法律内容を補う事項を定めています。保健師助産師看護師法施行令や医療法施行令などが政令です。省令は、法律や政令の規定に基づいて、法律や政令で規定していない細部の事項について定めています。保健師助産師看護師法施行規則や医療法施行規則などは省令です。

さらに、国の行政機関の部局長などから地方自治体の首長宛に発出される「通知」があります。通知の内容は、法令の解釈（いわゆる「解釈通知」）、法令運用の方針を示したものなどがあります。通知内容を広く国民へ知らしめる必要がある場合（例：看護師国家試験の日程や開催地など）には、「告示」として官報に掲載されます。

❸ 看護職を規定する法令

看護職（保健師、助産師、看護師）について、免許の取得、国家試験、業務内容、法令に違反したときの罰則などは「保健師助産師看護師法」に定められており、その細部の具体的な内容については、「保健師助産師看護師法施行令」、「保健師助産師看護師法施行規則」、厚生労働省から発出される通知で規定されています。これらの理解は、看護職として国家資格をもって医療の現場で業務を担う人材として知っておくべきものなのです。

関係法令

●保健師助産師看護師法

第１条　この法律は、保健師、助産師及び看護師の資質を向上し、もつて医療及び公衆衛生の普及向上を図ることを目的とする。

第２条　この法律において「保健師」とは、厚生労働大臣の免許を受けて、保健師の名称を用いて、保健指導に従事することを業とする者をいう。

第３条　この法律において「助産師」とは、厚生労働大臣の免許を受けて、助産又は妊婦、じよく婦若しくは新生児の保健指導を行うことを業とする女子をいう。

第５条　この法律において「看護師」とは、厚生労働大臣の免許を受けて、傷病者若しくはじよく婦に対する療養上の世話又は診療の補助を行うことを業とする者をいう。

第６条　この法律において「准看護師」とは、都道府県知事の免許を受けて、医師、歯科医師又は看護師の指示を受けて、前条に規定することを行うことを業とする者をいう。

第2章

看護の資格や働き方に関する法律・制度

保健師助産師看護師法（保助看法）

労働基準法（労基法）

育児休業、介護休業等育児又は家族介護を行う労働者の福祉に関する法律（育児・介護休業法）

労働者災害補償保険法（労災保険法）

看護師等の人材確保の促進に関する法律

1 看護師とはなにをする人ですか？

保健師助産師看護師法

Point

- 自らの判断で、けが人や病人、褥婦の「療養上の世話」を行います
- 医師や歯科医師の指示のもとで、医療行為である「診療の補助」を行います

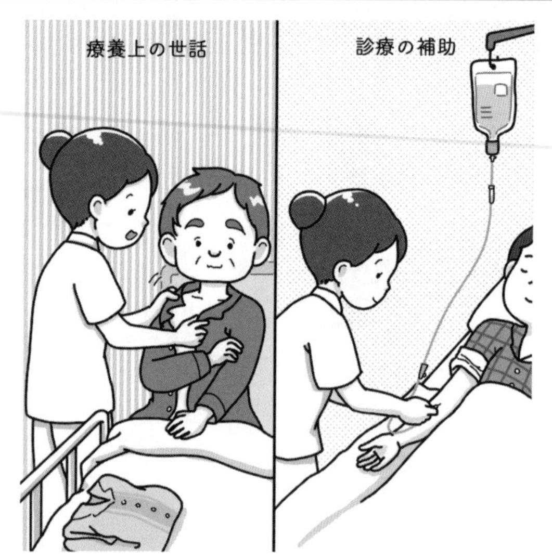

解説

皆さんは、看護師の資格を取るために養成施設で学んでいる（学んでいた）と思います。そもそも、わが国における看護師はどのように法令で規定されているのかご存じですか。ここでは、保健師、助産師、准看護師とあわせて理解しましょう。

❶ 看護師

まず、看護師は国家資格です。したがって、看護師であるためには、厚生労働大臣から与えられた免許を交付されている必要があります。そのうえで、けが人や病人、褥婦（出産後まもないお母さんのこと）に対して、「療養上の世話」や「診療の補助」を“業務として行う者”をいいます。

❷「療養上の世話」と「診療の補助」

どちらも聞きなれない言葉ですね。たとえば、あなたが病院で手術を受けてまもないときに、普段ならできる歯磨きや着替えをすることが難しい場合は、看護師が手伝って

くれます。このような療養生活で必要となる患者への直接的なかかわりのうち、看護師の判断で行うことのできるものを「療養上の世話」といいます。

これに対し、主治医など医師や歯科医師の指示のもとで行う医療行為を「診療の補助」といいます。たとえば、医師の指示どおりに静脈に点滴をしたりすること等です。主治医などの指示がない場合に、医師や歯科医師が行うのでなければ患者に危害を生じるおそれのある行為については、看護師はしてはいけないことになっています。

③ 保健師、助産師、准看護師

保健師と助産師は国家資格ですが、准看護師は都道府県知事から与えられた免許を受けて、看護師と同様の業務を行います。

保健師は、保健所などの地域保健や一般企業の産業保健において、保健指導を行うことを業務とします。助産師は、妊婦の分娩を助け、妊婦や褥婦、新生児の保健指導を行うことを業務とする女子としています（男性は助産師になれません）。

関係法令

●保健師助産師看護師法

第２条　この法律において「保健師」とは、厚生労働大臣の免許を受けて、保健師の名称を用いて、保健指導に従事することを業とする者をいう。

第３条　この法律において「助産師」とは、厚生労働大臣の免許を受けて、助産又は妊婦、じよく婦若しくは新生児の保健指導を行うことを業とする女子をいう。

第５条　この法律において「看護師」とは、厚生労働大臣の免許を受けて、傷病者若しくはじよく婦に対する療養上の世話又は診療の補助を行うことを業とする者をいう。

第６条　この法律において「准看護師」とは、都道府県知事の免許を受けて、医師、歯科医師又は看護師の指示を受けて、前条に規定することを行うことを業とする者をいう。

国家試験にChallenge!

問題 看護師の業務で正しいのはどれか。

（第104回看護師　午後39問）

（１）グリセリン浣腸液の処方　　（２）褥婦への療養上の世話
（３）酸素吸入の流量の決定　　（４）血液検査の実施の決定

解答　正答（２）

2 看護師と准看護師はなにが違う？

保健師助産師看護師法

Point

- 看護師は国家資格、准看護師は都道府県資格です
- 「診療の補助」は看護師以外の医師・歯科医師・准看護師も業務は可能です

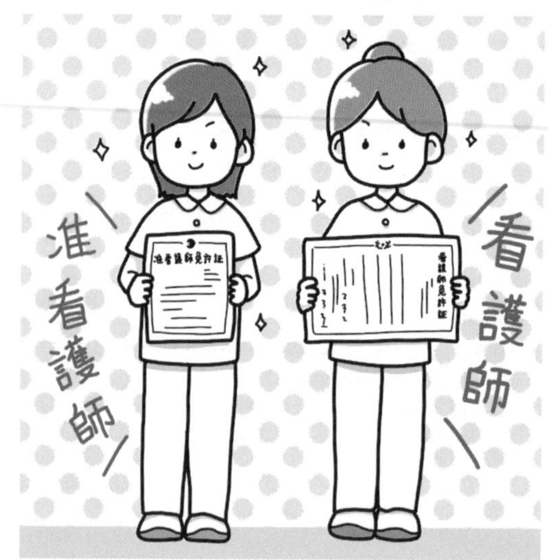

解説

ここでは、引き続き、看護師と准看護師の業務について考えてみましょう。

❶ 看護師の業務

看護師は国家資格です。看護師でない者は、けが人や病人、褥婦（出産後まもないお母さんのこと）に対して、療養上の世話や診療の補助を行う業務（第５条）を行うことができません。これらは、看護師だからできる業務なのです。

❷ 医師、歯科医師の業務との関係

医師、歯科医師は看護師ではありません。しかし、医師、歯科医師は診察や治療などの医療行為を行います。このなかに看護師が行う「診療の補助」に該当する行為が含まれることがありますが、法律に反することにはなりません。

たとえば、患者の静脈に点滴をしたりする行為など、看護師が行うような業務を主治医などが自分で実施することがあります。しかし、医師、歯科医師としての業務として

おのおのの法律（医師法、歯科医師法）で規定されているので、看護師が実施する業務を行っても差し支えありません。

❸ 准看護師の業務

准看護師は都道府県資格です。准看護師は、医師、歯科医師、看護師の指示を受けて、けが人や病人、褥婦（出産後まもないお母さんのこと）などに対して、療養上の世話や診療の補助を行う業務を行いますが、准看護師でない者がこれらの業務を行うことはできません。

しかし、２．の説明と同様の理由で、医師、歯科医師、看護師であれば、准看護師が実施する業務を行っても差し支えないことになっています。

関係法令

●保健師助産師看護師法

第５条　この法律において「看護師」とは、厚生労働大臣の免許を受けて、傷病者若しくはじよく婦に対する療養上の世話又は診療の補助を行うことを業とする者をいう。

第６条　この法律において「准看護師」とは、都道府県知事の免許を受けて、医師、歯科医師又は看護師の指示を受けて、前条に規定することを行うことを業とする者をいう。

第31条　看護師でない者は、第５条に規定する業をしてはならない。ただし、医師法又は歯科医師法の規定に基づいて行う場合は、この限りでない。

〈第２項　略〉

第32条　准看護師でない者は、第６条に規定する業をしてはならない。ただし、医師法又は歯科医師法の規定に基づいて行う場合は、この限りでない。

国家試験にChallenge！

問題 医師の指示がある場合でも看護師に禁止されている業務はどれか。

（第105回看護師　午後5問）

（１）静脈内注射　　（２）診断書の交付

（３）末梢静脈路の確保　　（４）人工呼吸器の設定の変更

解答　正答（２）

3 保健師とは なにをする人ですか？

保健師助産師看護師法

Point

- 保健所などの地域保健で地域保健師として、保健指導を行います
- 一般企業の産業保健で産業保健師として、保健指導を行います

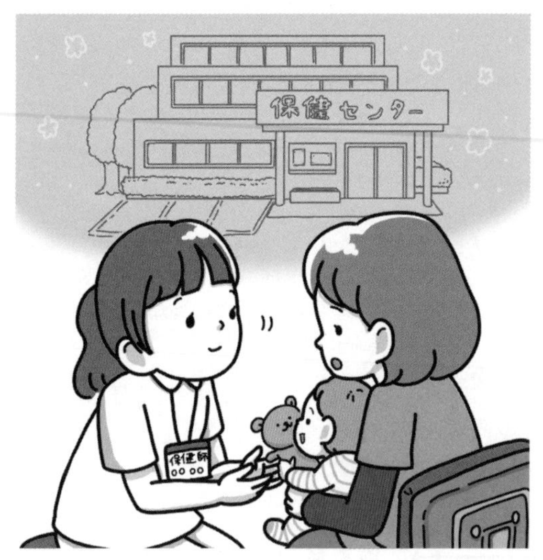

解説

わが国の看護師、保健師、助産師、准看護師はどのように規定されているのか、理解できましたね。ここでは、保健師の業務について考えてみましょう。

❶ 保健師の業務

保健師は国家資格です。保健師でない者は、保健師の名称（あるいは類似する名称）を用いて保健所などの地域保健や一般企業の産業保健において、保健指導を行ってはいけません。

❷ 保健指導とは

保健指導とは、①健康に対する不安や懸念を軽減し、専門家への相談行動や受診行動を起こすように働きかけることや、②健康の維持・回復のために日常の生活に戻れるように指導することを表します。これらは、患者教育の一環として看護師が行う業務に含まれることもありますし、主治医などが自ら行うこともあります。保健師だけができる

ものではありませんが、保健師の名称を用いて、保健指導をできるのは保健師のみです。このように、業務は資格がなくともできるが、その資格を名乗るには、その資格をもたなければならないことを名称独占といいます（2章8参照）。

❸ 医師、歯科医師の業務との関係

保健師が、傷病者（けが人や病人）の療養上の指導を行うときに、その傷病者に主治医がいる場合は主治医の指示を受けなければなりません。主治医の治療方針に沿った保健指導が求められるのです。

また、保健師は、自分が就業しているその業務に関して就業地を管轄する保健所の長の指示を受けたときは、これに従わなければなりません。たとえば、地域に法定伝染病が発生した場合、保健所長は健康危機管理の観点から管轄する地域全体に何らかの指示を出すことが考えられます。その場合に保健師は、保健所長の指示に従う必要があります。

関係法令

●保健師助産師看護師法

第2条　この法律において「保健師」とは、厚生労働大臣の免許を受けて、保健師の名称を用いて、保健指導に従事することを業とする者をいう。

第29条　保健師でない者は、保健師又はこれに類似する名称を用いて、第2条に規定する業をしてはならない。

第35条　保健師は、傷病者の療養上の指導を行うに当たつて主治の医師又は歯科医師があるときは、その指示を受けなければならない。

第36条　保健師は、その業務に関して就業地を管轄する保健所の長の指示を受けたときは、これに従わなければならない。ただし、前条の規定の適用を妨げない。

国家試験にChallenge！

問題 保健師について正しいのはどれか。

（第104回保健師　午前2問）

（1）保健師の記録の保存について保健師助産師看護師法に規定されている。

（2）管轄する保健所長の指示を受けた場合はそれに従わなければならない。

（3）保健師免許の申請には看護師免許の写しが必要である。

（4）保健指導を業務独占としている。

解答　正答（2）

4 助産師とはなにをする人ですか？

保健師助産師看護師法

Point

- 妊婦の分娩を助け、妊婦や褥婦、新生児の保健指導を行います
- 正常産しか扱うことができません

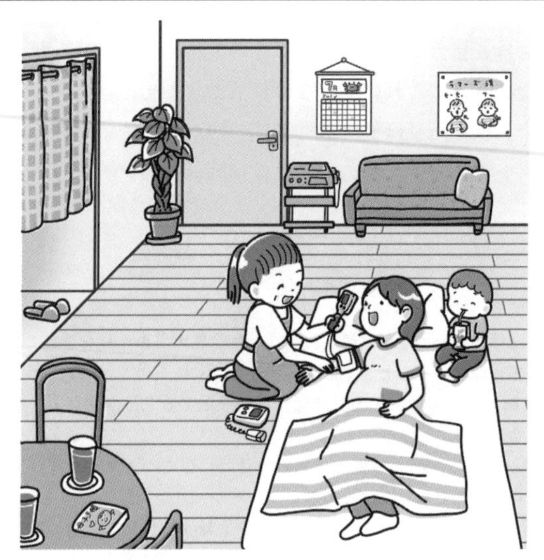

解説

わが国の看護師、保健師、助産師、准看護師がどのように規定されているのか、これまでの流れで理解できましたね。ここでは、助産師の業務について考えてみましょう。

❶ 助産師の業務

助産師は国家資格です。助産師でない者は、妊婦の分娩を助け、妊婦や褥婦、新生児の保健指導を行うことをしてはいけません。

❷ 医師、歯科医師の業務との関係

医師が行う診察や治療などの医療行為のなかに、助産師が行う「妊婦の分娩を助け、妊婦・褥婦に保健指導を行う行為」が含まれることがありますが、法律に反することにはなりません。

たとえば、産科の医師が妊婦の分娩を助ける行為など、助産師が行うような業務を主治医である産科医師が自分で実施することがあります。しかし、医師が行ってよいと医

師法で規定されている業務なので、これらの行為は差し支えないのです。

❸ 助産師の扱える業務範囲（異常妊産婦の処置の禁止）

助産師は正常産を扱うことができますが、妊婦、産婦、褥婦、胎児または新生児に異常があると認めたときは、医師の診療を受けるようにすすめなければなりません。助産師が自分で処置することは禁止されています。ただし、母児に生命の危機状態が迫っている場合には、必要な応急処置を行うことは可能です。

分娩の場面では、母体からの大量出血や新生児仮死などの重篤かつ急を要する異常状態が起こることがあります。助産師は、母児の状態の観察、異常の予測、応急処置の手技について、熟達している必要があります。

関係法令

●保健師助産師看護師法

第３条　この法律において「助産師」とは、厚生労働大臣の免許を受けて、助産又は妊婦、じよく婦若しくは新生児の保健指導を行うことを業とする女子をいう。

第30条　助産師でない者は、第３条に規定する業をしてはならない。ただし、医師法の規定に基づいて行う場合は、この限りでない。

第38条　助産師は、妊婦、産婦、じよく婦、胎児又は新生児に異常があると認めたときは、医師の診療を求めさせることを要し、自らこれらの者に対して処置をしてはならない。ただし、臨時応急の手当については、この限りでない。

5 助産師の義務とはなんですか？

保健師助産師看護師法

Point

- 分娩の介助をしたときは出生証明書を交付する義務があります
- 分娩の介助をしたときは「助産録」に記載し、5年間の保存義務があります

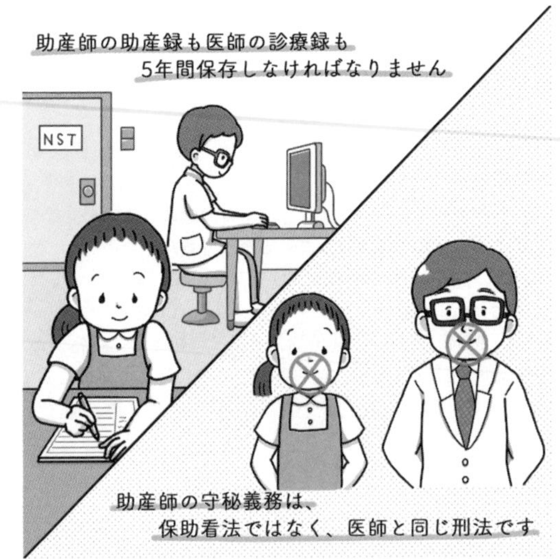

助産師の助産録も医師の診療録も
5年間保存しなければなりません
NST
助産師の守秘義務は、
保助看法ではなく、医師と同じ刑法です

解説

ここでは、前項に続き助産師の業務について考えてみましょう。

❶ 助産師の応召義務

助産業務に従事する助産師は、妊婦の分娩の介助や妊婦、褥婦、新生児の保健指導を求められた場合は、正当な事由がなければ、これを拒んではなりません。

分娩の介助をした助産師は、出生証明書の交付義務があります。死産の場合、死胎（母親の胎内で死んだ子）の検案をした助産師は、死産証書、死胎検案書の交付を求められたら、これらを交付しなければなりません。なお、助産師自ら分娩の介助、死胎の検案をしないで、出生証明書、死産証書または死胎検案書を交付することは禁止されています。

❷ その他義務規定

助産師は、妊娠４カ月以上の死産児を検案して異常があると認めたときは、24時間以

内に所轄警察署に届け出なければなりません。

また、助産師が分娩の介助をしたときは、助産に関する事項を遅滞なく助産録に記載しなければなりません。この助産録は、５年間保存しなければならないことになっています。これは医師の記載する診療録の保存と同じ期間ですね。

❸ 保健師、看護師、准看護師にはない義務について

助産師には、他の看護職種にはない義務規定が課されています。その昔、保健師助産師看護師法（当時は保健婦助産婦看護婦法）が制定された当時は、多くの助産師が自ら助産所を開業して業務を行っていました。しかも、助産師自らが、分娩という生命の誕生と生命の危機に向き合い、社会的責任を自分が引き受けるということでもあります。このような義務規定が多いのも理解できるのではないでしょうか。

❹ 守秘義務

保健師、看護師、准看護師には、業務上知り得た人の秘密を漏らしてはならない守秘義務が課されています。これらの守秘義務は、退職して保健師、看護師、准看護師の業務を行わなくなった後においても、同様とされています。ここに助産師の記載がないのは、刑法に「医師、薬剤師、医薬品販売業者、助産師、弁護士、弁護人、公証人又はこれらの職にあった者が、正当な理由がないのに、その業務上取り扱ったことについて知り得た人の秘密を漏らしたときは、６月以下の懲役又は10万円以下の罰金に処する。」と助産師について規定されているからです。

関係法令

●保健師助産師看護師法

第39条　業務に従事する助産師は、助産又は妊婦、じよく婦若しくは新生児の保健指導の求めがあつた場合は、正当な事由がなければ、これを拒んではならない。

２　分べんの介助又は死胎の検案をした助産師は、出生証明書、死産証書又は死胎検案書の交付の求めがあつた場合は、正当な事由がなければ、これを拒んではならない。

第40条　助産師は、自ら分べんの介助又は死胎の検案をしないで、出生証明書、死産証書又は死胎検案書を交付してはならない。

第41条　助産師は、妊娠４月以上の死産児を検案して異常があると認めたときは、24時間以内に所轄警察署にその旨を届け出なければならない。

第42条　助産師が分べんの介助をしたときは、助産に関する事項を遅滞なく助産録に記載しなければならない。

２　前項の助産録であつて病院、診療所又は助産所に勤務する助産師が行つた助産に関するものは、その病院、診療所又は助産所の管理者において、その他の助産に関するものは、その助産師において、５年間これを保存しなければならない。〈第３項　略〉

第42条の２　保健師、看護師又は准看護師は、正当な理由がなく、その業務上知り得た人の秘

密を漏らしてはならない。保健師、看護師又は准看護師でなくなつた後においても、同様とする。

（参考）刑法134条　医師、薬剤師、医薬品販売業者、助産師、弁護士、弁護人、公証人又はこれらの職にあった者が、正当な理由がないのに、その業務上取り扱ったことについて知り得た人の秘密を漏らしたときは、６月以下の懲役又は10万円以下の罰金に処する。〈第２項　略〉

国家試験にChallenge！

問題 助産業務に関連する法律と内容の組合せで正しいのはどれか。

（第100回助産師　午後29問）

（１）刑法ー医行為の禁止

（２）医療法ー助産録の記載

（３）児童福祉法ー守秘義務

（４）母体保護法ー母性健康管理指導事項連絡カードの発行

（５）保健師助産師看護師法ー異常妊婦に対する臨時応急の手当

解答 正答 （５）

6 特定行為とはなんですか？

保健師助産師看護師法

Point

- 看護師が適切な判断力や高度な知識等をもって行う診療補助のことです
- 特定行為は医師や歯科医師による指示のもと、手順書により実施されます

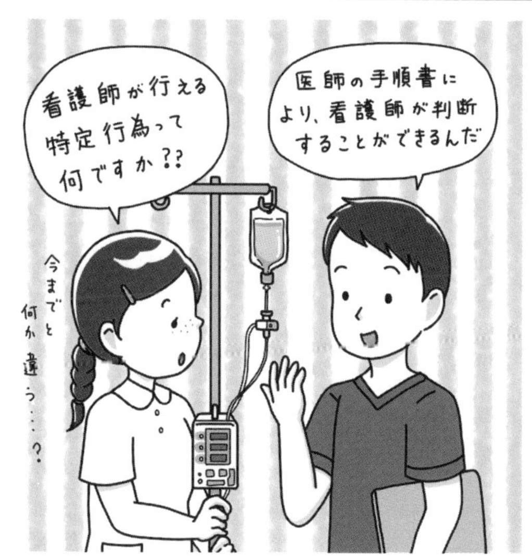

解説

ここでは、看護師が行う業務のうち、特定行為と呼ばれているものについて考えてみましょう。

❶ 2025年問題

2025年には団塊の世代が75歳以上の後期高齢者となり、現在約1,500万人の後期高齢者が推計2,200万人に増加すると見込まれています。これにより、医療・介護などの社会保障費が急激に増大し、医療・介護の現場では、医療職・介護職が不足するといわれています。このような財政的・人材確保的なさまざまな課題を指して「2025年問題」といいます。

❷ 特定行為研修制度

2025年に向けて、現状の個別に熟練した看護師のみでは足りず、医師または歯科医師の判断を待たずに、手順書により、一定の診療の補助（たとえば脱水時の点滴では、

脱水の程度を判断でき、適正な補液を選択して点滴を行えるなど）を行う看護師を養成し確保していく必要があります。

それらの診療補助行為を特定し、手順書によりそれを実施する場合の研修制度を創設し、その内容を標準化することにより、看護師を計画的に養成していくことを目的として創設されたのが、特定行為研修制度です。

❸ 特定行為について

主治医などの指示のもとで行う医療行為を「診療の補助」（12頁参照）といいましたね。特定行為はこの「診療の補助」に該当します。ここでいう特定行為には、実践的な理解力、思考力および判断力、ならびに高度かつ専門的な知識および技能が特に必要とされる38の行為が定められています。

医師または歯科医師の指示のもとに、手順書によらないで看護師が特定行為を行うことに制限は生じません。また、患者の病状や看護師の能力を考慮して、医師または歯科医師がどのような指示により看護師に診療の補助を行わせるかの判断は医師または歯科医師が行うことに、従来から変わりはありません。

❹ 手順書

医師または歯科医師が看護師に診療の補助を行わせるために、その指示として作成する文書（＝事前指示）のことであり、記載事項は次の通りです。

1．看護師に診療の補助を行わせる患者の病状の範囲
2．診療の補助の内容
3．当該手順書に係る特定行為の対象となる患者
4．特定行為を行うときに確認すべき事項
5．医療の安全を確保するために医師または歯科医師との連絡が必要となった場合の連絡体制
6．特定行為を行った後の医師または歯科医師に対する報告の方法

❺ 主な特定行為

特定行為には21区分、38行為があります。参考までに例を示します。

経口用気管チューブ又は経鼻用気管チューブの位置の調整／人工呼吸管理がなされている者に対する鎮静薬の投与量の調整／人工呼吸器からの離脱／胸腔ドレーンの除去／膀胱ろうカテーテルの交換／中心静脈カテーテルの抜去／褥瘡又は慢性創傷の治療における血流のない壊死組織の除去／創部ドレーンの抜去／感染徴候がある者に対する薬剤の臨時の投与／ほか

関係法令

●保健師助産師看護師法

第37条の２　特定行為を手順書により行う看護師は、指定研修機関において、当該特定行為の特定行為区分に係る特定行為研修を受けなければならない。

2　この条、次条及び第42条の４において、次の各号に掲げる用語の意義は、当該各号に定めるところによる。

一　特定行為　診療の補助であつて、看護師が手順書により行う場合には、実践的な理解力、思考力及び判断力並びに高度かつ専門的な知識及び技能が特に必要とされるものとして厚生労働省令で定めるものをいう。

二　手順書　医師又は歯科医師が看護師に診療の補助を行わせるためにその指示として厚生労働省令で定めるところにより作成する文書又は電磁的記録（電子的方式、磁気的方式その他人の知覚によつては認識することができない方式で作られる記録であつて、電子計算機による情報処理の用に供されるものをいう。）であつて、看護師に診療の補助を行わせる患者の病状の範囲及び診療の補助の内容その他の厚生労働省令で定める事項が定められているものをいう。

三　特定行為区分　特定行為の区分であつて、厚生労働省令で定めるものをいう。

四　特定行為研修　看護師が手順書により特定行為を行う場合に特に必要とされる実践的な理解力、思考力及び判断力並びに高度かつ専門的な知識及び技能の向上を図るための研修であつて、特定行為区分ごとに厚生労働省令で定める基準に適合するものをいう。

五　指定研修機関　１又は２以上の特定行為区分に係る特定行為研修を行う学校、病院その他の者であつて、厚生労働大臣が指定するものをいう。

3　厚生労働大臣は、前項第１号及び第４号の厚生労働省令を定め、又はこれを変更しようとするときは、あらかじめ、医道審議会の意見を聴かなければならない。

国家試験にChallenge！

問題 特定行為に係る看護師の研修制度に関して正しいのはどれか。

（第106回看護師　午前70問）

（1）特定行為は診療の補助行為である。

（2）研修は都道府県知事が指定する研修機関で実施する。

（3）研修を受けるには10年以上の実務経験が必要である。

（4）看護師等の人材確保の促進に関する法律に定められている。

解答　正答（1）

7 看護師等の守秘義務とはなんなの？

保健師助産師看護師法

Point

- 正当な理由なしに業務上取り扱ったことについて漏らしてはなりません
- 助産師は刑法、保健師、看護師、准看護師は保助看法で規定されています

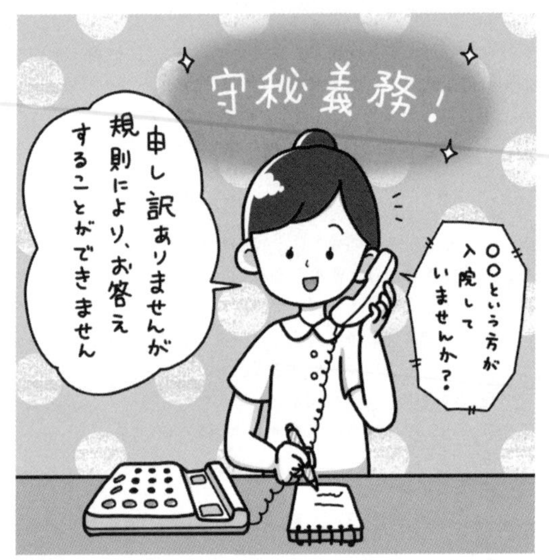
守秘義務！
〇〇という方が入院していませんか？
申し訳ありませんが規則により、お答えすることができません

解説

患者さんの個人情報を扱うときには注意が必要ですね。これは臨地実習へ出る前にも学んでいる内容だと思います。ここでは、個人情報の保護と、看護職に課されている守秘義務について考えてみましょう。

❶ 個人情報について

個人情報の取扱いについては、「個人情報が、個人の人格尊重の理念の下に慎重に取り扱われるべきものである」とされています。患者さんの個人情報を取り扱う者は、その目的や様態を問わず、個人情報の性格と重要性を十分認識し、適正な取扱いをしなければなりません。個人情報とは、氏名、生年月日などにより特定の個人を識別することができるもので、個人識別符号（ＤＮＡの塩基配列、虹彩の模様、皮下の静脈の形状など）や要配慮個人情報（心身の障害があること、健診結果、診療情報など）を含みます。

❷ 刑法の規定

医師、薬剤師、助産師などの職にあった者が、正当な理由がないのに、その業務上取り扱ったことについて知り得た人の秘密を漏らしたときは、懲役または罰金の刑罰を受けます。ここでいう正当な理由とは、たとえば母体保護法に基づき、人工妊娠中絶は都道府県知事に届け出る場合があります。刑法の条文には、看護職のうち助産師のみ規定されています。

❸ 保健師助産師看護師法の規定

刑法の守秘義務に関する規定に記載のない、保健師、看護師、准看護師については、保健師助産師看護師法に、「保健師、看護師又は准看護師は、正当な理由がなく、その業務上知り得た人の秘密を漏らしてはならない」とされており、保健師、看護師または准看護師でなくなった後においても、同様とすると規定されています。

関係法令

●個人情報の保護に関する法律

第３条　個人情報は、個人の人格尊重の理念の下に慎重に取り扱われるべきものであることにかんがみ、その適正な取扱いが図られなければならない。

●刑法

第134条　医師、薬剤師、医薬品販売業者、助産師、弁護士、弁護人、公証人又はこれらの職にあった者が、正当な理由がないのに、その業務上取り扱ったことについて知り得た人の秘密を漏らしたときは、６月以下の懲役又は10万円以下の罰金に処する。〈第２項　略〉

●保健師助産師看護師法

第42条の２　保健師、看護師又は准看護師は、正当な理由がなく、その業務上知り得た人の秘密を漏らしてはならない。保健師、看護師又は准看護師でなくなつた後においても、同様とする。

国家試験にChallenge！

問題 保健師助産師看護師法で規定されている看護師の義務はどれか。

(第109回看護師　午後5問)

（1）研究をする。
（2）看護記録を保存する。
（3）看護師自身の健康の保持増進を図る。
（4）業務上知り得た人の秘密を漏らさない。

解答 正答（4）

8 資格の業務独占、名称独占とはなんのことですか？

保健師助産師看護師法

Point

- 「資格」をもっている者だけが、その名称を名乗って従事ができます
- 無資格で名称を名乗ると処罰を受けます

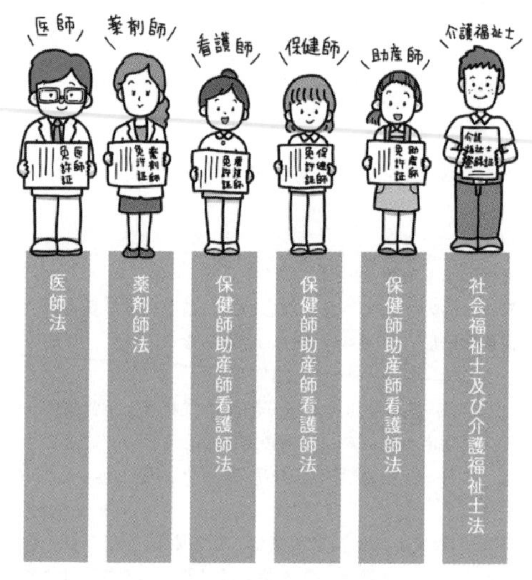

解説

皆さんは業務独占や名称独占という言葉を聞いたことがあると思います。ここではこれらの言葉の意味するところを考えてみましょう。

❶ 資格ということについて

資格という言葉を使いますが、何を意味するのか考えてみましょう。ここでは、ある仕事をするのに、ふさわしい知識、技能、経験、その他の特性のことを資格といっているとしましょう。

特に、わが国の法律に基づいて、教育課程や試験をとおして、その者の能力や技能を判定し証明するものを「国家資格」といい、責任や義務を伴い社会からの信頼を有しているものです。保健師、助産師、看護師についても、法令で定める所定の課程を修めて試験に合格した者に与えられる国家資格です。

❷ 業務の独占

特定の業務において、資格をもたない者はその業務に従事できないことを業務独占といいます。たとえば、国に認められた資格をもつ医師でなければ、医師のみに許されている医療行為を実施できません。もし、医師でない者が、メスを握り人体を切開するような行為を行えば、傷害罪などの罪に問われることがあります。

ただし、看護職のうち保健師の業務（保健指導）は、他の職種でもできるものなので業務独占ではありません。

❸ 名称の独占

特定の業務において、資格をもたない者はその資格名を名乗って従事することができないということです。

たとえば、介護福祉士という国家資格がありますが、介護という行為を行うことは資格がなくてもできます。ここで制限されているのは資格名（資格の名称）なので、介護福祉士の資格のない者が介護福祉士を名乗って業務をすることは許されていないのです。

保健師、助産師、看護師についても、その名称の使用が制限されていて、保健師、助産師、看護師の資格のない者が、その名称や紛らわしい名称を使用することを禁じています。

関係法令

●保健師助産師看護師法

第29条　保健師国家試験、助産師国家試験、看護師国家試験又は准看護師試験に合格した者には、合格証書を交付する。

第42条の３　保健師でない者は、保健師又はこれに紛らわしい名称を使用してはならない。

２　助産師でない者は、助産師又はこれに紛らわしい名称を使用してはならない。

３　看護師でない者は、看護師又はこれに紛らわしい名称を使用してはならない。

４　准看護師でない者は、准看護師又はこれに紛らわしい名称を使用してはならない。

国家試験にChallenge！

問題 平成19年４月から施行された改正保健師助産師看護師法で看護師に追加されたのはどれか。（第98回看護師　午前33問）

（１）名称独占　（２）業務独占

（３）欠格事由　（４）免許取得条件

解答 正答（１）

第２章 看護の資格や働き方に関する法律・制度

9 看護師免許を取り消されることはありますか？

保健師助産師看護師法

Point

- 欠格事由に該当する場合は行政処分の対象となることがあります
- 行政処分には戒告、業務停止、免許取消があります
- 看護師としての品位を損なうような行為も行政処分の対象となります

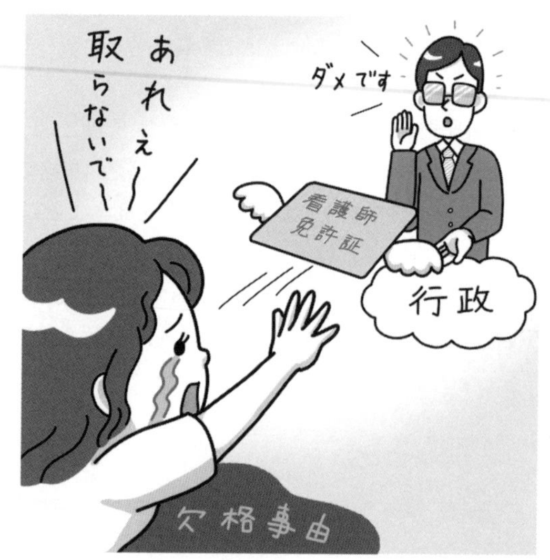

あれぇ〜
取らないで〜
ダメです
看護師免許証
行政
欠格事由

解説

看護師免許を取得するには、国家試験に合格したのち、看護師籍登録への申請を経て、厚生労働大臣の免許を受けることになります。籍の登録事項（例：本籍地、氏名など）に変更がある場合には申請をしなければなりませんが、自動車運転免許のように定期的な更新はありません。

❶ 欠格事由

看護師免許を得て看護師になろうとするときに、ある要件がある場合、看護師になることが妨げられるような法律要件を「欠格事由（消極的要件）」といいます。

具体的には「罰金以上の刑に処せられた者」「看護師等の業務に関し犯罪または不正の行為があった者」「麻薬、大麻、あへんの中毒者」「心身の障害により看護師等の業務を適正に行うことができない者として厚生労働省令で定めるもの」とされています。

❷ 行政処分

行政機関が、法令に基づいて、権利を与えたり義務を課したりすることを行政処分といいます。保健師助産師看護師法に基づく行政処分は、看護師として業務に従事することが適正であるかどうかを問い、厚生労働大臣が処分理由に応じて戒告（過失を強く注意すること）、看護師としての業務停止（三年以内）、看護師免許の取消しの処分を命じるものです。

行政処分の対象となるのは、上記４項の欠格事由に該当する者です。さらに、看護師としての品位を損なうような行為のあったときにも、処分の対象となるとされています。

❸ 処分の考え方

行政処分を行うには、あらかじめ厚生労働省に設置されている医道審議会の意見を聴くことになっています。処分内容の審議を行うにあたり、看護師等の行政処分の考え方が示されています。

事案別の考え方として、身分法（保健師助産師看護師法）違反、業務上過失致死傷、危険運転致死傷、わいせつ行為等、その他９つの項目について示されています。

保健師助産師看護師に対する行政処分の考え方

（医道審議会保健師助産師看護師分科会、看護倫理部会）

●行政処分にあたる事案

（１）身分法（保健師助産師看護師法、医師法等）違反
（２）麻薬及び向精神薬取締法違反、覚せい剤取締法違反及び大麻取締法違反
（３）殺人及び傷害
（４）業務上過失致死傷（交通事犯）
（５）業務上過失致死傷（医療過誤）
（６）危険運転致死傷
（７）わいせつ行為等（性犯罪）
（８）詐欺・窃盗
（９）診療報酬及び介護報酬の不正請求等

関係法令

●保健師助産師看護師法

第９条　次の各号のいずれかに該当する者には、前２条の規定による免許（以下「免許」という。）を与えないことがある。

一　罰金以上の刑に処せられた者

二　前号に該当する者を除くほか、保健師、助産師、看護師又は准看護師の業務に関し犯罪又は不正の行為があつた者

三　心身の障害により保健師、助産師、看護師又は准看護師の業務を適正に行うことができな

い者として厚生労働省令で定めるもの
四　麻薬、大麻又はあへんの中毒者

第14条　保健師、助産師若しくは看護師が第9条各号のいずれかに該当するに至つたとき、又は保健師、助産師若しくは看護師としての品位を損するような行為のあつたときは、厚生労働大臣は、次に掲げる処分をすることができる。
一　戒告
二　3年以内の業務の停止
三　免許の取消し

2　准看護師が第9条各号のいずれかに該当するに至つたとき、又は准看護師としての品位を損するような行為のあつたときは、都道府県知事は、次に掲げる処分をすることができる。
一　戒告
二　3年以内の業務の停止
三　免許の取消し

●保健師助産師看護師法施行令

第2条　保健師籍、助産師籍又は看護師籍には、次に掲げる事項を登録する。
一　登録番号及び登録年月日
二　本籍地都道府県名（日本の国籍を有しない者については、その国籍）、氏名及び生年月日
三　保健師籍又は看護師籍にあつては、性別
四　保健師国家試験、助産師国家試験又は看護師国家試験合格の年月
五　法第十四条第一項の規定による処分に関する事項
六　法第十五条の二第三項に規定する保健師等再教育研修を修了した旨
七　その他厚生労働大臣の定める事項

2　准看護師籍には、次に掲げる事項を登録する。
一　登録番号及び登録年月日
二　本籍地都道府県名（日本の国籍を有しない者については、その国籍）、氏名、生年月日及び性別
三　准看護師試験合格の年月及び試験施行地都道府県名
四　法第14条第2項の規定による処分に関する事項
五　法第15条の2第4項に規定する准看護師再教育研修を修了した旨
六　その他厚生労働大臣の定める事項

10 看護師等の再教育研修とはどのようなものですか？

保健師助産師看護師法

Point

- 行政処分を受けた看護師等が受ける研修です
- 再教育研修には、集合研修と課題研修、個別研修があります

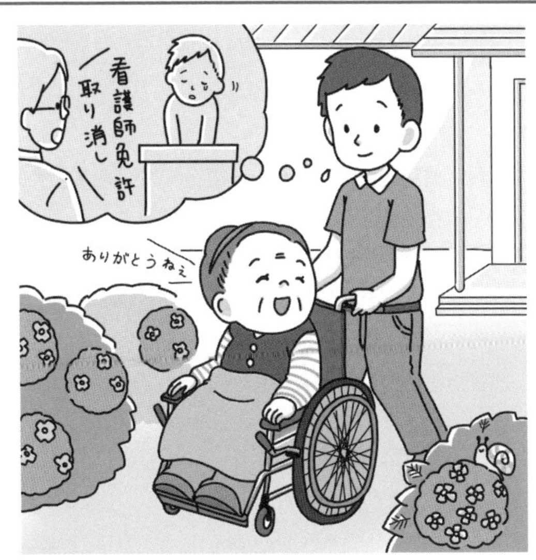

解説

戒告処分または業務停止処分の行政処分を受けた看護師等（保健師、助産師、准看護師を含む）と、免許取消しの行政処分を受けた看護師等のなかで、再び免許を得ようとする者を対象とした「再教育研修」というしくみがあります。

❶ 保健師等再教育研修と准看護師再教育研修

保健師、助産師、看護師としての倫理の保持に関する研修（倫理研修）、必要な知識や技能に関する研修（技術研修）を受けるように、厚生労働大臣は行政処分を受けた看護師等に命じることができます。これらの研修を「保健師等再教育研修」といいます。

准看護師については、都道府県知事の命令により、准看護師としての倫理の保持に関する研修（倫理研修）、必要な知識や技能に関する研修（技術研修）を准看護師再教育研修として受けることになります。

国家資格であれば厚生労働大臣が、都道府県資格であれば都道府県知事が再教育研修を受けるように命令します（以下、国家資格の保健師、助産師、看護師について述べま

す)。

❷ 集合研修、課題研修

再教育研修のうち、厚生労働大臣が行うものには集合研修と課題研修があります。集合研修の期間は受けた処分内容によって異なりますが、研修内容は「職業倫理」および「看護技術のうち医療安全に関する内容」となっています。

課題研修は、業務停止1年未満の処分を受けた者で、処分の理由が看護技術に直接関係しない者が受けるもので、研修内容は、現場復帰後に、国民に対し、安心、安全で、質の高い医療および看護を提供することに役立つ内容とされています。

❸ 個別研修

再教育研修のうち、個別研修は、業務停止処分を受けた者(ただし課題研修対象者を除く)と免許取消しの行政処分を受けたのちに再び免許を得ようとする者を対象としています。看護師等の業務はできないので、業務の見学やシミュレーターを用いた演習、カンファレンスへの参加、ボランティア活動などとされています。現場復帰後に、国民に対し、安心、安全で、質の高い医療および看護を提供することに役立つ研修内容であることとされ、助言指導者の選任が必要になります。

関係法令

●保健師助産師看護師法

第15条の2　厚生労働大臣は、第14条第1項第1号若しくは第2号に掲げる処分を受けた保健師、助産師若しくは看護師又は同条第3項の規定により保健師、助産師若しくは看護師に係る再免許を受けようとする者に対し、保健師、助産師若しくは看護師としての倫理の保持又は保健師、助産師若しくは看護師として必要な知識及び技能に関する研修として厚生労働省令で定めるもの(以下「保健師等再教育研修」という。)を受けるよう命ずることができる。

2　都道府県知事は、第14条第2項第1号若しくは第2号に掲げる処分を受けた准看護師又は同条第3項の規定により准看護師に係る再免許を受けようとする者に対し、准看護師としての倫理の保持又は准看護師として必要な知識及び技能に関する研修として厚生労働省令で定めるもの(以下「准看護師再教育研修」という。)を受けるよう命ずることができる。

3　厚生労働大臣は、第1項の規定による保健師等再教育研修を修了した者について、その申請により、保健師等再教育研修を修了した旨を保健師籍、助産師籍又は看護師籍に登録する。

4　都道府県知事は、第2項の規定による准看護師再教育研修を修了した者について、その申請により、准看護師再教育研修を修了した旨を准看護師籍に登録する。

11 労働者は法律でどのように保護されていますか？

労働基準法

Point

- 労働者を保護するための法律が労働基準法です
- 労働基準法の基準を満たさない労働条件が定められた労働契約は無効とされます

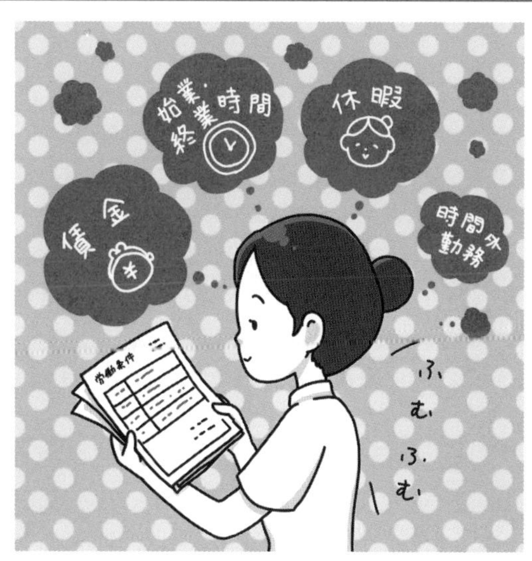

解説

皆さんは、近い将来、看護職として働くことになると思います。医療機関などに勤務して看護業務を行い、その勤務の対価として給与所得を得ることになります。このように誰かに雇われて仕事をするものを労働者といい、このときの条件（労働時間、業務内容、給与）などを労働条件といいます。この労働条件に最低基準を定めることなど、労働者を保護する法律が労働基準法なのです。

❶ 労働者、賃金

労働者とは、職業の種類を問わず、事業または事務所（たとえば、医療機関、介護施設など）に使用され、賃金を支払われるものをいいます。賃金とは、賃金、給料、手当、賞与など名称はそれぞれですが、労働の対価として労働者に支払われるものをいいます。

❷ 労働条件

労働条件の原則として、労働者が人たるに値する生活を営むための必要を満たすべきものでなければならないとされています。日本人の標準的な家族の生活が送れないほど、長い労働時間や低い賃金のような労働条件であってはならないということです。そして、労働基準法で定める労働条件の基準は最低のものであるので、労働条件を低下させてはならないことはもとより、その向上を図るように努めなければならないとされています。

❸ 労働契約

皆さんが医療機関などに就職するときは、労働契約を締結することになります。労働基準法に定める基準に達しない労働条件が定められた労働契約は、その部分（例えば、労働時間が長すぎる、賃金が最低賃金より低いなど）については無効とされ、無効とされた部分は、労働基準法で定める基準によることになります。

労働契約の締結にあたっては、賃金、労働時間その他の労働条件（契約期間、契約を更新する場合の基準、就業場所、従事すべき業務、始業および終業の時刻、所定労働時間を超える残業の有無、休憩時間、休日、賃金支払の時期、昇給、解雇事由を含む退職に関する事項など）を使用者は明示しなければならないことになっています。

関係法令

●労働基準法

第1条　労働条件は、労働者が人たるに値する生活を営むための必要を充たすべきものでなければならない。

2　この法律で定める労働条件の基準は最低のものであるから、労働関係の当事者は、この基準を理由として労働条件を低下させてはならないことはもとより、その向上を図るように努めなければならない。

第13条　この法律で定める基準に達しない労働条件を定める労働契約は、その部分については無効とする。この場合において、無効となつた部分は、この法律で定める基準による。

第15条　使用者は、労働契約の締結に際し、労働者に対して賃金、労働時間その他の労働条件を明示しなければならない。この場合において、賃金及び労働時間に関する事項その他の厚生労働省令で定める事項については、厚生労働省令で定める方法により明示しなければならない。

12 労働時間や休日についてはどのような決まりがありますか？ 労働基準法

Point

- １週間に40時間、１日に８時間を超えて労働させてはいけません
- 毎週少なくとも１回の休日が必要で、時間外や休日に労働する場合は協定で定めます

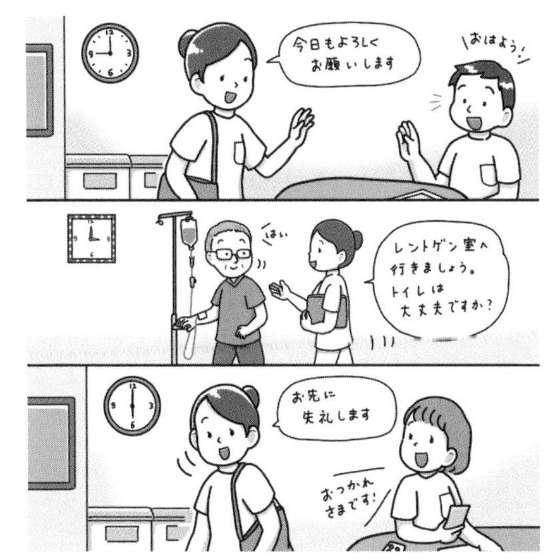
今日もよろしく
お願いします
おはよう！
はい
レントゲン室へ
行きましょう。
トイレは
大丈夫ですか？
お先に
失礼します
おつかれ
さまです！

解説

１日は24時間です。睡眠時間を８時間とすると、人が活動する16時間のなかで、食事して、通勤し、仕事をし、友人とおしゃべりをして、帰宅して、お風呂に入って、といった日常の生活をすることになります。労働時間が長いと他のことをする時間が短くなってしまいます。そこで、労働基準法では労働時間を規定しています。

❶ 労働時間

休憩時間を除いて、１週間について40時間を超えて労働させてはならない、１日について８時間を超えて労働させてはならないと労働基準法に定められています。休憩時間については、労働時間が６時間を超える場合は少なくとも45分、８時間を超える場合は少なくとも１時間の休憩時間を労働時間の途中に与えなければならず、その休憩時間は、原則として、一斉に与えなければならないことになっています。ただし、病院の病棟勤務などの場合は、看護職員が一斉に休憩をとることは現実的ではないので、使用者と労働者の過半数を代表する者との書面による協定（労使協定）を締結して、時間差で

休憩をとる場合が一般的です。

❷ 休日

今の日本では、週休２日が一般的になってきていますが、労働基準法では、毎週少なくとも１回の休日を与えなければならないと規定しています。

病院のように、24時間、365日、絶え間なく業務がある職場では、時間外や休日の労働を担当する者が必要になります。その場合は、使用者と労働者の過半数を代表する者との書面による協定をし、所定の様式に必要事項を記載したものを行政官庁（労働基準監督署）に届け出なければなりません。その場合は、労働時間や休日に関する規定にかかわらず、その協定で定めるところにより労働時間を延長し、休日に労働させることができます。この協定を労働基準法第36条の規定による協定という意味で36協定（サブロクキョウテイ）といい、「労働時間を延長し、又は休日に労働させることができる労働者の範囲」、「労働時間を延長し、又は休日に労働させることができる期間（ただし１年間に限る）」、「労働時間を延長し、又は休日に労働させることができる場合」、「１日、１箇月及び１年のそれぞれの期間について労働時間を延長して労働させることができる時間又は労働させることができる休日の日数」を定めなければなりません。

関係法令

●労働基準法

第32条　使用者は、労働者に、休憩時間を除き１週間について40時間を超えて、労働させてはならない。

２　使用者は、１週間の各日については、労働者に、休憩時間を除き１日について８時間を超えて、労働させてはならない。

第34条　使用者は、労働時間が６時間を超える場合においては少くとも45分、８時間を超える場合においては少くとも１時間の休憩時間を労働時間の途中に与えなければならない。

第35条　使用者は、労働者に対して、毎週少くとも１回の休日を与えなければならない。

第36条　使用者は、当該事業場に、労働者の過半数で組織する労働組合がある場合においてはその労働組合、労働者の過半数で組織する労働組合がない場合においては労働者の過半数を代表する者との書面による協定をし、（略）その協定で定めるところによつて労働時間を延長し、又は休日に労働させることができる。

２　前項の協定においては、次に掲げる事項を定めるものとする。

一　この条の規定により労働時間を延長し、又は休日に労働させることができることとされる労働者の範囲

二　対象期間（この条の規定により労働時間を延長し、又は休日に労働させることができる期間をいい、１年間に限るものとする。第４号及び第６項第３号において同じ。）

三　労働時間を延長し、又は休日に労働させることができる場合

四　対象期間における１日、１箇月及び１年のそれぞれの期間について労働時間を延長して労働させることができる時間又は労働させることができる休日の日数

13 女性の労働についての決まりはありますか？

労働基準法ほか

Point

- 妊産婦については危険有害業務が制限されたり、休業や休憩を請求することができます
- 産前産後の規則や育児時間の定めもあります

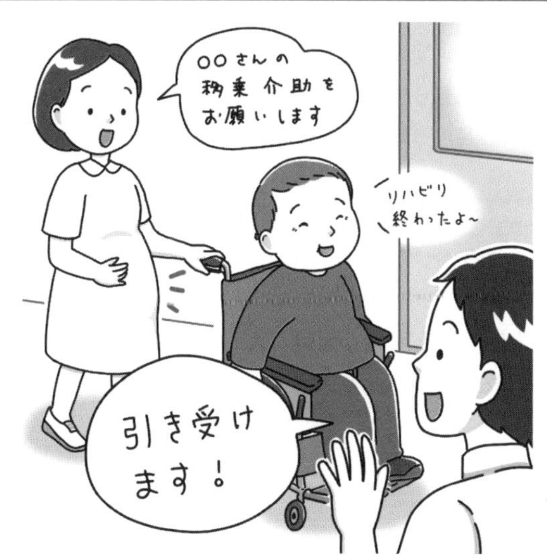
○○さんの
移乗介助を
お願いします
リハビリ
終わったよ～
引き受けます！

解説

世の中にはさまざまな仕事があります。日本国憲法第22条第１項に「何人も、公共の福祉に反しない限り、居住、移転及び職業選択の自由を有する。」と規定されており、職業選択の自由を保障しています。「公共の福祉に反しない限り」とあるとおり、国民の生命および健康に対する危険を防止する目的で、規制の必要性・合理性が認められる場合があります。

❶ 就業制限

妊娠中の女性・産後１年を経過しない女性（妊産婦）を、重量物を取り扱う業務、有害ガスを発散する場所における業務などの妊産婦の妊娠、出産、哺育などに有害な業務に就かせてはならないとされています。この規定は、女性の妊娠または出産に係る機能に有害である業務について、妊産婦以外の女性にも当てはめることができます。これらの業務に就かせてはならない範囲は、女性労働基準規則（昭和61年労働省令第３号）で、

「三十キログラム以上の重量物を扱う業務（満十八歳以上、断続作業)」、「ボイラーの溶接の業務」、「操車場の構内における軌道車両の入換え、連結又は解放の業務」、「鉛、水銀、クロム、砒素、黄りん、弗素、塩素、シアン化水素、アニリンなどの有害物のガス、蒸気・粉じんを発散する場所における業務」などが定められています。看護業務に関連するものとしては、患者さんを車椅子からベッドへの移乗などが想定されますね。

❷ 産前産後の措置、育児休業など

（産前産後）

６週間（多胎妊娠の場合にあっては、14週間）以内に出産する予定の女性が休業を請求した場合や、産後８週間を経過しない女性を就業させてはならないと規定されています。また、妊娠中の女性が請求した場合、他の軽易な業務に転換させなければならず、時間外労働または休日の労働、深夜業（夜勤）をさせてはなりません。

（育児時間）

生後満１年に達しない生児を育てる女性は、労働時間中の休憩時間のほか、１日２回おのおの少なくとも30分、育児のための時間を請求することができ、使用者は、育児時間中は、その女性を働かせてはなりません。

（生理日の就業が著しく困難な女性に対する措置）

生理日の就業が著しく困難な女性が休暇を請求したときは、生理日に就業させてはなりません。

●労働基準法

第64条の3　使用者は、妊娠中の女性及び産後1年を経過しない女性（以下「妊産婦」という。）を、重量物を取り扱う業務、有害ガスを発散する場所における業務その他妊産婦の妊娠、出産、哺育等に有害な業務に就かせてはならない。

第65条　使用者は、6週間（多胎妊娠の場合にあつては、14週間）以内に出産する予定の女性が休業を請求した場合においては、その者を就業させてはならない。

2　使用者は、産後8週間を経過しない女性を就業させてはならない。ただし、産後6週間を経過した女性が請求した場合において、その者について医師が支障がないと認めた業務に就かせることは、差し支えない。

3　使用者は、妊娠中の女性が請求した場合においては、他の軽易な業務に転換させなければならない。

第66条　使用者は、妊産婦が請求した場合においては、第32条の2第1項、第32条の4第1項及び第32条の5第1項の規定にかかわらず、1週間について第32条第1項の労働時間、1日について同条第2項の労働時間を超えて労働させてはならない。

2　使用者は、妊産婦が請求した場合においては、第33条第1項及び第3項並びに第36条第1項の規定にかかわらず、時間外労働をさせてはならず、又は休日に労働させてはならない。

3　使用者は、妊産婦が請求した場合においては、深夜業をさせてはならない。

第67条　生後満1年に達しない生児を育てる女性は、第34条の休憩時間のほか、1日2回各々少なくとも30分、その生児を育てるための時間を請求することができる。

第68条　使用者は、生理日の就業が著しく困難な女性が休暇を請求したときは、その者を生理日に就業させてはならない。

14 休暇や休業はどのように決められていますか？

労働基準法、育児休業、介護休業等育児又は家族介護を行う労働者の福祉に関する法律

Point

- 有給休暇のように一定の要件を満たすことで労働義務が免除されるものが休暇です
- 働く意思はあるのに働けない日に労働義務が免除されることを休業といいます

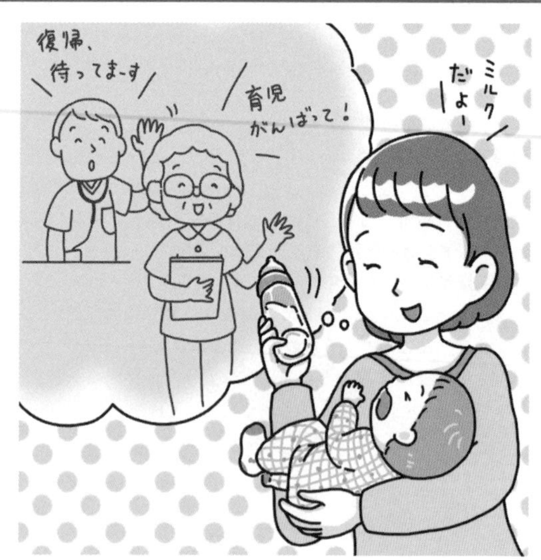

解説

皆さんは自分が幼かったころのことを覚えていらっしゃいますか。私はよく発熱をする子どもだったので母に看病してもらったことを覚えています。小さな子どもが急に体調を崩すことは珍しくありませんが、これが出勤しようとする朝や業務中に発生すると保護者は業務を休んで子を看なければなりません。また、家族に要介護状態になった者がいれば、介護のために業務を休まなければならなくなることもあります。

❶ 休暇、休業

休暇とは、労働契約上の労働義務があるものの、一定の要件を満たすことで労働義務が免除されるものをいいます。法律で定められた法定休暇と法定外休暇（主に福利厚生の観点から事業主が独自に定めたもの）があります。法定休暇には有給休暇（労働基準法第39条）や生理日の就業が困難な女性に対する措置である休暇（労働基準法第68条）などがあり、看護休暇、介護休暇は育児介護休業法に規定される法定休暇です。

休業とは、労働者が労働契約を継続したまま業務を行わないことをいい、労働者に働く意思はあるものの、なんらかの事情によって働くことができない状況に対して、事業主から労働義務の免除が与えられている日を指します。たとえば、産後８週を経過しない女性を就業させてはならないと労働基準法第65条に定められていますが、育児休業、介護休業は育児介護休業法に規定されています。こういった労働者の都合による休業の場合には、就業規則などに特に定めがない限り無給です。

❷ 育児・介護休業法

正式な名称を「育児休業、介護休業等育児又は家族介護を行う労働者の福祉に関する法律」といって、育児休業・介護休業、子の看護休暇・家族の介護休暇に関する制度を設けて、子の養育・家族の介護を容易にするための法律です。子の養育・家族の介護を行う労働者の雇用の継続や再就職の促進を図ることで、労働者の職業生活と家庭生活とを両立させることによって、労働者の福祉の増進、ひいては経済・社会の発展に役立つことを目的としています。

関係法令

●労働基準法

第39条　使用者は、その雇入れの日から起算して６箇月間継続勤務し全労働日の８割以上出勤した労働者に対して、継続し、又は分割した10労働日の有給休暇を与えなければならない。

●育児休業、介護休業等育児又は家族介護を行う労働者の福祉に関する法律

第１条　この法律は、育児休業及び介護休業に関する制度並びに子の看護休暇及び介護休暇に関する制度を設けるとともに、子の養育及び家族の介護を容易にするため所定労働時間等に関し事業主が講ずべき措置を定めるほか、子の養育又は家族の介護を行う労働者等に対する支援措置を講ずること等により、子の養育又は家族の介護を行う労働者等の雇用の継続及び再就職の促進を図り、もってこれらの者の職業生活と家庭生活との両立に寄与することを通じて、これらの者の福祉の増進を図り、あわせて経済及び社会の発展に資することを目的とする。

国家試験にChallenge！

問題 育児休業、介護休業等育児又は家族介護を行う労働者の福祉に関する法律〈育児・介護休業法〉で定められているのはどれか。　（第104回看護師　午前35問）

（１）妊産婦が請求した場合の深夜業の禁止

（２）産後8週間を経過しない女性の就業禁止

（３）生後満1年に達しない生児を育てる女性の育児時間中のその女性の使用禁止

（４）小学校就学の始期に達するまでの子を養育する労働者が請求した場合の時間外労働の制限

解答 正答（４）

15 業務中の負傷、疾病などの補償はどのように決められているの？

労働者災害補償保険法

Point

- 業務上、通勤での事故・怪我の補償には事業主負担の労働者災害補償保険があります
- 療養を必要とするときは療養補償給付、身体に一定の障害が残った場合は障害補償給付または障害給付が支給されます

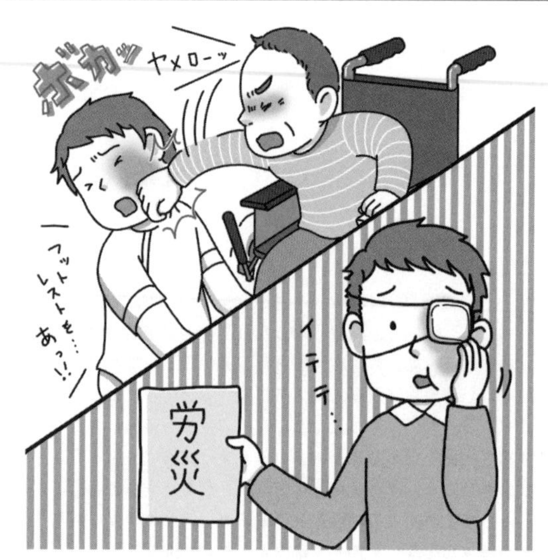

解説

業務をしているときに思わぬ怪我をしたり、通勤途中で負傷したりすることがあります。そんなときに、労働者を守るための社会保険が「労働者災害補償保険（労災保険）」です。

❶ 労働者災害補償保険法

労働者の業務上の理由または通勤による労働者の傷病など（これらを業務災害、通勤災害といいます）に対して必要な保険給付を行い、あわせて被災労働者の社会復帰の促進などの事業を行う制度を定めた法律です。それらの費用は、原則として事業主の負担する保険料によってまかなわれています。

労働者災害補償保険は、原則として１人でも労働者を使用する事業主に、業種の規模にかかわらず適用されることになっており、労働者とは、職業の種類を問わず事業主に使用され賃金を支払われる者で、アルバイトやパートタイマーなどの雇用形態は関係あ

りません。

❷ 保険給付

業務災害または通勤災害のために、療養を必要とするとき、療養補償給付が支給されます。診察、薬剤または治療材料の支給、処置、手術その他の治療、居宅における療養上の管理・看護、病院への入院療養・看護などにかかる費用の全額が給付されます。また、傷病のために働くことができない場合、治療に専念するために、事業主からの賃金に代わる休業補償給付を受けることができます。

業務または通勤が原因となった負傷や疾病が治ったとき、身体に一定の障害が残った場合には、障害補償給付（業務災害の場合）または障害給付（通勤災害の場合）が支給されます。これらの受給者のうち、障害等級・傷病等級が第１級と第２級の「精神神経・胸腹部臓器の障害」を有している者が、現に介護を受けている場合、介護補償給付（業務災害の場合）、介護給付（通勤災害の場合）が支給されます。

また、労働者が亡くなった場合、その遺族には遺族補償給付（業務災害の場合）または遺族給付（通勤災害の場合）が支給され、そのほかにも、葬祭料、傷病補償年金などがあります。

関係法令

●労働者災害補償保険法

第２条の２　労働者災害補償保険は、第１条の目的を達成するため、業務上の事由、複数事業労働者の２以上の事業の業務を要因とする事由又は通勤による労働者の負傷、疾病、障害、死亡等に関して保険給付を行うほか、社会復帰促進等事業を行うことができる。

第７条　この法律による保険給付は、次に掲げる保険給付とする。

一　労働者の業務上の負傷、疾病、障害又は死亡（以下「業務災害」という。）に関する保険給付

二　複数事業労働者（これに類する者として厚生労働省令で定めるものを含む。以下同じ。）の２以上の事業の業務を要因とする負傷、疾病、障害又は死亡（以下「複数業務要因災害」という。）に関する保険給付（前号に掲げるものを除く。以下同じ。）

三　労働者の通勤による負傷、疾病、障害又は死亡（以下「通勤災害」という。）に関する保険給付

四　二次健康診断等給付

第12条の８　第７条第１項第１号の業務災害に関する保険給付は、次に掲げる保険給付とする。

一　療養補償給付

二　休業補償給付

三　障害補償給付

四　遺族補償給付

五　葬祭料

六　傷病補償年金

七　介護補償給付

16 看護師不足を解消するための法律はあるの？

看護師等の人材確保の促進に関する法律

Point

- 2025年には３万人～13万人の看護師等が不足するといわれています
- 看護師等の養成、処遇改善、資質向上、就業促進を進めています

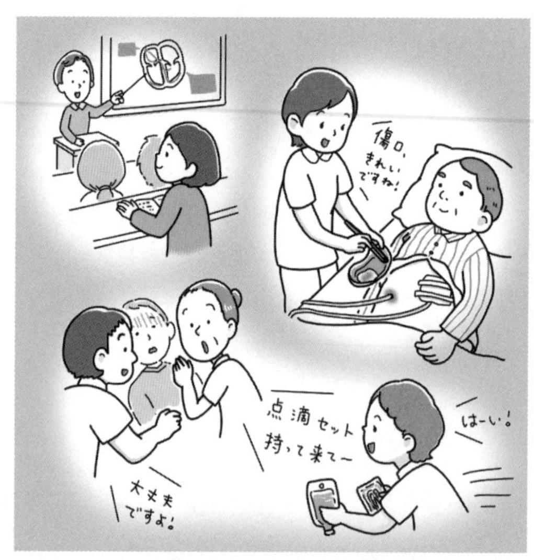

傷口、きれいですね！
点滴セット持って来て～
はーい！
大丈夫ですよ！

解説

看護師等（保健師、助産師、看護師、准看護師）の就業者数は2019年末で約168万人であり、団塊の世代が後期高齢者となる2025年には、196万人～206万人の看護師等が必要といわれています。平均して毎年約2.5万人の就業者が増えていますが、2025年には３万人～13万人の看護師等が不足すると考えられています。今後、必要となる看護師等を確保するためのさまざまな方策がとられています。

❶ 看護師等の人材確保の促進に関する法律

この法律の名前をご存じでしたか。日本では、看護師等（保健師、助産師、看護師、准看護師）の確保は課題となっています。そのために、看護師等の確保を促進するために基本指針を定め、看護師等の職員の養成、処遇の改善、資質の向上、就業の促進などをすすめています。さらに病院などの医療提供施設や在宅医療の場で高度な専門知識と技能を有する看護師等を確保することで、国民の保健医療の向上に役立てることを目的としているのが「看護師等の人材確保の促進に関する法律」です（第１条）。

❷ 関係者には“努力”義務

看護師等の就業する場として代表的なのが病院などの医療機関ですね。

病院などの開設者は、勤務する看護師等が適切な処遇のもとで、専門知識と技能を向上させ看護業務に活かせるように必要な配慮をするように努めなければならないことになっています。そして、看護師等は高度化・多様化する保健医療サービスに対応し、自分で進んで研修を受けることなどにより、その能力の開発及び向上を図り、看護業務に役立たせるように努めなければならないことになっています（第５条、第６条）。いずれも「そうしなければならない」という義務規定ではなく、「そうなるように努力しなさい」という努力義務の規定として法で定められています。

関係法令

●看護師等の人材確保の促進に関する法律

第１条　この法律は、我が国における急速な高齢化の進展及び保健医療を取り巻く環境の変化等に伴い、看護師等の確保の重要性が著しく増大していることにかんがみ、看護師等の確保を促進するための措置に関する基本指針を定めるとともに、看護師等の養成、処遇の改善、資質の向上、就業の促進等を、看護に対する国民の関心と理解を深めることに配慮しつつ図るための措置を講ずることにより、病院等、看護を受ける者の居宅等看護が提供される場所に、高度な専門知識と技能を有する看護師等を確保し、もって国民の保健医療の向上に資することを目的とする。

第５条　病院等の開設者等は、病院等に勤務する看護師等が適切な処遇の下で、その専門知識と技能を向上させ、かつ、これを看護業務に十分に発揮できるよう、病院等に勤務する看護師等の処遇の改善、新たに業務に従事する看護師等に対する臨床研修その他の研修の実施、看護師等が自ら研修を受ける機会を確保できるようにするために必要な配慮その他の措置を講ずるよう努めなければならない。

第６条　看護師等は、保健医療の重要な担い手としての自覚の下に、高度化し、かつ、多様化する国民の保健医療サービスへの需要に対応し、研修を受ける等自ら進んでその能力の開発及び向上を図るとともに、自信と誇りを持ってこれを看護業務に発揮するよう努めなければならない。

国家試験にChallenge！

問題 看護師等の人材確保の促進に関する法律に記載されている事項はどれか。

（第103回追試看護師　午前5問）

（１）資質の向上　　（２）免許証の交付

（３）労働時間の設定　　（４）育児休業の期間

解答　正答（１）

17 ナースセンターとはなにをするところ？

看護師等の人材確保の促進に関する法律

Point

- 都道府県ナースセンターは、無料職業紹介のナースバンク事業などを行います
- 中央ナースセンターは、都道府県ナースセンターの後方支援と全国的な動向把握・分析をします

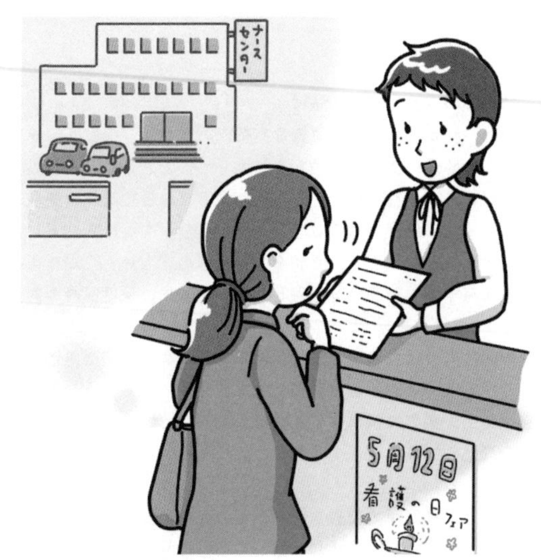

解説

「看護師等の人材確保の促進に関する法律」を規定することによって、看護師等の確保を促進するために、看護師等の職員の養成、処遇の改善、資質の向上、就業の促進などをすすめているのでしたね。そのために、看護師等の就業の促進を図るナースセンターという仕組みがあります。

❶ 都道府県ナースセンター

各都道府県におかれているナースセンターでは、病院などの医療機関における看護師等の確保の動向や、就業を希望する看護師等の状況に関する調査（潜在看護師の把握など）を行い、必要な職業紹介事業を無料で行っています（ナースバンク事業）。職業紹介のほかに、再就職支援のために知識・技能の研修を行うことや、情報提供、相談その他の援助を行うことなどを業務としています。

各都道府県の看護協会がナースセンター事業を運営していることが多く、設置場所は

都道府県の看護協会内であったり、行政の合同庁舎のなかであったり、訪問看護ステーションであったりと地域の実情に応じてさまざまです。

❷ 中央ナースセンター

都道府県におかれた各ナースセンターの業務に関する連絡や支援を行うのが、中央ナースセンターです。厚生労働大臣の指定により日本看護協会におかれています。都道府県ナースセンターの業務の後方支援を行い、都道府県ナースセンター担当者の全国会議の実施など、連携や相談業務機能の強化を図っています。

都道府県ナースセンターの無料紹介情報をインターネット上に展開して「eナースセンター」を運営し、求職中の看護師等や求人情報を出したい医療機関などの便宜を図っています。また、「eナースセンター」に登録されたデータを分析し、看護師等の需要と供給、就業の動向などの把握や分析を行っています。

関係法令

●看護師等の人材確保の促進に関する法律

第14条　都道府県知事は、看護師等の就業の促進その他の看護師等の確保を図るための活動を行うことにより保健医療の向上に資することを目的とする一般社団法人又は一般財団法人であって、次条に規定する業務を適正かつ確実に行うことができると認められるものを、その申請により、都道府県ごとに一個に限り、都道府県ナースセンター（以下「都道府県センター」という。）として指定することができる。

第15条　都道府県センターは、当該都道府県の区域内において、次に掲げる業務を行うものとする。

一　病院等における看護師等の確保の動向及び就業を希望する看護師等の状況に関する調査を行うこと。

二　訪問看護（傷病者等に対し、その者の居宅において看護師等が行う療養上の世話又は必要な診療の補助をいう。）その他の看護についての知識及び技能に関し、看護師等に対して研修を行うこと。

三　前号に掲げるもののほか、看護師等に対し、看護についての知識及び技能に関する情報の提供、相談その他の援助を行うこと。

四　第12条第１項に規定する病院その他の病院等の開設者、管理者、看護師等確保推進者等に対し、看護師等の確保に関する情報の提供、相談その他の援助を行うこと。

五　看護師等について、無料の職業紹介事業を行うこと。

六　看護師等に対し、その就業の促進に関する情報の提供、相談その他の援助を行うこと。

七　看護に関する啓発活動を行うこと。

八　前各号に掲げるもののほか、看護師等の確保を図るために必要な業務を行うこと。

第20条　厚生労働大臣は、都道府県センターの業務に関する連絡及び援助を行うこと等により、都道府県センターの健全な発展を図るとともに、看護師等の確保を図り、もって保健医療の向上に資することを目的とする一般社団法人又は一般財団法人であって、次条に規定する業務を適正かつ確実に行うことができると認められるものを、その申請により、全国を通じて一個に限り、中央ナースセンター（以下「中央センター」という。）として指定することができる。

第3章

医療提供の原則に関する法律・制度

医療法

医師法

1 病院と診療所の違いってなんですか？

医療法

Point

- 20人以上の患者を入院させるための施設が「病院」
- 19人以下の患者しか入院させることができない施設が「診療所」

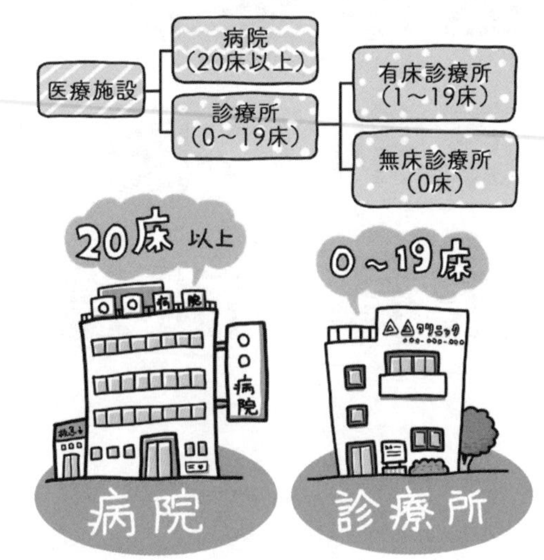

解説

皆さんは、これまで体調が悪いときに、医師（歯科医師）に診察してもらった経験があると思います。医師や歯科医師、看護師がいる医療機関には、どのようなものがあるかご存じですか？　ここではまず、医療機関の種類を理解しましょう。

❶ 病院

保険医療機関として、まず頭に浮かぶのが「病院」ではないでしょうか。医師または歯科医師が、来院した人々（患者さん）のために医療（歯科医師の場合は、歯科医療）を行う場所で、しかも20人以上の患者を入院させるための施設があるものを病院といいます。

病院は、傷病者（けがをした人や病気の人）が、科学的でかつ適正な診療を受けることができるようにすることを目的としてつくられ、運営されるものでなければならないとされています。

❷ 診療所

近所にある入院設備のない医療機関を思い浮かべた方もいるでしょう。来院した人々（患者さん）のために医療（歯科医師の場合は、歯科医療）を行う場所で〈ここまでは「病院」と同じです〉、しかも患者さんを入院させるための施設がない、または19人以下の患者しか入院させることができない施設を診療所といいます。

❸「〇〇医療センター」「□□クリニック」はどうやって決まるの？

このように、医師または歯科医師などの医療従事者が生業（なりわい）（生活を支えるための仕事）として、人々に医療を提供する場所を病院、診療所といいます。病院、診療所の実際の名称はさまざまで「〇〇医療センター」「□□クリニック」といったものもよく見かけますね。これらの名称は医療機関を設立したときに届出ているものです。

病院または診療所でないものには、病院、病院分院、療養所、診療所、診察所、医院など、紛らわしい名称をつけてはならないとされています。

関係法令

●医療法

第１条の５　この法律において、「病院」とは、医師又は歯科医師が、公衆又は特定多数人のため医業又は歯科医業を行う場所であって、20人以上の患者を入院させるための施設を有するものをいう。病院は、傷病者が、科学的でかつ適正な診療を受けることができる便宜を与えることを主たる目的として組織され、かつ、運営されるものでなければならない。

２　この法律において、「診療所」とは、医師又は歯科医師が、公衆又は特定多数人のため医業又は歯科医業を行う場所であつて、患者を入院させるための施設を有しないもの又は19人以下の患者を入院させるための施設を有するものをいう。

第３条　疾病の治療（助産を含む。）をなす場所であつて、病院又は診療所でないものは、これに病院、病院分院、産院、療養所、診療所、診察所、医院その他病院又は診療所に紛らわしい名称を附けてはならない。

国家試験にChallenge！

問題 医療法には「診療所とは、患者を入院させるための施設を有しないもの又は［　　］人以下の患者を入院させるための施設を有するもの」と定められている。［　　］に入るのはどれか。

（第105回看護師　午後8問）

（1）16　（2）17　（3）18　（4）19

解答　正答（4）

2 助産所ってなんですか？

医療法

Point

- 助産師が妊婦の分娩の介助や、妊婦、褥婦、新生児の保健指導を行う場所
- 助産所で医療行為はできず、また9人以下の妊産婦しか入所できません

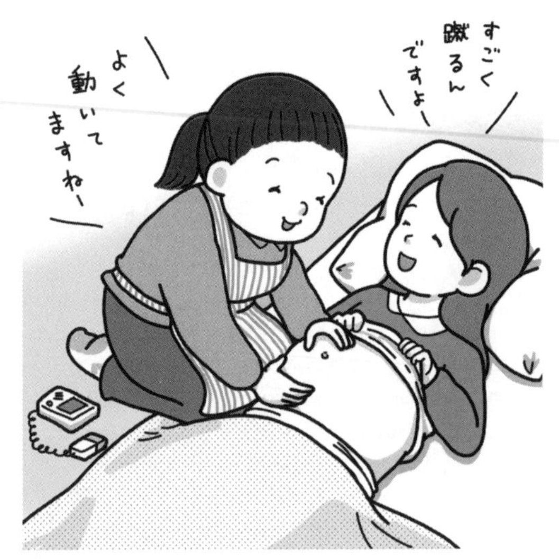

解説

病院と診療所については前項で理解できましたね。ここでは、助産所について考えてみましょう。

❶ 助産所

助産所では、助産師が妊婦の分娩（出産）の介助や妊婦、褥婦、新生児の保健指導などの業務を行います。ただし、病院や診療所と違って、医師がいないので陣痛促進剤の投与や帝王切開などの医療行為は行われません。助産師が取り扱えるのは正常分娩に限られ、妊婦に合併症などがなく、妊娠中の経過に大きな異常がない場合のみです。

助産所は、助産師が管理者となり、妊婦、産婦、褥婦が入所できる施設を有することができますが、9人以下の妊産婦しか入所させることができません。

❷ 嘱託医師

正常分娩であっても不測の事態が起こる可能性があり、医師の診療が必要な場合もあ

ります。そこで、助産所の開設者は、あらかじめ嘱託する医師および病院または診療所を定めておかなければならないことになっています。入所施設をもたない、出張のみで業務に従事する助産師であっても、妊婦に異常がみられたときに対応する病院または診療所を定めなければなりません。

このように、助産師が生業（なりわい）（生活を支えるための仕事）として、分娩の介助や保健指導を行う場所を助産所といいます。助産所の実際の名称はさまざまで〇〇助産院、助産所□□といったものをみかけます。これらの名称は助産所を開設したときに届出しているもので、助産所でないものには紛らわしい名称をつけてはいけないことになっています。

関係法令

●医療法

第２条　この法律において、「助産所」とは、助産師が公衆又は特定多数人のためその業務（病院又は診療所において行うものを除く。）を行う場所をいう。

２　助産所は、妊婦、産婦又はじよく婦10人以上の入所施設を有してはならない。

第３条〈第１項、第２項　略〉

３　助産所でないものは、これに助産所その他助産師がその業務を行う場所に紛らわしい名称を付けてはならない。

第19条　助産所の開設者は、厚生労働省令で定めるところにより、嘱託する医師及び病院又は診療所を定めておかなければならない。

〈第２項　略〉

●医療法施行規則

第15条の２　分娩（べん）を取り扱う助産所の開設者は、分娩時等の異常に対応するため、法第19条の規定に基づき、病院又は診療所において産科又は産婦人科を担当する医師を嘱託医師として定めておかなければならない。

国家試験にChallenge!

問題 助産所の開設で正しいのはどれか。２つ選べ。

（第103回助産師　午前40問）

（１）医療法に規定されている。

（２）開設者は助産師免許が必要である。

（３）開設届は都道府県知事に提出する。

（４）無床の助産所の開設届は不要である。

（５）１人の助産師が同時に２か所以上の開設はできない。

解答　正答　(1)、(3)

3 地域医療支援病院ってなんですか？

医療法

Point

- 紹介患者に対する医療の提供（かかりつけ医等への患者の逆紹介も含みます）
- 24時間体制の救急医療の提供
- 地域の医療従事者に対する研修の実施と、医療機器や設備の共同利用の実施

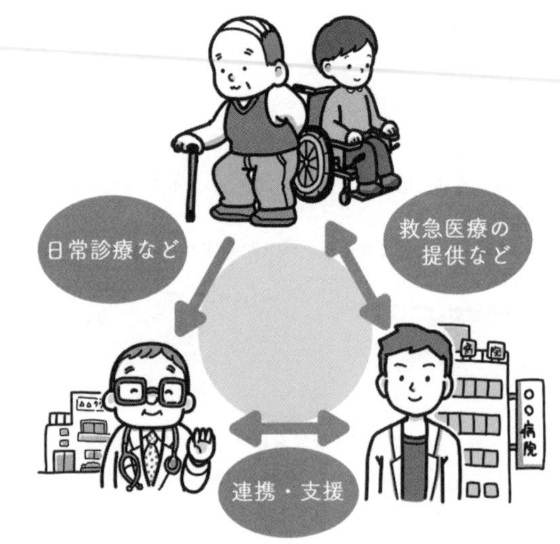
日常診療など
救急医療の
提供など
連携・支援

解説

地域医療支援病院というものが医療法には規定されています。病院ではあるのですが、どのような病院なのか考えてみましょう。

❶ 地域医療の確保のために必要な支援

そもそも、医療とは単に治療のみならず、疾病の予防やリハビリテーションを含む良質かつ適切なものでなければなりません。一つひとつの医療提供施設の機能は限られてくるので、他の関連するサービス（福祉サービスなど）との有機的な連携を図る必要があります。

これらの地域における連携を支援する機能をもつ病院を「地域医療支援病院」といいます。紹介患者に対する医療の提供や救急医療の提供などを通じて、かかりつけ医などを支援する医療機関と位置づけられています。

❷ かかりつけ医

地域の診療所は「かかりつけ医」といわれ、日常行う診療において、患者の生活背景を把握し、診療および保健指導を行います。

日常行う診療のほかに、地域住民の健康相談、健診・がん検診、母子保健、学校保健、産業保健、地域保健等の地域における社会的活動、行政活動に参加し保健・介護・福祉関係者と連携します。

かかりつけ医は法令で規定されたものではありませんが、患者の住居地域で気軽に相談したり診察したりできる診療所やクリニックの開業医を指すことが多いです。

❸ 地域医療支援病院の機能

地域医療支援病院は①他の医療機関（かかりつけ医）から紹介された患者に対し医療を提供、②病院の設備や器具等を地域の医療従事者と共同利用、③24時間体制の救急医療の提供、④地域の医療従事者の資質向上のための研修の実施などの機能を有することが必要になります。そのうえで、その所在地の都道府県知事の承認を得て「地域医療支援病院」と称することができるのです。地域医療支援病院でないものは、これに地域医療支援病院またはこれに紛らわしい名称をつけてはならないとされています。

関係法令

●医療法

第１条の２　医療は、生命の尊重と個人の尊厳の保持を旨とし、医師、歯科医師、薬剤師、看護師その他の医療の担い手と医療を受ける者との信頼関係に基づき、及び医療を受ける者の心身の状況に応じて行われるとともに、その内容は、単に治療のみならず、疾病の予防のための措置及びリハビリテーションを含む良質かつ適切なものでなければならない。

第４条　国、都道府県、市町村、第42条の２第１項に規定する社会医療法人その他厚生労働大臣の定める者の開設する病院であつて、地域における医療の確保のために必要な支援に関する次に掲げる要件に該当するものは、その所在地の都道府県知事の承認を得て地域医療支援病院と称することができる。

一　他の病院又は診療所から紹介された患者に対し医療を提供し、かつ、当該病院の建物の全部若しくは一部、設備、器械又は器具を、当該病院に勤務しない医師、歯科医師、薬剤師、看護師その他の医療従事者（以下単に「医療従事者」という。）の診療、研究又は研修のために利用させるための体制が整備されていること。

二　救急医療を提供する能力を有すること。

三　地域の医療従事者の資質の向上を図るための研修を行わせる能力を有すること。〈第４号以降　略〉

4 特定機能病院ってなんですか？

医療法

Point

- 高度の医療の提供、高度の医療技術の開発・評価、高度の医療安全管理体制を提供できる病院です
- 原則定められた16以上の診療科と400床以上の病床を有する規模が必要です

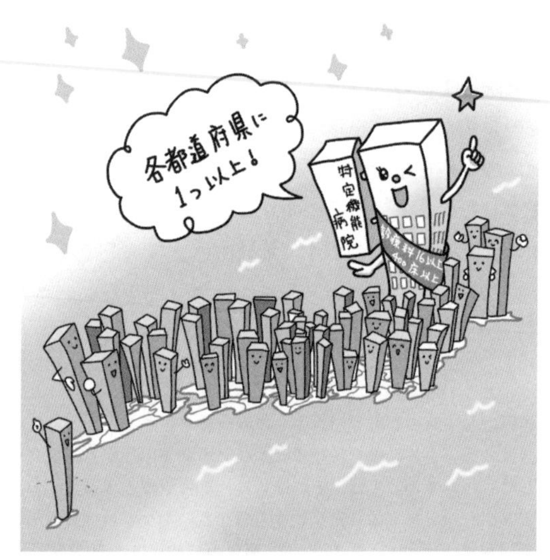

解説

前項の地域医療支援病院とは別に、特定機能病院というものが規定されています。どのような病院なのでしょうか。

❶ 地域医療の枠を超えるような高度な医療

一つひとつの医療提供施設の機能は限られてくるので、他の関連するサービスとの連携を図る必要があることは述べたとおりです。さらにいうと、医療提供の機能でも、地域医療の枠を超えるような高度な医療が必要になることがあります。

高度な医療とは、先進医療や特定疾患への取組みなど、特定機能病院以外の病院では提供することが難しい診療のことをいいます。

❷ 特定機能病院

高度の医療の提供、高度の医療技術の開発および高度の医療に関する研修を実施する

能力などを備えた病院について、厚生労働大臣が個別に承認するものを「特定機能病院」といいます。令和4（2022）年現在、承認を受けている病院は全国87病院で、その多くは大学付属病院の本院です。特定機能病院でないものは、これに特定機能病院またはこれに紛らわしい名称をつけてはならないとされています。

通常医療の枠を超えた高度医療を提供することから、原則、定められた16以上の診療科と400床以上の病床を有し、医療者の人員が手厚く配置されており、医療安全管理体制、集中治療を行う施設や化学検査・病理検査を行う施設を備えていることが必要になります。

③ 医療計画における役割

おのおのの都道府県は、地域の実情に応じて、自らの都道府県における医療提供体制の確保を図るための計画（医療計画）を立てることになっています。医療計画の中で、最先端、高度な技術を提供し特殊な医療を行う医療機能をもつ病院（特定機能病院）を含むものを三次保健医療圏といい、原則、都道府県を１つの単位として認定されています。日本全国、どの都道府県においても１つ以上の特定機能病院があります。

関係法令

●医療法

第４条の２　病院であつて、次に掲げる要件に該当するものは、厚生労働大臣の承認を得て特定機能病院と称することができる。

一　高度の医療を提供する能力を有すること。

二　高度の医療技術の開発及び評価を行う能力を有すること。

三　高度の医療に関する研修を行わせる能力を有すること。

四　医療の高度の安全を確保する能力を有すること。

五　その診療科名中に、厚生労働省令の定めるところにより、厚生労働省令で定める診療科名を有すること。

六　厚生労働省令で定める数以上の患者を入院させるための施設を有すること。〈第７号以降　略〉

国家試験にChallenge！

問題 特定機能病院で正しいのはどれか。

（第100回看護師　午後37問）

（１）地域の医療従事者の資質向上のための研修を行う能力を有する。

（２）高度の医療技術の開発および評価を行う能力を有する。

（３）300人以上の患者を入院させるための施設を有する。

（４）都道府県知事の承認を得て設立される。

解答 正答（２）

5 医療の適切な選択ってどういう考え方ですか？

医療法

Point

- 国民は医療提供施設の機能を理解し、自分の症状に合った医療機関を選ぶこと
- 医療提供施設は患者・家族の相談に応じて、適切な情報を提供すること

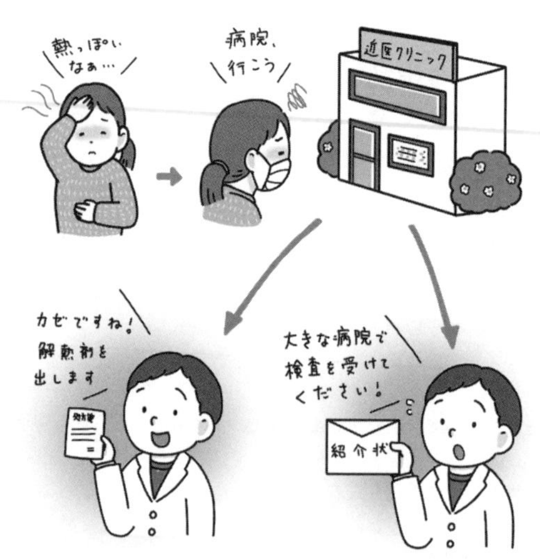
熱っぽいなぁ…
病院、行こう
近医クリニック
カゼですね！
解熱剤を
出します
大きな病院で
検査を受けて
ください！
紹介状

解説

❶ 医療機関の選択

わが国には、多くの医療機関があります。たとえば、あなたが朝起きたら強い倦怠感があり下部消化器症状があったとしましょう。そこで医療機関にかかろうと考えました。どこに行きますか？

体調がすぐれないので、移動の負担が軽い、比較的自宅の近くがいいと考えますよね。かかりつけの医療機関があれば、電話をして予約を入れることになるのでしょうが、進学のために一人暮らしをしていて、普段は医療機関にかかることがない場合は、この時点でどの医療機関にかかるか決めなければなりません。何を基準に医療機関を選択しますか？

❷ 国民の医療選択の考え方

医療法第６条の２の規定では、国民は医療を受けようとするとき、医療提供施設の機能に応じて、自分で医療機関を適切に選ぶように努めなければなりません（＝国民の努

力義務)。「よくわからなくて特定機能病院である大学病院に来てしまいました」という人もいるかもしれませんが、ちょっとした体調不良のために最初の選択肢として高度医療を担う特定機能病院の外来に来るのは適切でしょうか。

医療資源は限られています。限られた医療資源が効率的に国民に提供されるためには、医療提供施設の機能分担を理解したうえで、医療提供施設の選択を適切に行い、医療を適切に受けるよう努めなければならないのです。

❸ 医療提供施設による医療選択のための情報提供

医療提供施設は、受診しようとしている患者が医療サービスの選択を適切に行うことができるように、提供する医療についての情報を開示しなければなりません。提供される医療の情報が明らかでないと、患者は医療提供施設を選ぶことができませんよね。

また、提供される医療に関して患者やその家族から相談を受けた場合には、相談にのるなどして適切に応ずるよう努めなければなりません（＝医療提供施設の努力義務)。医療機関にかかる前に、自分の症状を説明して、どの診療科を受診すればいいのか、医療機関の選択は適切なのかを相談することは理にかなった行動といえます。

関係法令

●医療法

第６条の２ 〈第１項　略〉

２　医療提供施設の開設者及び管理者は、医療を受ける者が保健医療サービスの選択を適切に行うことができるように、当該医療提供施設の提供する医療について、正確かつ適切な情報を提供するとともに、患者又はその家族からの相談に適切に応ずるよう努めなければならない。

３　国民は、良質かつ適切な医療の効率的な提供に資するよう、医療提供施設相互間の機能の分担及び業務の連携の重要性についての理解を深め、医療提供施設の機能に応じ、医療に関する選択を適切に行い、医療を適切に受けるよう努めなければならない。

第６条の３　病院、診療所又は助産所（以下この条において「病院等」という。）の管理者は、厚生労働省令で定めるところにより、医療を受ける者が病院等の選択を適切に行うために必要な情報として厚生労働省令で定める事項を当該病院等の所在地の都道府県知事に報告するとともに、当該事項を記載した書面を当該病院等において閲覧に供しなければならない。

●医療法施行規則

第１条の２の２ 〈第１項　略〉

２　法第６条の３第１項の規定により、病院、診療所又は助産所（以下「病院等」という。）の管理者が当該病院等の所在地の都道府県知事に報告しなければならない事項は、別表第１のとおりとする。

別表第1

第一　管理、運営及びサービス等に関する事項

一　基本情報

〈略〉

（1）　病院等の名称

（2）　病院等の開設者

（3）　病院等の管理者

（4）　病院等の所在地

（5）　病院等の案内用の電話番号及びファクシミリの番号

（6）　診療科目

（7）　診療科目別の診療日

（8）　診療科目別の診療時間

（9）　病床種別及び届出又は許可病床数

〈略〉

二　病院等へのアクセス

〈略〉

（1）　病院等までの主な利用交通手段

（2）　病院等の駐車場

（i）　駐車場の有無

（ii）　駐車台数

（iii）　有料又は無料の別

（3）　案内用ホームページアドレス

（4）　案内用電子メールアドレス

（5）　診療科目別の外来受付時間

（6）　予約診療の有無

（7）　時間外における対応として厚生労働大臣が定めるもの

（8）　面会の日及び時間帯

〈略〉

三　院内サービス等

〈略〉

（1）　院内処方の有無

（2）　外国人の患者の受入れ体制として厚生労働大臣が定めるもの

（3）　障害者に対するサービス内容として厚生労働大臣が定めるもの

（4）　車椅子等利用者に対するサービス内容として厚生労働大臣が定めるもの

（5）　受動喫煙を防止するための措置として厚生労働大臣が定めるもの

ロ　病院

（1）　医療に関する相談に対する体制の状況

（i）　医療に関する相談窓口の設置の有無

（ii）　相談員の人数

（2）　入院食の提供方法として厚生労働大臣が定めるもの

（3）　病院内の売店又は食堂（外来者が使用するものに限る。）の有無

〈略〉

四　費用負担等

〈略〉

第二　提供サービスや医療連携体制に関する事項

一　診療内容、提供保健・医療・介護サービス

〈略〉

第三　医療の実績、結果等に関する事項

一　医療の実績、結果等に関する事項

イ　病院

（1）　病院の人員配置

〈略〉

（2）　看護師の配置状況

（3）　法令上の義務以外の医療安全対策

（i）　医療安全についての相談窓口の設置の有無

（ii）　医療安全管理者の配置の有無及び専任又は兼任の別

（iii）　安全管理部門の設置の有無及び部門の構成員の職種

（iv）　医療事故情報収集等事業への参加の有無

（4）　法令上の義務以外の院内感染対策

〈略〉

（9）　治療結果情報

（i）　死亡率、再入院率、疾患別・治療行為別の平均在院日数その他の治療結果に関する分析の有無

（ii）　死亡率、再入院率、疾患別・治療行為別の平均在院日数その他の治療結果に関する分析結果の提供の有無

（10）　患者数

（i）　病床の種別ごとの患者数

（ii）　外来患者の数

（iii）　在宅患者の数

（11）　平均在院日数

（12）　患者満足度の調査

（ｉ） 患者満足度の調査の実施の有無

（ｉｉ） 患者満足度の調査結果の提供の有無

（１３） 診療科名中に産婦人科、産科又は婦人科を有する病院にあつては、公益財団法人日本医療機能評価機構が定める産科医療補償制度標準補償約款と同一の産科医療補償約款に基づく補償の有無

（１４） 医療の評価機関として厚生労働大臣が定めるものによる認定の有無

〈以降　略〉

6 医療の適切な選択に求められることはなんですか？

医療法

Point

- 医療提供施設が、患者が病院を適切に選ぶための情報を提供することです
- 国民が、医療提供施設の機能に応じた選択を適切に行い、受診することです

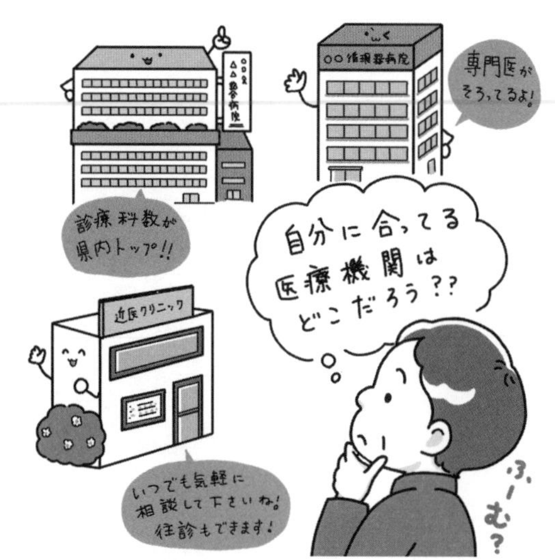
○○循環器病院
専門医がそろってるよ！
診療科数が県内トップ!!
自分に合ってる医療機関はどこだろう？？
近医クリニック
いつでも気軽に相談して下さいね！往診もできます！
ふーむ？

解説

もし、皆さんが朝起きたときに微熱があり、感冒様症状がみられたら、どの医療機関にかかろうと考えますか。医療機関の選択は、患者の自由意思に任されていると思われるかもしれませんが、実際はどうなっているのでしょうか。

❶ 医療提供者の責務

診療所や病院などの医療機関、助産所などの管理者は、診療を受けようとする患者さんの症状・状態に適した保健医療サービスを、患者さんが適切に選択できるように情報提供するように努めなければならないことになっています（これを「努力義務」といい、積極的に努力することが求められているものの、法的拘束力や罰則がなく、遵守するかは任意の協力による）。

さらに、適切な保健医療サービスを患者さん自身が選択するために、医療機関などの提供する医療について、正確かつ適切な情報を提供することに加え、患者・家族からの相談に適切に応ずるよう努めなければならないことになっています。

❷ 管理者が報告しなければならない事項

患者さん自身が選択するための情報は、その医療機関、助産所などの所在地の都道府県知事に報告することになっています。都道府県知事に報告したものは、その医療機関、助産所においても患者・家族が閲覧できるようにしなければなりません。閲覧方法は電磁的方法でもかまいません（ホームページで情報を公開するなど）。

○管理、運営およびサービス等に関する事項

病院等の名称、所在地、診療科目と診療時間、病床数、病院までの交通手段、駐車場の案内、ＨＰアドレス、予約診療の有無、外来受付時間、面会時間、院内処方の有無、地域医療連携体制など。

❸ 国民の責務

わが国で医療を受けようとするとき、限りある医療資源が効率的に提供されるように、国民は、医療提供施設の機能に応じた選択を適切に行い、医療を受けるよう努めなければならない（努力義務）とされています。地域住民、一人ひとりが地域の医療提供施設がもつ機能や連携についての理解を深めておくことが必要になりますね。

関係法令

●医療法

第６条の２　国及び地方公共団体は、医療を受ける者が病院、診療所又は助産所の選択に関して必要な情報を容易に得られるように、必要な措置を講ずるよう努めなければならない。

〈第２項　略〉

３　国民は、良質かつ適切な医療の効率的な提供に資するよう、医療提供施設相互間の機能の分担及び業務の連携の重要性についての理解を深め、医療提供施設の機能に応じ、医療に関する選択を適切に行い、医療を適切に受けるよう努めなければならない。

第６条の３　病院、診療所又は助産所（以下この条において「病院等」という。）の管理者は、厚生労働省令で定めるところにより、医療を受ける者が病院等の選択を適切に行うために必要な情報として厚生労働省令で定める事項を当該病院等の所在地の都道府県知事に報告するとともに、当該事項を記載した書面を当該病院等において閲覧に供しなければならない。

〈第２項　略〉

３　病院等の管理者は、第１項の規定による書面の閲覧に代えて、厚生労働省令で定めるところにより、当該書面に記載すべき事項を電磁的方法（略）であつて厚生労働省令で定めるものにより提供することができる。

〈第４・５・６項　略〉

7 医療機関は自由に宣伝ができないの？

医療法

Point

- 虚偽広告・比較優良広告・誇大広告・公序良俗違反広告等は禁止です
- 患者・家族が医療機関を選ぶために必要な情報以外の広告は禁止です

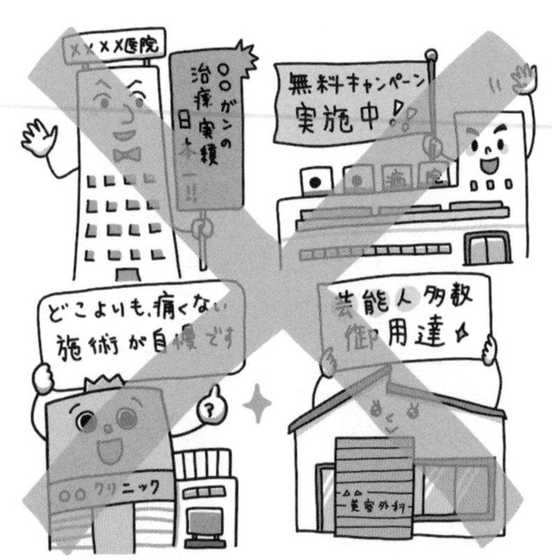
XXXX医院
○○ガンの治療実績日本一!!
無料キャンペーン実施中!!
どこよりも痛くない施術が自慢です
○○クリニック
芸能人多数御用達
美容外科

解説

医療の適切な選択については前項で理解できましたね。医療提供施設は、病院や診療所を問わず、医療を提供する医療の情報を広く開示する必要があるのでしたね。

❶ 広告

病院もしくは診療所に関して、医療を受ける者（つまり、受診するかもしれない患者）を呼び込むための表示を広告といいます。具体的には、ホームページなどが考えられますが、この場合には、当然のことながら虚偽の広告をしてはなりません。広告に誤った内容が含まれていると、医療の適切な選択を阻害することになりかねないですよね。

❷ 広告の基準

では、どのような広告なら可能なのでしょうか。「他の病院または診療所と比較して優良である旨の広告をしない」「誇大な広告をしない」「公の秩序または善良の風俗に反する内容の広告をしない」ということのほかに「医療に関する適切な選択に関し必要な基準として厚生労働省令で定める基準」が定められています。さらに、「医師または歯科医師であること」「診療科名」「病院または診療所の名称、電話番号および所在地の住所ならびに当該病院または診療所の管理者の氏名」「診療日もしくは診療時間または予約による診療の実施の有無」など、患者やその家族が医療機関を選ぶために必要な情報以外の広告をしてはならない、とされています。

関係法令

●医療法

第6条の5　何人も、医業若しくは歯科医業又は病院若しくは診療所に関して、文書その他いかなる方法によるを問わず、広告その他の医療を受ける者を誘引するための手段としての表示（以下この節において単に「広告」という。）をする場合には、虚偽の広告をしてはならない。

2　前項に規定する場合には、医療を受ける者による医療に関する適切な選択を阻害することがないよう、広告の内容及び方法が、次に掲げる基準に適合するものでなければならない。

一　他の病院又は診療所と比較して優良である旨の広告をしないこと。

二　誇大な広告をしないこと。

三　公の秩序又は善良の風俗に反する内容の広告をしないこと。

四　その他医療に関する適切な選択に関し必要な基準として厚生労働省令で定める基準

3　第1項に規定する場合において、次に掲げる事項以外の広告がされても医療を受ける者による医療に関する適切な選択が阻害されるおそれが少ない場合として厚生労働省令で定める場合を除いては、次に掲げる事項以外の広告をしてはならない。

一　医師又は歯科医師である旨

二　診療科名

三　当該病院又は診療所の名称、電話番号及び所在の場所を表示する事項並びに当該病院又は診療所の管理者の氏名

四　診療日若しくは診療時間又は予約による診療の実施の有無

〈略〉

十　患者又はその家族からの医療に関する相談に応ずるための措置、医療の安全を確保するための措置、個人情報の適正な取扱いを確保するための措置その他の当該病院又は診療所の管理又は運営に関する事項

十一　紹介をすることができる他の病院若しくは診療所又はその他の保健医療サービス若しくは福祉サービスを提供する者の名称、これらの者と当該病院又は診療所との間における施設、設備又は器具の共同利用の状況その他の当該病院又は診療所と保健医療サービス又は福祉サービスを提供する者との連携に関する事項

〈略〉

十三　当該病院又は診療所において提供される医療の内容に関する事項（検査、手術その他の治療の方法については、医療を受ける者による医療に関する適切な選択に資するものとして厚生労働大臣が定めるものに限る。）

十四　当該病院又は診療所における患者の平均的な入院日数、平均的な外来患者又は入院患者の数その他の医療の提供の結果に関する事項であつて医療を受ける者による医療に関する適切な選択に資するものとして厚生労働大臣が定めるもの

8 医療の安全に関する研修を受ける義務があるのですか？

医療法

Point

- 法律により、医療の安全管理のための職員研修を受ける義務があります
- 法律により、病院等（診療所、助産所）の管理者は職員に研修を実施する義務があります

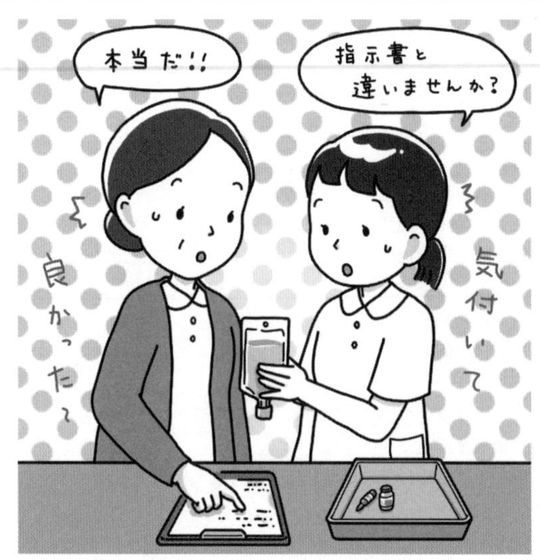
本当だ!!
指示書と
違いませんか？
良かった～
気付いて

解説

医療機関で働くようになると、さまざまな教育研修の機会があります。そのなかでも医療の安全について職員に対する研修の実施は、医療機関の管理者の義務として法令に定められています。

❶ 安全管理のための体制の確保

病院等（診療所、助産所）には、「医療の安全管理のための指針」が整備されていなければなりません。医療安全管理に関する基本的な考え方、医療安全管理委員会に関する事項、医療安全に関する職員研修に関する事項などを文書化したものを整備しなければなりません。

医療安全管理委員会は、月に１回程度、その他重大な問題が発生した場合に開催され、医療事故などが発生した場合には、発生原因を分析し、改善策を提案し、院内へ周知徹底させるなどの業務を行います。

❷ 医療の安全のための職員研修

医療の安全管理のための基本的な考え方・具体的な方策について、医療機関の職員等に周知徹底することで、安全に対する意識、安全に業務を遂行するための技能、チームの一員としての意識の向上などを図るためのもので、年２回程度の定期的な開催のほか、必要に応じて開催することになっています。

関係法令

●医療法

第６条の12　病院等の管理者は、前２条に規定するもののほか、厚生労働省令で定めるところにより、医療の安全を確保するための指針の策定、従業者に対する研修の実施その他の当該病院等における医療の安全を確保するための措置を講じなければならない。

●医療法施行規則

第１条の11　病院等の管理者は、法第６条の12の規定に基づき、次に掲げる安全管理のための体制を確保しなければならない（ただし、第２号については、病院、患者を入院させるための施設を有する診療所及び入所施設を有する助産所に限る。）。

一　医療に係る安全管理のための指針を整備すること。

二　医療に係る安全管理のための委員会（以下「医療安全管理委員会」という。）を設置し、次に掲げる業務その他の医療に係る安全管理のための業務を行わせること。

イ　当該病院等において重大な問題その他医療安全管理委員会において取り扱うことが適当な問題が発生した場合における速やかな原因の究明のための調査及び分析

ロ　イの分析の結果を活用した医療に係る安全の確保を目的とした改善のための方策の立案及び実施並びに従業者への周知

ハ　ロの改善のための方策の実施の状況の調査及び必要に応じた当該方策の見直し

三　医療に係る安全管理のため、従業者の医療の安全に関する意識、他の従業者と相互に連携して業務を行うことについての認識、業務を安全に行うための技能の向上等を目的として、医療に係る安全管理のための基本的な事項及び具体的な方策についての職員研修を実施すること。

四　医療機関内における事故報告等の医療に係る安全の確保を目的とした改善のための方策を講ずること。

国家試験にChallenge！

問題　病院における医療安全管理体制で正しいのはどれか。

（第103回看護師　午後75問）

（１）特定機能病院の医療安全管理者は兼任でよい。

（２）医療安全管理のために必要な研修を３年に１度行う。

（３）医療安全管理のための指針を整備しなければならない。

（４）医薬品安全管理責任者の配置は義務づけられていない。

解答　正答（３）

9 入院した患者には入院診療計画書の説明が必ず必要なの？

医療法

Point

- 入院日～7日以内に、入院診療計画書の内容についての説明が必要です
- 入院診療計画書の説明は、診療を担当する医師または歯科医師が行います
- 患者の診療に支障をきたすおそれがある場合等は、例外として説明不要です

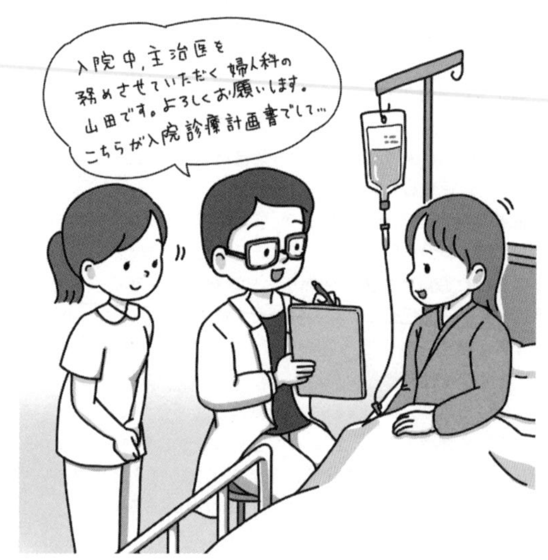
入院中，主治医を
務めさせていただく 婦人科の
山田です。よろしくお願いします。
こちらが入院診療計画書でして…

解説

❶ 医療提供の考え方

医療法第１条の４第２項には、「医師、歯科医師、薬剤師、看護師その他の医療の担い手は、医療を提供するに当たり、適切な説明を行い、医療を受ける者の理解を得るよう努めなければならない。」とあります。インフォームド・コンセントという考え方が、医療が患者に提供される前提となっているのです。

❷ 入院診療計画書

患者を入院させたときは、入院した日から７日以内に、診療を担当する医師または歯科医師は、入院中に行われる検査、手術、投薬などの治療についての計画などを記載した書面（これを入院診療計画書といいます）を患者やその家族へ渡して、その内容について説明しなければなりません。

ただし、入院診療計画書を渡すことによって、患者の診療に支障をきたすおそれがあ

る場合など、例外的にこの手続きを行わないことが認められています。

❸ 入院診療計画書の記載項目

入院診療計画書に記載する項目は、次のとおりです。

①患者の氏名、生年月日及び性別

②当該患者の診療を主として担当する医師又は歯科医師の氏名

③入院の原因となった傷病名及び主要な症状

④入院中に行われる検査、手術、投薬その他の治療（入院中の看護及び栄養管理を含む。）に関する計画

⑤推定される入院期間

⑥病院又は診療所の管理者が患者への適切な医療の提供のために必要と判断する事項

関係法令

●医療法

第６条の４　病院又は診療所の管理者は、患者を入院させたときは、厚生労働省令で定めるところにより、当該患者の診療を担当する医師又は歯科医師により、次に掲げる事項を記載した書面の作成並びに当該患者又はその家族への交付及びその適切な説明が行われるようにしなければならない。ただし、患者が短期間で退院することが見込まれる場合その他の厚生労働省令で定める場合は、この限りでない。

一　患者の氏名、生年月日及び性別

二　当該患者の診療を主として担当する医師又は歯科医師の氏名

三　入院の原因となつた傷病名及び主要な症状

四　入院中に行われる検査、手術、投薬その他の治療（入院中の看護及び栄養管理を含む。）に関する計画

五　その他厚生労働省令で定める事項

〈以降　略〉

●医療法施行規則

第１条の５　患者の診療を担当する医師又は歯科医師は、法第６条の４第１項の規定により、入院した日から起算して７日以内に同項に規定する書面（「入院診療計画書」という。）を作成し、当該患者又はその家族に対し当該書面を交付して適切な説明を行わなければならない。

第１条の７　法第６条の４第１項第５号に規定する厚生労働省令で定める事項は、次のとおりとする。

一　推定される入院期間

二　病院又は診療所の管理者が患者への適切な医療の提供のために必要と判断する事項

国家試験にChallenge！

問題 判断能力のある成人患者へのインフォームド・コンセントにおける看護師の対応で適切なのはどれか。 （第109回看護師　午後38問）

（1）患者の疑問には専門用語を用いて回答する。

（2）今後の治療に関しては医療者に任せるように話す。

（3）治療方針への同意は撤回できないことを説明する。

（4）納得ができるまで医師からの説明が受けられることを伝える。

解答　正答（4）

10 医療事故が起こったらどうしたらいいのでしょうか？

医療法

Point

- 管理者が「医療事故調査・支援センター」に報告しなければなりません
- 管理者は、報告の前に遺族に対して同意を得るための説明が必要です

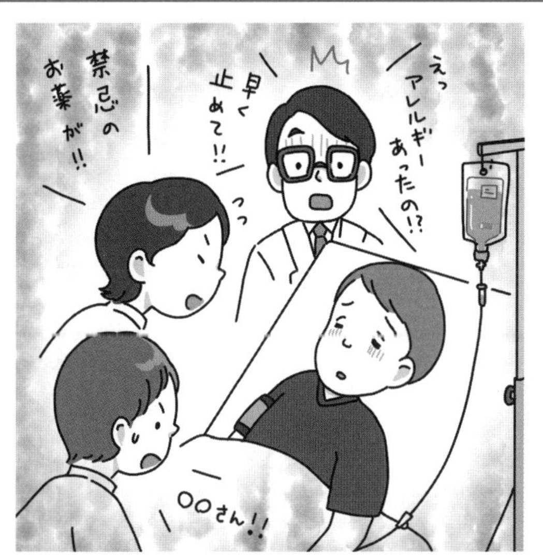
えっアレルギーあったの!?
早く止めて!!
禁忌のお薬が!!
っっ
〇〇さん!!

解説

医療従事者が遭遇するハプニングにはいろいろなものがありますが、患者さんへ及ぼす影響や医療従事者のかかわり度合いによって、「ヒヤリハット」「インシデント」「アクシデント」「医療過誤」などがあります。ここでは医療事故について考えましょう。

❶ 医療事故とは？

医療機関に勤務する医療従事者が提供した医療に起因する死亡（または死産）、または起因すると疑われる死亡（または死産）のうち、その死亡（または死産）について予期されていなかったものを、医療法では医療事故と規定しています。

❷ 医療事故調査・支援センターへの報告

医療機関で医療事故が発生したら、医療機関の管理者は、①病院等の名称、②所在地、③管理者の氏名および連絡先のほかに、医療事故にあった患者の性別、年齢その他の情報、医療機関で実施予定の医療事故調査の実施計画について「医療事故調査・支援セン

ター」（次項参照）へ報告しなければなりません。なお、報告にあたっては、あらかじめ遺族にイ）医療事故が発生した日時、場所およびその状況、ロ）医療事故調査の実施計画の概要、ハ）医療事故調査に関する制度の概要、ニ）医療事故調査の実施にあたり解剖または死亡時画像診断を行う必要がある場合には、その同意の取得に関する事項について説明しなければなりません。

❸ 医療機関が行う医療事故調査

医療機関の管理者は、医療事故調査を行うために、診療録及びその他の診療に関する記録の確認、医療事故にかかわる医療を提供した医療従事者や関係者からの事情聴取、死亡（または死産）した患者の解剖、死亡時画像診断、使用された医薬品・医療機器・設備その他の物品の確認、血液または尿その他の物についての検査について、医療事故調査を適切に行うのに必要な範囲で情報の収集・整理を行わなければなりません。

関係法令

●医療法

第６条の10　病院、診療所又は助産所（以下「病院等」という。）の管理者は、医療事故（当該病院等に勤務する医療従事者が提供した医療に起因し、又は起因すると疑われる死亡又は死産であつて、当該管理者が当該死亡又は死産を予期しなかつたものとして厚生労働省令で定めるものをいう。）が発生した場合には、厚生労働省令で定めるところにより、遅滞なく、当該医療事故の日時、場所及び状況その他厚生労働省令で定める事項を第６条の15第１項の医療事故調査・支援センターに報告しなければならない。

２　病院等の管理者は、前項の規定による報告をするに当たつては、あらかじめ、医療事故に係る死亡した者の遺族又は医療事故に係る死産した胎児の父母その他厚生労働省令で定める者（以下単に「遺族」という。）に対し、厚生労働省令で定める事項を説明しなければならない。ただし、遺族がないとき、又は遺族の所在が不明であるときは、この限りでない。

第６条の11　病院等の管理者は、医療事故が発生した場合には、厚生労働省令で定めるところにより、速やかにその原因を明らかにするために必要な調査（以下「医療事故調査」という。）を行わなければならない。

４　病院等の管理者は、医療事故調査を終了したときは、厚生労働省令で定めるところにより、遅滞なく、その結果を第６条の15第１項の医療事故調査・支援センターに報告しなければならない。

５　病院等の管理者は、前項の規定による報告をするに当たつては、あらかじめ、遺族に対し、厚生労働省令で定める事項を説明しなければならない。ただし、遺族がないとき、又は遺族の所在が不明であるときは、この限りでない。

●医療法施行規則

第１条の10の２　〈略〉

３　法第６条の10第１項に規定する厚生労働省令で定める事項は、次のとおりとする。

一　病院等の名称、所在地、管理者の氏名及び連絡先

二　医療事故（略）に係る医療の提供を受けた者に関する性別、年齢その他の情報

三　医療事故調査（略）の実施計画の概要

四　前各号に掲げるもののほか、当該医療事故に関し管理者が必要と認めた情報

第１条の10の３　〈略〉

２　法第６条の10第２項に規定する厚生労働省令で定める事項は、次のとおりとする。

一　医療事故が発生した日時、場所及びその状況

二　医療事故調査の実施計画の概要

三　医療事故調査に関する制度の概要

四　医療事故調査の実施に当たり解剖又は死亡時画像診断（磁気共鳴画像診断装置その他の画像による診断を行うための装置を用いて、死体の内部を撮影して死亡の原因を診断することをいう。略）を行う必要がある場合には、その同意の取得に関する事項

第１条の10の４　病院等の管理者は、法第６条の11第１項の規定により医療事故調査を行うに当たつては、次に掲げる事項について、当該医療事故調査を適切に行うために必要な範囲内で選択し、それらの事項に関し、当該医療事故の原因を明らかにするために、情報の収集及び整理を行うものとする。

一　診療録その他の診療に関する記録の確認

二　当該医療事故に係る医療を提供した医療従事者からの事情の聴取

三　前号に規定する者以外の関係者からの事情の聴取

四　当該医療事故に係る死亡した者又は死産した胎児の解剖

五　当該医療事故に係る死亡した者又は死産した胎児の死亡時画像診断

六　当該医療事故に係る医療の提供に使用された医薬品、医療機器、設備その他の物の確認

七　当該医療事故に係る死亡した者又は死産した胎児に関する血液又は尿その他の物についての検査

２　病院等の管理者は、法第６条の11第４項の規定による報告を行うに当たつては、次に掲げる事項を記載し、当該医療事故に係る医療従事者等の識別（他の情報との照合による識別を含む。次項において同じ。）ができないように加工した報告書を提出しなければならない。

一　当該医療事故が発生した日時、場所及び診療科名

二　病院等の名称、所在地、管理者の氏名及び連絡先

三　当該医療事故に係る医療を受けた者に関する性別、年齢その他の情報

四　医療事故調査の項目、手法及び結果

国家試験にChallenge！

問題 医療法で医療機関に義務付けられているのはどれか。

（第104回看護師　午前74問）

（１）医療安全管理者の配置

（２）厚生労働省へのインシデント報告

（３）患者・家族への医療安全指導の実施

（４）医療安全支援センターへの医療事故報告

解答　正答（１）

11 医療事故調査・支援センターとはどのような組織ですか？

医療法

Point

- 医療事故について報告された情報を整理・分析します
- 遺族などの依頼により事故調査を行います

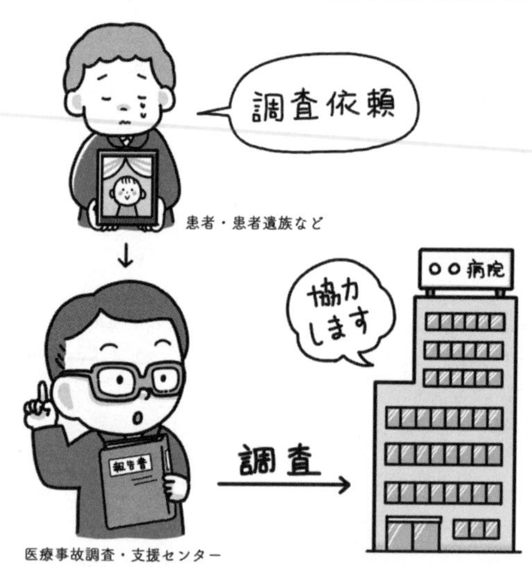

調査依頼
患者・患者遺族など
○○病院
協力
します
報告書
調査
医療事故調査・支援センター

解説

医療事故が発生した場合には、発生日時、発生場所、発生状況などを報告しなければならないことになっています。その報告を受けるのが医療事故調査・支援センターでしたね。医療事故調査・支援センターは、厚生労働大臣が指定することになっており、現在は「一般社団法人 日本医療安全調査機構」が指定を受けています。

❶ 分析・調査結果を医療機関・遺族に報告

医療機関で発生した医療事故について報告を受けた情報を整理・分析します。それらの情報の整理および分析結果については、医療事故が発生した医療機関の事故調査結果が医療事故調査・支援センターに報告されたときには、医療機関へ報告します。また、医療事故の発生した医療機関または医療事故で亡くなった患者の遺族から医療事故の調査依頼を受けたときは、必要な調査を行い、調査結果を医療機関の管理者と患者の遺族に報告します。この医療事故の調査を行うにあたっては、医療機関から医療事故についての説明を求めたり、調査に必要な資料（診療録などの記録物など）の提出などの協力を求めることができます。医療機関は、これらの協力を拒否してはならないことになっています。

❷ 関係者への研修や支援、普及啓発活動

医療事故に関する調査や報告以外にも、医療機関で医療事故調査に従事する者への、医療事故調査についての知識および技能に関する研修を行うこと、医療機関が医療事故調査を行うにあたり、医療機関からの相談に応じ、必要な支援を行うこと、医療事故の再発の防止に関する普及啓発を行うことも、医療事故調査・支援センターの業務となっています。

関係法令

●医療法
第6条の11
〈第1項～第3項　略〉
4　病院等の管理者は、医療事故調査を終了したときは、厚生労働省令で定めるところにより、遅滞なく、その結果を第6条の15第1項の医療事故調査・支援センターに報告しなければならない。
第6条の16　医療事故調査・支援センターは、次に掲げる業務を行うものとする。
一　第6条の11第4項の規定による報告により収集した情報の整理及び分析を行うこと。
二　第6条の11第4項の規定による報告をした病院等の管理者に対し、前号の情報の整理及び分析の結果の報告を行うこと。
三　次条第1項の調査を行うとともに、その結果を同項の管理者及び遺族に報告すること。
四　医療事故調査に従事する者に対し医療事故調査に係る知識及び技能に関する研修を行うこと。
五　医療事故調査の実施に関する相談に応じ、必要な情報の提供及び支援を行うこと。
六　医療事故の再発の防止に関する普及啓発を行うこと。
七　前各号に掲げるもののほか、医療の安全の確保を図るために必要な業務を行うこと。
第6条の17　医療事故調査・支援センターは、医療事故が発生した病院等の管理者又は遺族から、当該医療事故について調査の依頼があつたときは、必要な調査を行うことができる。
2　医療事故調査・支援センターは、前項の調査について必要があると認めるときは、同項の管理者に対し、文書若しくは口頭による説明を求め、又は資料の提出その他必要な協力を求めることができる。
3　第1項の管理者は、医療事故調査・支援センターから前項の規定による求めがあつたときは、これを拒んではならない。

12 医療安全支援センターとはなにをする機関ですか？

医療法

Point

- 患者や遺族からの医療に関する苦情に対応し、相談に応じます
- 医療機関の職員や患者、家族に対しての医療安全に関する情報提供などを行います

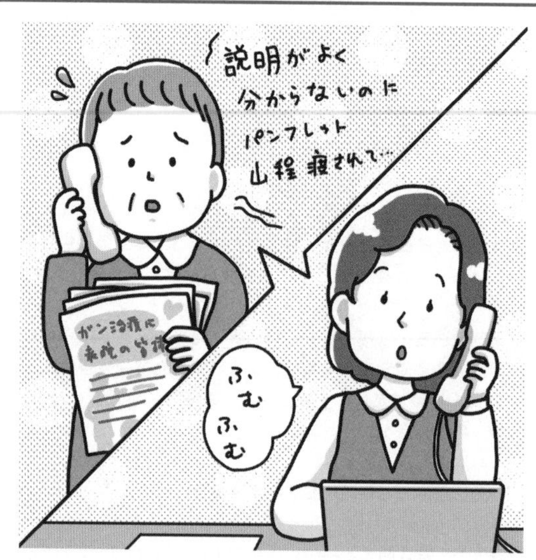
説明がよく
分からないのに
パンフレット
山程渡されて…
ふむ
ふむ

解説

都道府県や保健所を設置する市や特別区（東京23区のこと）は、医療安全支援センターを設置するように努めなければならない（努力義務）とされています。2022（令和４）年１月現在、全国47都道府県に416の医療安全支援センターが設置されており、医療安全支援センターを設置したときは、その名称および所在地を公表しなければならないことになっています。多くの場合、県庁や保健所のなかに設置されています。

❶ 必要に応じて医療機関に助言

まず、地域住民である患者や家族から、医療機関で行われている医療に関する苦情に対応し、相談に応じます。全国47都道府県に医療安全支援センターは設置されているので、都道府県や保健所を設置することができる市や特別区の区域にある医療機関についての苦情や相談に応じることになります。患者家族や当該医療機関等の管理者に対し、必要に応じて、助言を行います。

❷ 職員への研修を実施

都道府県、保健所を設置する市や特別区の区域内に所在する医療機関の職員や患者、家族などに対し、医療の安全の確保に関し必要な情報の提供を行うこと、区域内に所在する医療機関の職員等に対し、医療の安全に関する研修を実施することについても、医療安全支援センターの業務とされています。

関係法令

●医療法

第６条の９　国並びに都道府県、保健所を設置する市及び特別区は、医療の安全に関する情報の提供、研修の実施、意識の啓発その他の医療の安全の確保に関し必要な措置を講ずるよう努めなければならない。

第６条の13　都道府県、保健所を設置する市及び特別区（以下この条及び次条において「都道府県等」という。）は、第６条の９に規定する措置を講ずるため、次に掲げる事務を実施する施設（以下「医療安全支援センター」という。）を設けるよう努めなければならない。

一　患者又はその家族からの当該都道府県等の区域内に所在する病院等における医療に関する苦情に対応し、又は相談に応ずるとともに、当該患者若しくはその家族又は当該病院等の管理者に対し、必要に応じ、助言を行うこと。

二　当該都道府県等の区域内に所在する病院等の開設者若しくは管理者若しくは従業者又は患者若しくはその家族若しくは住民に対し、医療の安全の確保に関し必要な情報の提供を行うこと。

三　当該都道府県等の区域内に所在する病院等の管理者又は従業者に対し、医療の安全に関する研修を実施すること。

四　前３号に掲げるもののほか、当該都道府県等の区域内における医療の安全の確保のために必要な支援を行うこと。

2　都道府県等は、前項の規定により医療安全支援センターを設けたときは、その名称及び所在地を公示しなければならない。

3　都道府県等は、一般社団法人、一般財団法人その他の厚生労働省令で定める者に対し、医療安全支援センターにおける業務を委託することができる。

4　医療安全支援センターの業務に従事する職員（前項の規定により委託を受けた者（その者が法人である場合にあつては、その役員）及びその職員を含む。）又はその職にあつた者は、正当な理由がなく、その業務に関して知り得た秘密を漏らしてはならない。

13 診療所・助産所の開設、廃止などの手続きとはどのようなものですか？ 医療法

Point

- 診療所、助産所の開設、休止、再開、廃止は10日以内に都道府県知事に届け出ます
- 有床診療所の開設は都道府県知事の許可が必要です

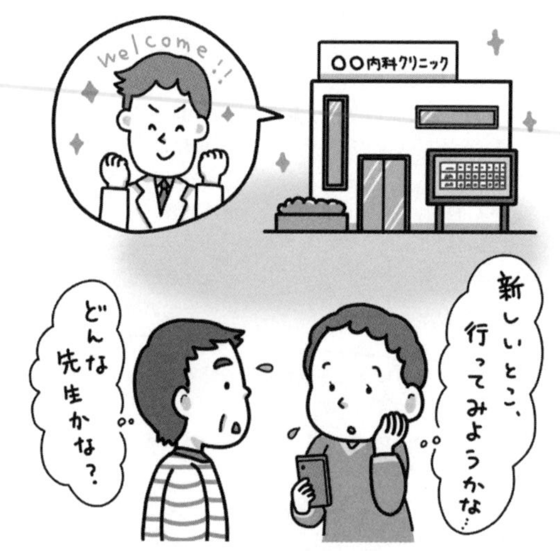
welcome!!
○○内科クリニック
新しいとこ、行ってみようかな…
どんな先生かな？

解説

皆さんの身の回りにある医療機関は昔からあるものもあれば、最近新しくできたものもあるでしょう。ここでは、医療機関を新しく開設するときの手続き、業務をやめて廃止するときの手続きを考えてみましょう。

❶ 診療所、助産所の開設

医療機関などで診療に従事しようとする医師（または歯科医師）は医師（歯科医師）免許取得後に２年（歯科医師は１年）以上の臨床研修を受けなければなりません。臨床研修を修了すると、医師（または歯科医師）は自分で診療所を開設することができます。開設後10日以内に、開設した診療所のある都道府県知事に届け出ることになっています。

一方、病床を有する有床診療所（19床以下）については、開設地の都道府県知事の許可を受けなければなりません。

助産師は免許取得後の臨床研修の義務はありませんが、助産所を新たに開設したとき

は10日以内に都道府県知事に開設の届け出をします。

臨床研修を修了した医師（または歯科医師）ではない者が診療所を開設しようとするとき、助産師でない者が助産所を開設しようとするときは、開設地の都道府県知事の許可を受けなければなりません。

❷ 診療所、助産所の休止、再開、廃止

診療所を休止したとき、その後再開したときは、10日以内に都道府県知事に届け出なければなりません。また、診療をやめて診療所を廃止したときも同様に、10日以内に都道府県知事に届け出が必要になります。助産所についても、休止・再開の場合、廃止した場合には10日以内に都道府県知事への届け出をしなければなりません。

関係法令

●医療法

第７条〈第１項、第２項　略〉

３　診療所に病床を設けようとするとき、又は診療所の病床数、病床の種別その他厚生労働省令で定める事項を変更しようとするときは、厚生労働省令で定める場合を除き、当該診療所の所在地の都道府県知事の許可を受けなければならない。

第８条　臨床研修等修了医師、臨床研修等修了歯科医師又は助産師が診療所又は助産所を開設したときは、開設後10日以内に、診療所又は助産所の所在地の都道府県知事に届け出なければならない。

第８条の２〈第１項　略〉

２　病院、診療所又は助産所の開設者が、その病院、診療所又は助産所を休止したときは、10日以内に、都道府県知事に届け出なければならない。休止した病院、診療所又は助産所を再開したときも、同様とする。

第９条　病院、診療所又は助産所の開設者が、その病院、診療所又は助産所を廃止したときは、10日以内に、都道府県知事に届け出なければならない。

14 病院の開設、廃止等の手続きとはどのようなものですか？

医療法

Point

- 病院の開設は、都道府県知事の許可が必要です
- 病院の休止・再開、廃止は10日以内に都道府県知事に届け出ます

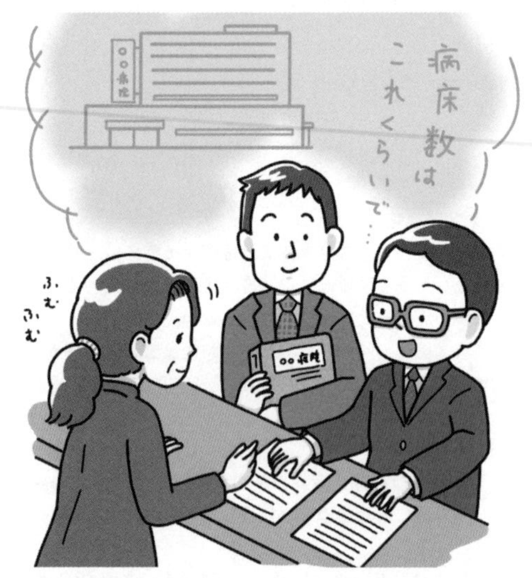

解説

診療所、助産所の開設、休止・再開、廃止の場合は、10日以内に都道府県知事への届け出が必要でしたね。ただ、有床診療所については都道府県知事の許可が必要というところが違いましたね。次に病院の開設などについて考えてみましょう。

❶ 病院の開設

病院の開設については、開設地の都道府県知事の許可を受けなければなりません（病床数の増加、診療所の病床設置・病床数の増加などの許可申請も同様）。許可申請を受けた都道府県知事は、地域の医療計画に定める地域医療構想区域の病床数の必要量に応じて、病床の区分などの条件を付けることができます。たとえば、病院を開設しようとする地域に療養病床（長期にわたり療養を必要とする患者を入院させるための病床）が不足していれば、療養病床を必要数設置するといった条件を付けたうえで開設を許可することがあります。

医療計画（３章18）や地域医療構想（３章21）のところで学ぶとおり、区域内の病床

数を病床区分ごとにコントロールすることで地域の医療資源を適正に配置しようとする仕組みがあります。病院や有床診療所の開設にあたっては、都道府県知事は地域の病床数に目を配っているのです。

❷ 病院の休止・再開、廃止

病院の診療を休止したとき、再開したときは、10日以内に都道府県知事に届け出なければなりません。また、診療をやめて廃止したときも同様に、10日以内に都道府県知事に届け出が必要になります。これらは、診療所、助産所と同様の規定となっています。

関係法令

●医療法

第７条　病院を開設しようとするとき、（略）開設地の都道府県知事（略）の許可を受けなければならない。

〈第１項～第４項　略〉

５　都道府県知事は、病院の開設の許可若しくは病院の病床数の増加若しくは病床の種別の変更の許可又は診療所の病床の設置の許可若しくは診療所の病床数の増加若しくは病床の種別の変更の許可の申請に対する許可には、当該申請に係る病床において、第30条の13第１項に規定する病床の機能区分（以下この項において「病床の機能区分」という。）のうち、当該申請に係る病院又は診療所の所在地を含む構想区域（第30条の４第１項に規定する医療計画（以下この項、次条及び第７条の３第１項において「医療計画」という。）において定める第30条の４第２項第７号に規定する構想区域をいう。第７条の３第１項において同じ。）における病床の機能区分に応じた既存の病床数が、医療計画において定める当該構想区域における同号イに規定する将来の病床数の必要量に達していないものに係る医療を提供することその他の医療計画において定める同号に規定する地域医療構想の達成の推進のために必要なものとして厚生労働省令で定める条件を付することができる。

第８条の２〈第１項　略〉

２　病院、診療所又は助産所の開設者が、その病院、診療所又は助産所を休止したときは、10日以内に、都道府県知事に届け出なければならない。休止した病院、診療所又は助産所を再開したときも、同様とする。

第９条　病院、診療所又は助産所の開設者が、その病院、診療所又は助産所を廃止したときは、10日以内に、都道府県知事に届け出なければならない。

15 医療機関の管理者とはなんですか？

医療法

Point

- 病院・診療所の管理者は臨床研修を修了した医師がなれます
- 管理者は医療機関が正しく機能するよう管理します

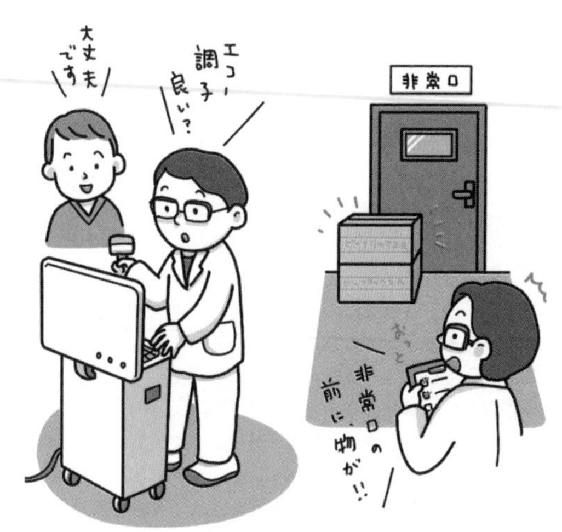

大丈夫です
エコー調子良い？
非常口
おっと
非常口の前に物が!!

解説

❶ 管理者

ひとたび医療機関を開設すると、日々の診療を継続するにあたり医療機関を管理運営していく必要があります。医業を行う病院、診療所の開設者は、臨床研修を修了した医師に病院、診療所を管理させなければなりません。歯科医業をなすものである場合は、臨床研修を修了した歯科医師に管理させなければなりません。助産所の開設者は、助産師に助産所を管理させなければなりません。もちろん開設者が臨床研修を修了した医師（または歯科医師）、助産師である場合には、自らが管理することもあります。しかし、すでに別の病院、診療所、助産所の管理をしている者は管理者にはなれません。原則、管理者をかけ持ちすることはできないのです。

❷ 管理の例１：検体検査の管理

病院、診療所、助産所では、人体から血液や尿などの検体を採取して、検体検査が行われます。これらの検体検査の業務を行う場合、管理者は、検体検査の業務を行う施設の構造設備、管理組織、検体検査の精度の確保の方法などについて、検体検査業務が適正に実施されるように管理しなければなりません。

❸ 管理の例2：助産所の嘱託医師

分娩を取り扱う助産所の開設者は、分娩の異常などに対応するために嘱託する医師および病院または診療所を定めておかなければならないことになっています。

❹ 管理の例3：夜間の対応

病院の管理者は、夜間の対応をする医師を病院に宿直（緊急事態が発生したときに対処するための、病院に泊まることを前提とした勤務）させなければなりません。ただし、病院の医師が病院に隣接した場所に待機する場合や、病院に入院している患者の病状が急変したときに医師が速やかに診療を行う体制が確保されている場合として、病院の管理者があらかじめ病院の所在地の都道府県知事に認められた場合は。宿直の医師を置かなくてもよいことになっています。

関係法令

●医療法

第10条　病院（第３項の厚生労働省令で定める病院を除く。次項において同じ。）又は診療所の開設者は、その病院又は診療所が医業をなすものである場合は臨床研修等修了医師に、歯科医業をなすものである場合は臨床研修等修了歯科医師に、これを管理させなければならない。

2　病院又は診療所の開設者は、その病院又は診療所が、医業及び歯科医業を併せ行うものである場合は、それが主として医業を行うものであるときは臨床研修等修了医師に、主として歯科医業を行うものであるときは臨床研修等修了歯科医師に、これを管理させなければならない。

第12条　<第１項　略>

2　病院、診療所又は助産所を管理する医師、歯科医師又は助産師は、次の各号のいずれかに該当するものとしてその病院、診療所又は助産所の所在地の都道府県知事の許可を受けた場合を除くほか、他の病院、診療所又は助産所を管理しない者でなければならない。

<略>

第15条の2　病院、診療所又は助産所の管理者は、当該病院、診療所又は助産所において、臨床検査技師等に関する法律（略）第２条に規定する検体検査（略）の業務を行う場合は、検体検査の業務を行う施設の構造設備、管理組織、検体検査の精度の確保の方法その他の事項を検体検査の業務の適正な実施に必要なものとして厚生労働省令で定める基準に適合させなければならない。

第19条　助産所の開設者は、厚生労働省令で定めるところにより、嘱託する医師及び病院又は診療所を定めておかなければならない。

●医療法施行規則

第16条　法第23条第１項の規定による病院又は診療所の構造設備の基準は、次のとおりとする。ただし、第９号及び第11号の規定は、患者を入院させるための施設を有しない診療所又は９人以下の患者を入院させるための施設を有する診療所（療養病床を有する診療所を除く。）には適用しない。

一　診療の用に供する電気、光線、熱、蒸気又はガスに関する構造設備については、危害防止上必要な方法を講ずることとし、放射線に関する構造設備については、第４章に定めるところによること。

二　病室は、地階又は第３階以上の階には設けないこと。ただし、第30条の12第１項に規定する放射線治療病室にあつては、地階に、主要構造部（建築基準法（略）第２条第５号に規定する主要構造部をいう。以下同じ。）を耐火構造（建築基準法第２条第７号に規定する耐火構造をいう。以下同じ。）とする場合は、第３階以上に設けることができる。

二の二　療養病床に係る一の病室の病床数は、４床以下とすること。

三　病室の床面積は、次のとおりとすること。

イ　病院の病室及び診療所の療養病床に係る病室の床面積は、内法による測定で、患者１人につき6.4平方メートル以上とすること。

ロ　イ以外の病室の床面積は、内法による測定で、患者１人を入院させるものにあつては6.3平方メートル以上、患者２人以上を入院させるものにあつては患者１人につき4.3平方メートル以上とすること。

四　小児だけを入院させる病室の床面積は、前号に規定する病室の床面積の３分の２以上とすることができること。ただし、一の病室の床面積は、6.3平方メートル以下であつてはならない。

五　機械換気設備については、感染症病室、結核病室又は病理細菌検査室の空気が風道を通じて病院又は診療所の他の部分へ流入しないようにすること。

六　精神病室の設備については、精神疾患の特性を踏まえた適切な医療の提供及び患者の保護のために必要な方法を講ずること。

七　感染症病室及び結核病室には、病院又は診療所の他の部分及び外部に対して感染予防のためにしや断その他必要な方法を講ずること。

八　第２階以上の階に病室を有するものにあつては、患者の使用する屋内の直通階段を２以上設けること。ただし、患者の使用するエレベーターが設置されているもの又は第２階以上の各階における病室の床面積の合計がそれぞれ50平方メートル（主要構造部が耐火構造であるか、又は不燃材料（建築基準法第２条第９号に規定する不燃材料をいう。以下同じ。）で造られている建築物にあつては100平方メートル）以下のものについては、患者の使用する屋内の直通階段を１とすることができる。

九　前号に規定する直通階段の構造は、次のとおりとすること。

イ　階段及び踊場の幅は、内法を1.2メートル以上とすること。

ロ　けあげは0.2メートル以下、踏面は0.24メートル以上とすること。

ハ　適当な手すりを設けること。

十　第３階以上の階に病室を有するものにあつては、避難に支障がないように避難階段を２以上設けること。ただし、第８号に規定する直通階段のうちの１又は２を建築基準法施行令（略）第123条第１項に規定する避難階段としての構造とする場合は、その直通階段の数を避難階段の数に算入することができる。

十一　患者が使用する廊下の幅は、次のとおりとすること。

イ　精神病床及び療養病床に係る病室に隣接する廊下の幅は、内法による測定で、1.8メートル以上とすること。ただし、両側に居室がある廊下の幅は、内法による測定で、2.7メートル以上としなければならない。

ロ　イ以外の廊下（病院に係るものに限る。）の幅は、内法による測定で、1.8メートル以上とすること。ただし、両側に居室がある廊下（病院に係るものに限る。）の幅は、内法による測定で、2.1メートル以上としなければならない。
ハ　イ以外の廊下（診療所に係るものに限る。）の幅は、内法による測定で、1.2メートル以上とすること。ただし、両側に居室がある廊下（診療所に係るものに限る。）の幅は、内法による測定で、1.6メートル以上としなければならない。
十二　感染症病室又は結核病室を有する病院又は診療所には、必要な消毒設備を設けること。
十三　歯科技工室には、防塵じん設備その他の必要な設備を設けること。
十四　調剤所の構造設備は次に従うこと。
イ　採光及び換気を十分にし、かつ、清潔を保つこと。
ロ　冷暗所を設けること。
ハ　感量10ミリグラムのてんびん及び500ミリグラムの上皿てんびんその他調剤に必要な器具を備えること。
十五　火気を使用する場所には、防火上必要な設備を設けること。
十六　消火用の機械又は器具を備えること。
2　前項に定めるもののほか、病院又は診療所の構造設備の基準については、建築基準法の規定に基づく政令の定めるところによる。
第17条　法第23条第1項の規定による助産所の構造設備の基準は、次のとおりとする。
一　入所室は、地階又は第3階以上の階には設けないこと。ただし、主要構造部を耐火構造とする場合は、第3階以上に設けることができる。
二　入所室の床面積は、内法によつて測定することとし、1母子を入所させるためのものにあつては6.3平方メートル以上、2母子以上を入所させるためのものにあつては1母子につき4.3平方メートル以上とすること。
三　第2階以上の階に入所室を有するものにあつては、入所する母子が使用する屋内の直通階段を設けること。
四　第3階以上の階に入所室を有するものにあつては、避難に支障がないように避難階段を2以上設けること。ただし、前号に規定する直通階段を建築基準法施行令第123条第1項に規定する避難階段としての構造とする場合は、その直通階段の数を避難階段の数に算入することができる。
五　入所施設を有する助産所にあつては、床面積9平方メートル以上の分べん室を設けること。ただし、分べんを取り扱わないものについては、この限りでない。
六　火気を使用する場所には、防火上必要な設備を設けること。
七　消火用の機械又は器具を備えること。
2　前項に定めるもののほか、助産所の構造設備の基準については、建築基準法の規定に基づく政令の定めるところによる。

16 医療機関が構造設備などの基準を満たしているか監督されているのですか？

医療法

Point

- 医療機関には守るべき決まりが数多くあります
- 守られているか行政機関により監督されます

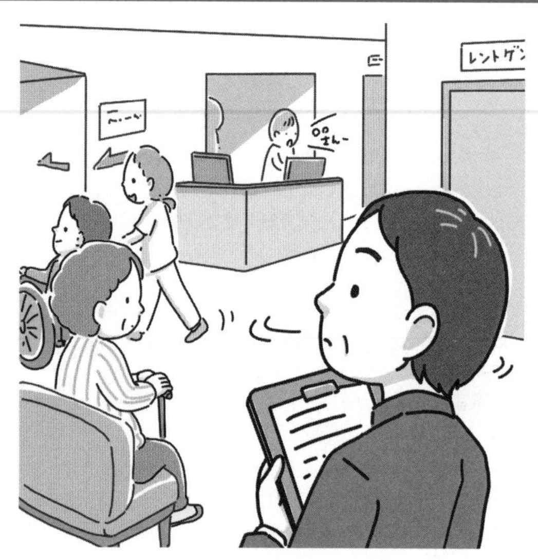

解説

医療機関の開設・運営には、さまざまな決まりがありましたね。これは患者の療養環境を適正に保つためであり、ひいては医療の質を確保するためでもあります。

❶ 管理の例：人員・設備

病院は、必要な人員および施設を有しており、それらの記録を備えておかなければならないことになっています。

1．病床の種別に応じた、必要な人数の医師、歯科医師、看護師その他の従業者／2．各科専門の診察室／3．手術室／4．処置室／5．臨床検査施設／6．エックス線装置／7．調剤所／8．給食施設／9．診療に関する諸記録／10．産婦人科又は産科のある病院では、分べん室と新生児の入浴施設／11．療養病床を有する病院では、機能訓練室　／など

❷ 行政機関による監督

入院病床をもつ病院は、特に多くの決まりがあります。これらの決まりが守られていることを確認する仕組みが必要です。

病院、診療所、助産所の開設にあたり、都道府県知事に届け出や許可の申請が必要で、これらの手続きにより都道府県知事は医療機関を把握することになります。開設したあとも必要に応じて立ち入り検査などを行います。

病院、療養病床を有する診療所について、人員の配置が不十分であり、適正な医療の提供に著しい支障が生ずる場合に該当するときは、都道府県知事は、開設者に対し人員の増員を命じることができます。改善が見られない場合は、業務の全部もしくは一部の停止を命ずることができるのです。人員配置と同様に、病院、診療所または助産所が清潔を欠くとき、構造設備が規定に違反し、衛生上有害もしくは保安上危険と認めるときは、開設者に対して、その全部もしくは一部の使用を制限・禁止し、期限を定めて修繕・改築を命ずることができます。

関係法令

●医療法

第21条　病院は、厚生労働省令（第1号に掲げる従業者（医師及び歯科医師を除く。）及び第12号に掲げる施設にあつては、都道府県の条例）の定めるところにより、次に掲げる人員及び施設を有し、かつ、記録を備えて置かなければならない。

一　当該病院の有する病床の種別に応じ、厚生労働省令で定める員数の医師及び歯科医師のほか、都道府県の条例で定める員数の看護師その他の従業者／二　各科専門の診察室／三　手術室／四　処置室／五　臨床検査施設／六　エックス線装置／七　調剤所／八　給食施設／九　診療に関する諸記録

十　診療科名中に産婦人科又は産科を有する病院にあつては、分べん室及び新生児の入浴施設

十一　療養病床を有する病院にあつては、機能訓練室

十二　その他都道府県の条例で定める施設

第23条の2　都道府県知事は、病院又は療養病床を有する診療所について、その人員の配置が、第21条第1項（第1号に係る部分に限る。）又は第2項（第1号に係る部分に限る。）の規定に基づく厚生労働省令又は都道府県の条例で定める基準に照らして著しく不十分であり、かつ、適正な医療の提供に著しい支障が生ずる場合として厚生労働省令で定める場合に該当するときは、その開設者に対し、期限を定めて、その人員の増員を命じ、又は期間を定めて、その業務の全部若しくは一部の停止を命ずることができる。

第24条　都道府県知事は、病院、診療所又は助産所が清潔を欠くとき、又はその構造設備が第21条第1項若しくは第2項若しくは第22条の規定若しくは第23条第1項の規定に基づく厚生労働省令の規定に違反し、若しくは衛生上有害若しくは保安上危険と認めるときは、その開設者に対し、期間を定めて、その全部若しくは一部の使用を制限し、若しくは禁止し、又は期限を定めて、修繕若しくは改築を命ずることができる。

17 医療機関の監督とはどのように行われるのですか？

医療法

Point

- 都道府県知事が必要と認めれば、医療機関に立ち入り検査ができる
- 医療機関の調整・監視を「監督」、それにあたる人を「医療監視員」とよぶ

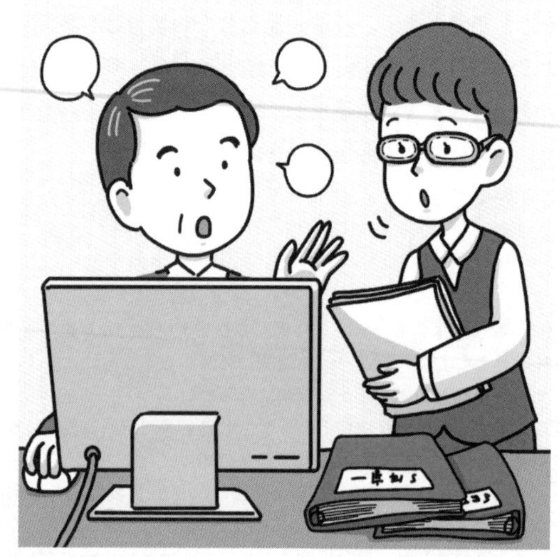

解説

都道府県知事は、医療機関の開設者に対して業務改善や業務停止の命令をすることができるのでしたね。では、医療機関の管理運営状況をどのように把握するのでしょうか。その仕組みについて考えてみましょう。

❶ 立ち入り検査

都道府県知事（保健所設置市の長、特別区の長）は、必要があると認めるときは、病院、診療所、助産所の開設者または管理者に対し、必要な報告を命じることができます。そして、都道府県職員（保健所設置市職員、特別区職員）に、病院、診療所、助産所に立ち入り、人員配置、清潔保持の状況、構造設備、診療録、助産録、帳簿書類などの物件を検査させることができます。

特に、高度医療を担う特定機能病院については、厚生労働大臣は、必要があると認めるときは、特定機能病院等の開設者または管理者に対し、必要な報告を命じ、厚生労働省職員に、特定機能病院などに立ち入り、人員配置、清潔保持の状況、構造設備、診療

録、助産録、帳簿書類その他の物件を検査させることができることになっています。

❷ 医療監視員

これらの仕組みは医療法のなかでは、行政機関による医療機関の監督という意味で「監督」と表現されています。また、これらの業務にあたる都道府県職員（保健所設置市職員、特別区職員）・厚生労働省職員は「医療監視員」といわれています。これらの検査によって、医療機関が指摘を受けた場合には速やかに改善を図ることになります。このように第三者の目が入ることで、医療機関の管理が適正に行われることが期待されています。

関係法令

●医療法

第25条　都道府県知事、保健所を設置する市の市長又は特別区の区長は、必要があると認めるときは、病院、診療所若しくは助産所の開設者若しくは管理者に対し、必要な報告を命じ、又は当該職員に、病院、診療所若しくは助産所に立ち入り、その有する人員若しくは清潔保持の状況、構造設備若しくは診療録、助産録、帳簿書類その他の物件を検査させることができる。

2　都道府県知事、保健所を設置する市の市長又は特別区の区長は、病院、診療所若しくは助産所の業務が法令若しくは法令に基づく処分に違反している疑いがあり、又はその運営が著しく適正を欠く疑いがあると認めるときは、この法律の施行に必要な限度において、当該病院、診療所若しくは助産所の開設者若しくは管理者に対し、診療録、助産録、帳簿書類その他の物件の提出を命じ、又は当該職員に、当該病院、診療所若しくは助産所の開設者の事務所その他当該病院、診療所若しくは助産所の運営に関係のある場所に立ち入り、帳簿書類その他の物件を検査させることができる。

3　厚生労働大臣は、必要があると認めるときは、特定機能病院等の開設者若しくは管理者に対し、必要な報告を命じ、又は当該職員に、特定機能病院等に立ち入り、その有する人員若しくは清潔保持の状況、構造設備若しくは診療録、助産録、帳簿書類その他の物件を検査させることができる。

4　厚生労働大臣は、特定機能病院等の業務が法令若しくは法令に基づく処分に違反している疑いがあり、又はその運営が著しく適正を欠く疑いがあると認めるときは、当該特定機能病院等の開設者又は管理者に対し、診療録、助産録、帳簿書類その他の物件の提出を命ずることができる。

第26条　第25条第１項及び第３項に規定する当該職員の職権を行わせるため、厚生労働大臣、都道府県知事、保健所を設置する市の市長又は特別区の区長は、厚生労働省、都道府県、保健所を設置する市又は特別区の職員のうちから、医療監視員を命ずるものとする。

●医療法施行規則

第41条　法第26条の規定により厚生労働大臣が命ずる医療監視員は、医療に関する法規及び病院、診療所又は助産所の管理について相当の知識を有する者でなければならない。

第42条　医療監視員が立入検査をした場合には病院、診療所又は助産所の構造設備の改善、管理等について必要な事項の指導を行うものとする。

18 医療計画とはなにを定めているのですか？

医療法

Point

- 地域の実情に即した医療提供体制の確保を目指します
- 内容は厚生労働大臣の定める基本方針に即して決められます

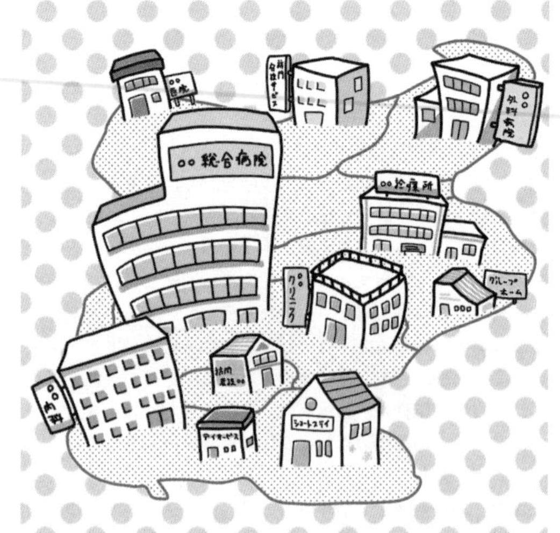

解説

皆さんはお住いの都道府県の行政庁のホームページを見たことはありますか。たとえば神奈川県のホームページを見るとトップページに検索ウィンドウがありますが、ここに「医療計画」と入れると「第７次神奈川県保健医療計画（平成30年～令和５年）」がヒットします。医療計画は、都道府県の単位で作成されるので、47都道府県に医療計画があります。

❶ 厚生労働大臣の定める基本方針

厚生労働大臣は、医療提供体制（良質かつ適切な医療を効率的に提供する体制を意味します）の確保を図るための基本方針を定めることになっています（医療法第30条の３第１項）。基本方針のなかには、医療提供施設相互間の機能の分担・連携に関する事項、患者に対する医療提供施設の機能に関する情報提供の推進に関する事項、地域医療構想に関する事項、地域における病床機能の分化・連携に関する事項、医師や他の医療従事者の確保に関する事項、医療計画に関する事項などを定めることになっています。基本方針のとおりに都道府県は地域の実情に応じて医療計画を定めます。

❷ 医療計画

都道府県の医療計画は「厚生労働大臣の定める基本方針」に即して作成されることになるので、それぞれの地域の実情は異なるとしても医療計画で定めている事項は同様になります。このため各都道府県の医療計画の目次を見ると章立てが似ていることがわかります。

現行の医療計画は第７次計画（つまり法律で医療計画をつくることになってから７回目のもの）で平成30年度から令和５年度までの６年間の計画となっています。その主な内容は、医療計画の基本的な考え方（保健医療圏の設定、地域医療構想など）、地域の現状（地域住民の健康状況、受療行動など）、５疾病５事業・在宅医療の体制構築、地域保健医療対策（地域包括ケアの推進など）、医療の安全の確保、医療従事者の確保、医療計画の推進・評価となっています。

関係法令

●医療法

第30条の３　厚生労働大臣は、地域における医療及び介護の総合的な確保の促進に関する法律（平成元年法律第64号）第３条第１項に規定する総合確保方針に即して、良質かつ適切な医療を効率的に提供する体制（以下「医療提供体制」という。）の確保を図るための基本的な方針（以下「基本方針」という。）を定めるものとする。

第30条の４　都道府県は、基本方針に即して、かつ、地域の実情に応じて、当該都道府県における医療提供体制の確保を図るための計画（以下「医療計画」という。）を定めるものとする。

２　医療計画においては、次に掲げる事項を定めるものとする。

一　都道府県において達成すべき第４号及び第５号の事業並びに居宅等における医療の確保の目標に関する事項

二　第４号及び第５号の事業並びに居宅等における医療の確保に係る医療連携体制（医療提供施設相互間の機能の分担及び業務の連携を確保するための体制をいう。以下同じ。）に関する事項

三　医療連携体制における医療提供施設の機能に関する情報の提供の推進に関する事項

四　生活習慣病その他の国民の健康の保持を図るために特に広範かつ継続的な医療の提供が必要と認められる疾病として厚生労働省令で定めるものの治療又は予防に係る事業に関する事項

五　次に掲げる医療の確保に必要な事業（以下「救急医療等確保事業」という。）に関する事項（ハに掲げる医療については、その確保が必要な場合に限る。）

イ　救急医療

ロ　災害時における医療

ハ　へき地の医療

ニ　周産期医療

ホ　小児医療（小児救急医療を含む。）

ヘ　イからホまでに掲げるもののほか、都道府県知事が当該都道府県における疾病の発生の

状況等に照らして特に必要と認める医療

六　居宅等における医療の確保に関する事項

七　地域における病床の機能の分化及び連携を推進するための基準として厚生労働省令で定める基準に従い定める区域（以下「構想区域」という。）における次に掲げる事項を含む将来の医療提供体制に関する構想（以下「地域医療構想」という。）に関する事項

イ　構想区域における厚生労働省令で定めるところにより算定された第30条の13第１項に規定する病床の機能区分ごとの将来の病床数の必要量（以下単に「将来の病床数の必要量」という。）

ロ　イに掲げるもののほか、構想区域における病床の機能の分化及び連携の推進のために必要なものとして厚生労働省令で定める事項

八　地域医療構想の達成に向けた病床の機能の分化及び連携の推進に関する事項

九　病床の機能に関する情報の提供の推進に関する事項

十　外来医療に係る医療提供体制の確保に関する事項

十一　医師の確保に関する次に掲げる事項

イ　第14号及び第15号に規定する区域における医師の確保の方針

ロ　厚生労働省令で定める方法により算定された第14号に規定する区域における医師の数に関する指標を踏まえて定める同号に規定する区域において確保すべき医師の数の目標

ハ　厚生労働省令で定める方法により算定された第15号に規定する区域における医師の数に関する指標を踏まえて定める同号に規定する区域において確保すべき医師の数の目標

ニ　ロ及びハに掲げる目標の達成に向けた医師の派遣その他の医師の確保に関する施策

十二　医療従事者（医師を除く。）の確保に関する事項

十三　医療の安全の確保に関する事項

十四　主として病院の病床（次号に規定する病床並びに精神病床、感染症病床及び結核病床を除く。）及び診療所の病床の整備を図るべき地域的単位として区分する区域の設定に関する事項

十五　２以上の前号に規定する区域を併せた区域であつて、主として厚生労働省令で定める特殊な医療を提供する病院の療養病床又は一般病床であつて当該医療に係るものの整備を図るべき地域的単位としての区域の設定に関する事項

十六　第６項及び第７項に規定する区域を定めた場合には、当該区域の設定に関する事項

十七　療養病床及び一般病床に係る基準病床数、精神病床に係る基準病床数、感染症病床に係る基準病床数並びに結核病床に係る基準病床数に関する事項

19 保健医療圏にはどのような種類がありますか？

医療法

Point

- 一次保健医療圏は市町村、三次保健医療圏は都道府県が単位です
- 二次保健医療圏は専門的で一般的な医療が受けられる圏域です

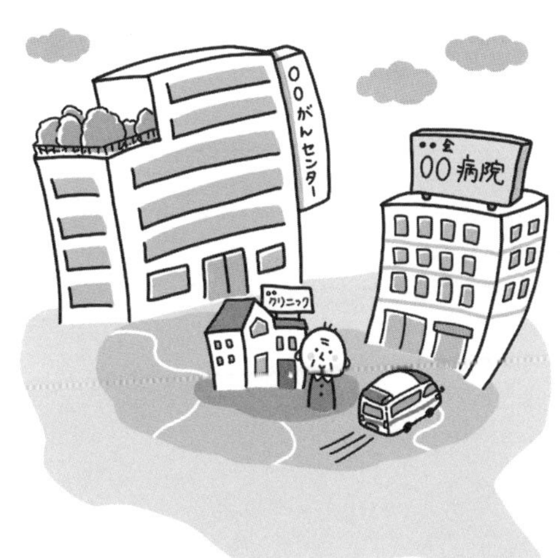

解説

当然のことですが、医療提供施設数、それぞれの医療機関の機能、保健医療従事者数などの状況は地域ごとに異なっています。したがって、地域住民に対して適切な保健医療サービスを提供するために、一定の地域単位のなかで保健医療資源を適正に配置し、医療機関相互の機能分担と連携を図る必要が生じてきます。そのために、地理的に区域を分割した「保健医療圏（医療圏、圏域）」を設定しています。

❶ 一次保健医療圏

各市町村を一次保健医療圏の単位区域としています。日常的な疾病の診断、治療、予防、健康管理などのプライマリケアに関する保健医療サービスを提供する圏域です。市町村数に応じて一次保健医療圏があることになります。

❷ 二次保健医療圏

これは医療法第30条の４第２項第14号の規定に基づいて設定する区域で、入院を中心

とする一般的な医療サービスと広域的・専門的な保健医療サービスを提供するための圏域です。病院への入院医療を提供する体制の確保を図る区域を単位として二次保健医療圏が設定されています。各都道府県には、複数の二次医療圏が設定されていて、たとえば、神奈川県には9圏域があります。

❸ 三次保健医療圏

これは医療法第30条の4第2項第15号の規定に基づいて設定する区域で、高度・特殊な保健医療サービスを提供するための圏域です。ほとんどの都道府県では県全域をその区域（つまり三次保健医療圏は県で1つ）としていますが、北海道のみ6圏域の設定となっています。

関係法令

●医療法

第30条の4　〈第1項　略〉

2　〈第13号まで略〉

十四　主として病院の病床（次号に規定する病床並びに精神病床、感染症病床及び結核病床を除く。）及び診療所の病床の整備を図るべき地域的単位として区分する区域の設定に関する事項　←二次保健医療圏

十五　2以上の前号に規定する区域を併せた区域であつて、主として厚生労働省令で定める特殊な医療を提供する病院の療養病床又は一般病床であつて当該医療に係るものの整備を図るべき地域的単位としての区域の設定に関する事項　←三次保健医療圏

〈以降　略〉

8　第2項第14号及び第15号に規定する区域の設定並びに同項第17号に規定する基準病床数に関する基準（療養病床及び一般病床に係る基準病床数に関する基準にあつては、それぞれの病床の種別に応じ算定した数の合計数を基にした基準）は、厚生労働省令で定める。

●医療法施行規則

第30条の29　法第30条の4第8項に規定する区域の設定に関する基準は、次のとおりとする。

一　法第30条の4第2項第14号に規定する区域については、地理的条件等の自然的条件及び日常生活の需要の充足状況、交通事情等の社会的条件を考慮して、一体の区域として病院及び診療所における入院に係る医療（第30条の28の7に規定する特殊な医療並びに療養病床及び一般病床以外の病床に係る医療を除く。）を提供する体制の確保を図ることが相当であると認められるものを単位として設定すること。

二　法第30条の4第2項第15号に規定する区域については、都道府県の区域を単位として設定すること。ただし、当該都道府県の区域が著しく広いことその他特別な事情があるときは、当該都道府県の区域内に2以上の当該区域を設定し、また、当該都道府県の境界周辺の地域における医療の需給の実情に応じ、2以上の都道府県の区域にわたる区域を設定することができる。

20 病床にはどのような種類がありますか？

医療法

Point

- 病床は、精神、結核、感染症、療養、一般の5種類です
- 療養病床と一般病床は二次医療圏ごとに数が決められています

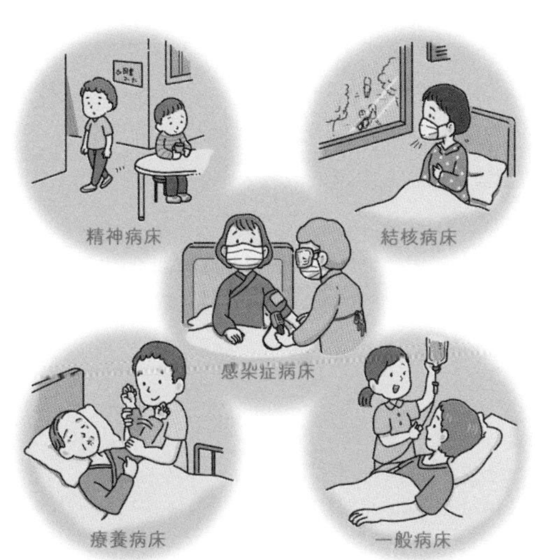

解説

厚生労働大臣の基本方針に即して、都道府県単位で医療計画が策定されているのでしたね。都道府県は限りある医療資源を適正に配分するために二次保健医療圏を単位として病床数をコントロールしようとしています。

❶ 基準病床数

基準病床数とは、二次保健医療圏ごとの病床の整備目標であるとともに、それ以上の病床の増加を抑制するための基準です。既存の病床数が基準病床数を超える圏域においては、新たな病院や有床診療所を開設しようとする、あるいは現存の病院が病床を増加しようとする場合、都道府県知事は病院などの開設や病床の増加について許可を与えないことができる場合があります（医療法第７条の２）。

❷ 精神病床、結核病床、感染症病床

病院、診療所の病床はいくつかの種別に分けて管理されています。

精神病床とは、精神疾患を有する者を入院させるためのものをいいます。結核病床とは、結核の患者を入院させるためのものです。感染症病床は、「感染症の予防及び感染症の患者に対する医療に関する法律」に規定する一類感染症、二類感染症（結核を除く）、新型インフルエンザ等感染症、指定感染症の患者、新感染症の所見がある者を入院させるためのものをいいます。

精神病床、結核病床、感染症病床は、それぞれの都道府県全域（三次保健医療圏）を範囲として基準病床数を定めています。

❸ 療養病床と一般病床

療養病床とは、病院、診療所の病床のうち、精神病床、結核病床、感染症病床の３種別以外の病床で、主に長期にわたり療養を必要とする患者を入院させるためのものをいいます。一般病床は、病院、診療所の病床のうち、精神病床、結核病床、感染症病床、療養病床以外の病床をいいます。

療養病床と一般病床の病床数は、二次保健医療圏ごとに医療法施行規則などの規定により算出されています。

関係法令

●医療法

第７条 〈第１項　略〉

２　病院を開設した者が、病床数、次の各号に掲げる病床の種別（以下「病床の種別」という。）その他厚生労働省令で定める事項を変更しようとするとき、又は臨床研修等修了医師及び臨床研修等修了歯科医師でない者で診療所を開設したもの若しくは助産師でない者で助産所を開設したものが、病床数その他厚生労働省令で定める事項を変更しようとするときも、厚生労働省令で定める場合を除き、前項と同様とする。

一　精神病床（病院の病床のうち、精神疾患を有する者を入院させるためのものをいう。以下同じ。）

二　感染症病床（病院の病床のうち、感染症の予防及び感染症の患者に対する医療に関する法律（平成10年法律第114号）第６条第２項に規定する一類感染症、同条第３項に規定する二類感染症（結核を除く。）、同条第７項に規定する新型インフルエンザ等感染症及び同条第８項に規定する指定感染症（同法第７条の規定により同法第19条又は第20条の規定を準用するものに限る。）の患者（同法第８条（同法第７条において準用する場合を含む。）の規定により一類感染症、二類感染症、新型インフルエンザ等感染症又は指定感染症の患者とみなされる者を含む。）並びに同法第６条第９項に規定する新感染症の所見がある者を入院させるためのものをいう。以下同じ。）

三　結核病床（病院の病床のうち、結核の患者を入院させるためのものをいう。以下同じ。）

四　療養病床（病院又は診療所の病床のうち、前３号に掲げる病床以外の病床であつて、主として長期にわたり療養を必要とする患者を入院させるためのものをいう。以下同じ。）

五　一般病床（病院又は診療所の病床のうち、前各号に掲げる病床以外のものをいう。）

21 地域医療構想とはなんですか？

医療法

Point

- 2025年に求められる医療提供体制を実現するための取り組みです
- 二次医療圏で4つの医療機能ごとに病床数を算出します

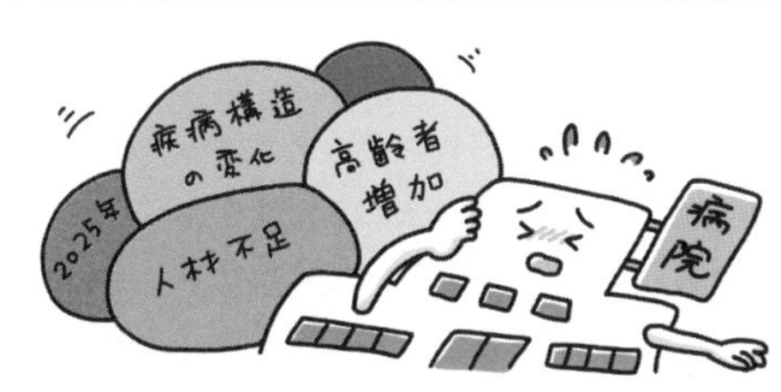

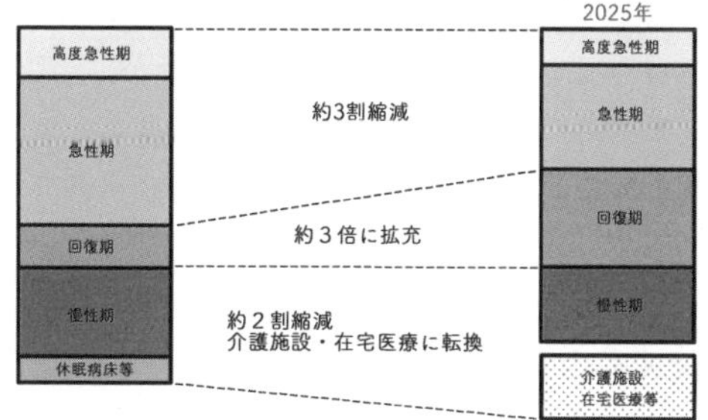

解説

都道府県の定める医療計画は、厚生労働大臣の定める基本方針に即して地域の実情に応じて定められるのでしたね。医療計画で定めるべき事項の１つに「地域医療構想」に関する事項があります。

❶ 2025年に向けた取り組み

団塊の世代が75歳以上となる2025年に向けて医療と介護の体制づくりが進められています。地域医療構想は、2025年となったときの医療ニーズを推計し、それに対応する医療体制をつくるため、地域の医療関係者が協力して医療機関の役割分担や連携の仕組みを構築する取り組みのことです。地域医療構想を策定する単位（構想区域）は二次保健医療圏を原則として、2018年４月から始まった都道府県の地域医療計画（第７次）に位置付けられています。

❷ 地域医療構想の策定プロセス

将来推計人口から地域ごとに医療ニーズを予測し、必要病床数の目安（病床の必要量）を推計します。病床の必要量は、４つの医療機能（高度急性期、急性期、回復期、慢性期）ごとに病床数を算出します。将来の医療需要に耐えうる医療提供体制を必要病床数という観点で考えるのです。

❸ 地域医療構想の実現に向けて

必要病床数は、構想区域ごとに推計されたものであり、具体的な医療機能の連携を進めるには地域の実情を踏まえた検討が不可欠となります。そこで構想区域ごとに医療関係者などからなる「地域医療構想調整会議」を設けて、将来の必要病床数の達成や、病床の地域偏在、余剰または不足が見込まれる機能を明らかにするなど地域の実情を共有したうえで、構想区域における医療提供の課題を解決していきます。たとえば、病院は自らが地域で担う役割について改革案を示すことになっています。特に税金などの公費を受けている公立病院は率先して自らのビジョンを示すことが求められます。

このように、日本全国で都道府県の単位で医療計画が、二次保健医療圏（構想区域）の単位では地域医療構想が策定され、地域に住まう住民が必要な医療を受けることができる医療提供体制を構築することを目指しているのです。

関係法令

●医療法

第30条の４　都道府県は、基本方針に即して、かつ、地域の実情に応じて、当該都道府県における医療提供体制の確保を図るための計画（「医療計画」）を定めるものとする。

2　医療計画においては、次に掲げる事項を定めるものとする。〈第１号～第６号　略〉

七　地域における病床の機能の分化及び連携を推進するための基準として厚生労働省令で定める基準に従い定める区域（「構想区域」）における次に掲げる事項を含む将来の医療提供体制に関する構想（「地域医療構想」）に関する事項

イ　構想区域における厚生労働省令で定めるところにより算定された第30条の13第１項に規定する病床の機能区分ごとの将来の病床数の必要量（「将来の病床数の必要量」）

ロ　イに掲げるもののほか、構想区域における病床の機能の分化及び連携の推進のために必要なものとして厚生労働省令で定める事項

八　地域医療構想の達成に向けた病床の機能の分化及び連携の推進に関する事項〈以降　略〉

第30条の14　都道府県は、構想区域その他の当該都道府県の知事が適当と認める区域（「構想区域等」）ごとに、診療に関する学識経験者の団体その他の医療関係者、医療保険者その他の関係者との協議の場を設け、関係者との連携を図りつつ、医療計画において定める将来の病床数の必要量を達成するための方策その他の地域医療構想の達成を推進するために必要な事項について協議を行うものとする。

2　関係者は、前項の規定に基づき都道府県が行う協議に参加するよう都道府県から求めがあつた場合には、これに協力するよう努めるとともに、当該協議の場において関係者間の協議が調つた事項については、その実施に協力するよう努めなければならない。

22 看護記録の管理はどのように定められていますか？

医療法、医師法

Point

- 医療機関には備え、保存することが決められている記録があります
- 看護記録は内容の定めはありませんが2年間の保存が義務付けられています

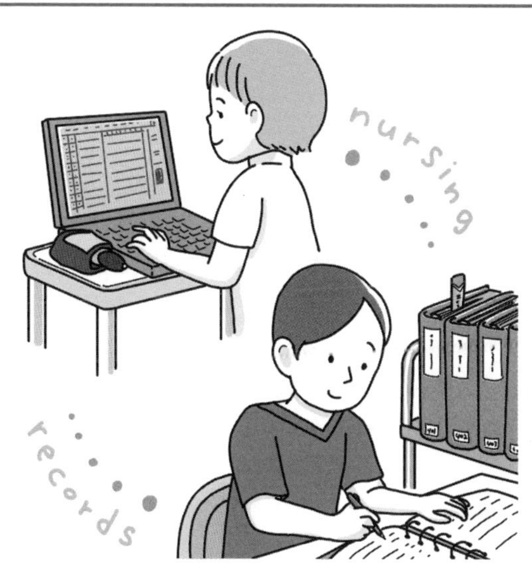

解説

医療機関にはさまざまな職種の人々が働いています。そして、診察室、調剤室、エックス線装置などの設備や、診療録（カルテ）、処方せん、エックス線写真などの診療に関する諸記録があります。このなかには、看護記録も含まれます。これらの管理はどのように定められているのでしょうか。

❶ 病院が備えるべき施設

病院には20床以上の病床があるのでしたね。さらに、各科専門の診察室、手術室、処置室、臨床検査施設、エックス線装置、調剤所、給食施設、診療に関する諸記録、分べん室および新生児の入浴施設（産婦人科または産科を有する病院）、機能訓練室（療養病床を有する病院）といった施設をもつことが定められています。

❷ 病院が備えるべき記録

医師は、診療をしたときは、診療に関する事項を診療録に記載しなければなりません。

病院に勤務する医師の診療に関するものは、その病院の管理者において5年間は保存しなければなりません（医師法第24条）。

診療録のほかにも病院には、診療に関する諸記録があります。これは、入院患者数・外来患者数などの病院の経営・管理に必要な事項を記載した病院日誌、各診療科別の診療管理上の事項などを記した診療日誌、処方せん（患者の氏名、年齢、薬名、分量、用法、用量、発行年月日、使用期間、病院名・所在地が記載され、交付した医師の記名押印または署名されたもの）、手術室の管理・各診療科の利用状況などが記載された手術記録、看護記録、検査所見記録、エックス線写真、入院患者および外来患者の数を明らかにする帳簿、入院診療計画書を指し、これらは２年間は保存しなければなりません。

❸ 看護記録

医師の記載する診療録の記載事項は、「診療を受けた者の住所・氏名・性別・年齢、病名・主要症状、治療方法（処方および処置）、診療の年月日」と規定されています（医師法施行規則第23条）。看護記録は、病院が備えるべき記録として保存が規定されていますが、記載事項の法的規定はありません。一般的な看護記録として、入院時の患者に関する基本情報（病歴、受けている治療、使用薬剤、アレルギー、家族歴など）、看護計画、経過記録（入院患者の訴え、健康課題、治療・処置、実施した看護実践など）、退院時などの看護サマリーがあります。

関係法令

●医療法

第21条　病院は、厚生労働省令（第１号に掲げる従業者（医師及び歯科医師を除く。）及び第12号に掲げる施設にあつては、都道府県の条例）の定めるところにより、次に掲げる人員及び施設を有し、かつ、記録を備えて置かなければならない。

一　当該病院の有する病床の種別に応じ、厚生労働省令で定める員数の医師及び歯科医師のほか、都道府県の条例で定める員数の看護師その他の従業者

二　各科専門の診察室／三　手術室／四　処置室／五　臨床検査施設／六　エックス線装置／七　調剤所／八　給食施設／九　診療に関する諸記録

十　診療科名中に産婦人科又は産科を有する病院にあつては、分べん室及び新生児の入浴施設

十一　療養病床を有する病院にあつては、機能訓練室

十二　その他都道府県の条例で定める施設〈以降　略〉

●医療法施行規則

第20条　法第21条第１項第２号から第６号まで、第８号、第９号及び第11号の規定による施設及び記録は、次の各号による。〈第１号～第９号　略〉

十　診療に関する諸記録は、過去２年間の病院日誌、各科診療日誌、処方せん、手術記録、看護記録、検査所見記録、エックス線写真、入院患者及び外来患者の数を明らかにする帳簿並びに入院診療計画書とする。〈第11号　略〉

第4章

医薬品や医療機器の安全性に関する法律・制度

医薬品、医療機器等の品質、有効性及び安全性の確保等に関する法律

1 医薬品・医療機器の品質や安全性を保証する法律はありますか？

医薬品、医療機器等の品質、有効性及び安全性の確保等に関する法律

Point

- 薬事法の大改正（平成26年）により誕生しました
- 医療機器や再生医療等製品についての規定が新設されました

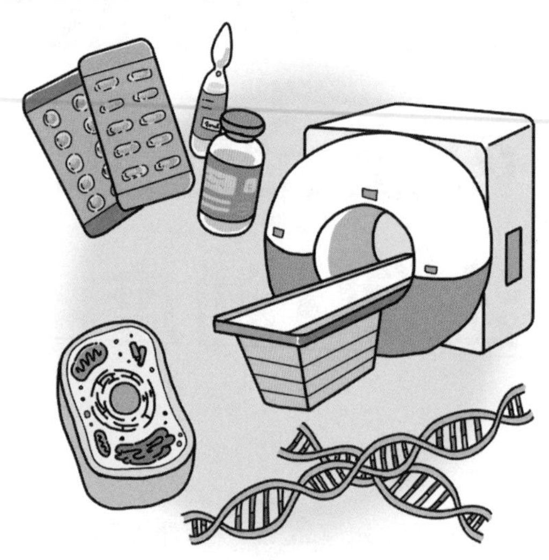

解説

疾患の治療に用いる医薬品は、その品質が保証されていることが前提です。そのうえで、効果があること（有効性）や正しく使用すれば害がないこと（安全性）が求められます。そのために、「医薬品、医療機器等の品質、有効性及び安全性の確保等に関する法律」（かつての「薬事法」が2014（平成26）年に改正され、この名称になりました）のなかで、医薬品などの製造・販売や医薬品などの取り扱いなどを定めています。

❶ この法律の目的

医薬品や医療機器などの品質、有効性、安全性を確保し、医薬品や医療機器の使用による危害の発生・拡大の防止のために必要な規制や指定薬物（大麻、覚醒剤、麻薬、向精神薬など）の規制を定めています。あわせて、医療を行ううえで特に必要性が高い医薬品、医療機器、再生医療等製品の研究開発の促進のために必要な措置を講ずることによって、保健衛生の向上を図ることが法律の目的です。

❷ 医療機器の規定を独立

先ほども述べたとおり、薬事法という法律が2014（平成26）年に大幅に改正され、現在の法律（略して、医薬品医療機器等法、あるいは薬機法とよばれています）の姿にかわりました。実はそれ以降も何度か法改正が行われていますが、2014（平成26）年の改正が大改正といわれているのには理由があります。

まず、医療機器の承認・許可の規定を医薬品の規定から独立させました。かつての薬事法では、医療機器（医療用具とよばれていました）は医薬品に準じた規制をしていました。医療用具（カテーテル、聴診器、手術用メスなど）とよばれていた時代から、ペースメーカーや人工呼吸器など高度管理医療機器が普及し、医薬品に準じる規制では対応できなくなったのです。

❸ 再生医療等製品を追加

次に、再生医療等製品を規制対象に加えたことです。2012（平成24）年にiPS細胞の開発により山中伸弥教授（京都大学iPS細胞研究所）がノーベル賞を受賞しました。これを機に再生医療や遺伝子治療で用いられるヒト細胞加工製品などの規制が加えられました。

さらに、医薬品、医療機器などの安全対策について、立法目的に保健衛生上の危害の発生・拡散防止のための規制を行うことを明示し、医薬品、医療機器などの有効性や安全性の確保のための責務を関係者に課しています。

関係法令

●医薬品、医療機器等の品質、有効性及び安全性の確保等に関する法律

第１条　この法律は、医薬品、医薬部外品、化粧品、医療機器及び再生医療等製品（以下「医薬品等」という。）の品質、有効性及び安全性の確保並びにこれらの使用による保健衛生上の危害の発生及び拡大の防止のために必要な規制を行うとともに、指定薬物の規制に関する措置を講ずるほか、医療上特にその必要性が高い医薬品、医療機器及び再生医療等製品の研究開発の促進のために必要な措置を講ずることにより、保健衛生の向上を図ることを目的とする。

第２条　〈第１項～第３項　略〉

４　この法律で「医療機器」とは、人若しくは動物の疾病の診断、治療若しくは予防に使用されること、又は人若しくは動物の身体の構造若しくは機能に影響を及ぼすことが目的とされている機械器具等（再生医療等製品を除く。）であつて、政令で定めるものをいう。

〈略〉

９　この法律で「再生医療等製品」とは、次に掲げる物（医薬部外品及び化粧品を除く。）であつて、政令で定めるものをいう。

一　次に掲げる医療又は獣医療に使用されることが目的とされている物のうち、人又は動物の細胞に培養その他の加工を施したもの

イ　人又は動物の身体の構造又は機能の再建、修復又は形成

ロ　人又は動物の疾病の治療又は予防

二　人又は動物の疾病の治療に使用されることが目的とされている物のうち、人又は動物の細胞に導入され、これらの体内で発現する遺伝子を含有させたもの

2 医薬関係者にはどのような責務がありますか？

医薬品、医療機器等の品質、有効性及び安全性の確保等に関する法律

Point

- 保健衛生上の危害の防止に必要な施策を策定・実施します
- 看護師などは適正使用に関する知識を深め情報提供に努めます

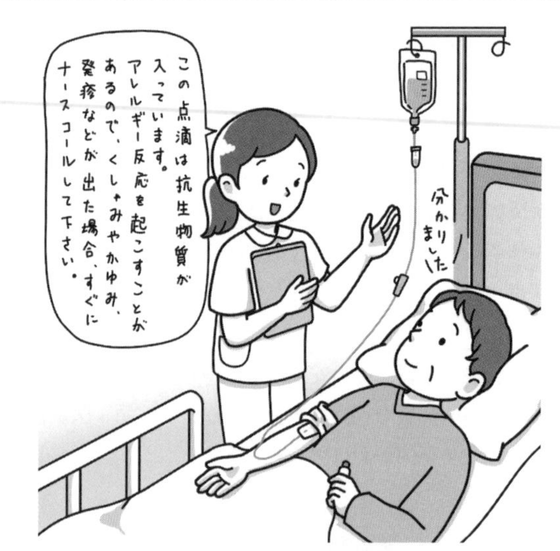
この点滴は抗生物質が
入っています。
アレルギー反応を起こすことが
あるので、くしゃみやかゆみ、
発疹などが出た場合、すぐに
ナースコールして下さい。
分かりました

解説

「医薬品、医療機器等の品質、有効性及び安全性の確保等に関する法律」の立法目的は、必要な規制や措置を講じて保健衛生の向上を図ることでしたね。この法律の目的を達成するために、国や地方公共団体に応じた役割を義務付けています。

❶ 国、地方公共団体の責務

国は、医薬品や医療機器などの品質、有効性および安全性の確保、医薬品や医療機器などの使用による保健衛生上の危害の発生・拡大の防止などの必要な施策を策定・実施しなければなりません。都道府県、保健所をもつ政令市などの地方公共団体は、国との適切な役割分担をふまえて、薬局の開設許可など、地域の状況に応じた施策を策定・実施しなければならないことになっています。

医薬品や医療機器などの製造や販売などの業者、薬局の開設者、病院や診療所、飼育動物診療施設の開設者は、必要に応じて情報交換を行うことなどによって、医薬品や医療機器などの品質、有効性・安全性の確保、保健衛生上の危害の発生および拡大の防止

に努めなければならないことになります。

❷ 医療者の責務

医薬品や医療機器は、医療機関や薬局などで扱われる機会が多いですね。そこで、医師、歯科医師、薬剤師、その他の医薬関係者は、医薬品や医療機器などの有効性や安全性など、医薬品、医療機器の適正な使用に関する知識と理解を深めることが求められており、医薬品や医療機器などを使用する患者さんに対し、これらの適正使用に関する情報の提供に努めなければならないとされています。

また、薬局において調剤などの業務に従事する薬剤師は、薬剤や医薬品の使用に関する情報を他の医療提供施設の医師、歯科医師、薬剤師に提供することにより、お互いの業務の連携を進めるように努めなければならないとされています。

このように、各々の関係者が法の目的を達成するために義務や努力義務を負っているのです。

関係法令

●医薬品、医療機器等の品質、有効性及び安全性の確保等に関する法律

第１条の２　国は、この法律の目的を達成するため、医薬品等の品質、有効性及び安全性の確保、これらの使用による保健衛生上の危害の発生及び拡大の防止その他の必要な施策を策定し、及び実施しなければならない。

第１条の３　都道府県、地域保健法（昭和22年法律第101号）第５条第１項の政令で定める市（略）及び特別区は、前条の施策に関し、国との適切な役割分担を踏まえて、当該地域の状況に応じた施策を策定し、及び実施しなければならない。

第１条の４　医薬品等の製造販売、製造（略）、販売、貸与若しくは修理を業として行う者、第４条第１項の許可を受けた者（略）又は病院、診療所若しくは飼育動物診療施設（略）の開設者は、その相互間の情報交換を行うことその他の必要な措置を講ずることにより、医薬品等の品質、有効性及び安全性の確保並びにこれらの使用による保健衛生上の危害の発生及び拡大の防止に努めなければならない。

第１条の５　医師、歯科医師、薬剤師、獣医師その他の医薬関係者は、医薬品等の有効性及び安全性その他これらの適正な使用に関する知識と理解を深めるとともに、これらの使用の対象者（略）及びこれらを購入し、又は譲り受けようとする者に対し、これらの適正な使用に関する事項に関する正確かつ適切な情報の提供に努めなければならない。

２　薬局において調剤又は調剤された薬剤若しくは医薬品の販売若しくは授与の業務に従事する薬剤師は、薬剤又は医薬品の適切かつ効率的な提供に資するため、医療を受ける者の薬剤又は医薬品の使用に関する情報を他の医療提供施設（略）において診療又は調剤に従事する医師若しくは歯科医師又は薬剤師に提供することにより、医療提供施設相互間の業務の連携の推進に努めなければならない。

３　薬局開設者は、医療を受ける者に必要な薬剤及び医薬品の安定的な供給を図るとともに、当該薬局において薬剤師による前項の情報の提供が円滑になされるよう配慮しなければならない。

3 医薬部外品、化粧品、再生医療等製品とはなんですか？

医薬品、医療機器等の品質、有効性及び安全性の確保等に関する法律

Point

- 医薬部外品とは人体に対する作用が緩やかなもので、機械器具ではないものです
- 化粧品は直接人体に使用するので薬機法の対象です
- 再生医療機器等製品とは人、動物の細胞を培養したり加工を施したりして治療等に使われているものです

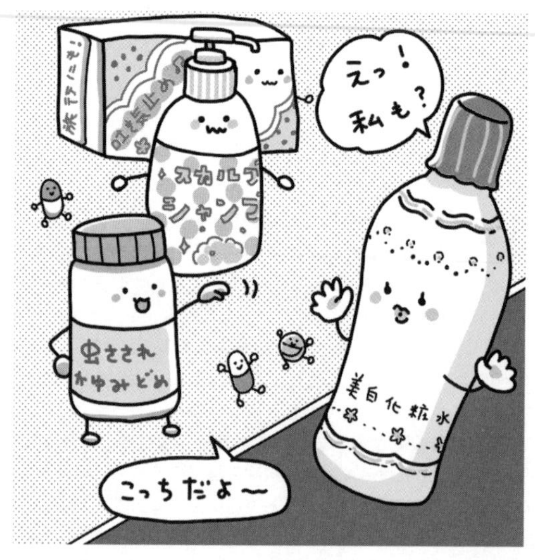

解説

ここまで「医薬品や医療機器など」と表現してきましたが、法律のなかでは医薬品等と略されていて、医薬品、医薬部外品、化粧品、医療機器、再生医療等製品が含まれています。これらの品質、有効性と安全性の確保のために、医療者（正確には、「医師、歯科医師、薬剤師、獣医師その他の医薬関係者」）は、医薬品等の使用による保健衛生上の危害の発生・拡大の防止に努めなければならないのでしたね。ここでは、医薬品等のうち、医薬部外品、化粧品、再生医療等製品について解説します。

❶ 医薬部外品

吐き気などの不快感また、口臭、体臭の防止、あせも・ただれなどの防止、脱毛の防止・育毛や除毛の目的のために使用される物、人や動物の保健のために、ねずみ・はえ・蚊・のみなど、これらに類する生物の防除の目的のために使用される物であって、人体

に対する作用が緩やかなものをいいます。ここには機械器具などは含まれません。

❷ 化粧品

「人の身体を清潔にし、美化し、魅力を増し、容貌(ぼう)を変え、又は皮膚若しくは毛髪を健やかに保つために、身体に塗擦、散布その他これらに類似する方法で使用されることが目的とされている物で、人体に対する作用が緩和なものをいう」と法律の条文にあります。化粧品が法律の規制対象になっていることを不思議に思う方もいるのではないでしょうか。皮膚に直接使用することを考えれば、安全性の確保は不可欠です。そう考えると薬機法の規制対象となっていることも理解できるでしょう。

❸ 再生医療等製品

まず、「人又は動物の身体の構造又は機能の再建、修復又は形成」「人又は動物の疾病の治療又は予防」を目的として、人、動物の細胞を培養したり加工を施したものをいいます。つぎに、人、動物の疾病の治療に使用する目的で、人、動物の細胞に導入され、体内で発現する遺伝子を含有させたものをいいます。具体的には、ヒト細胞加工製品、動物細胞加工製品、遺伝子治療用製品をいいます。

関係法令

●医薬品、医療機器等の品質、有効性及び安全性の確保等に関する法律

第2条　2　この法律で「医薬部外品」とは、次に掲げる物であつて人体に対する作用が緩和なものをいう。

一　次のイからハまでに掲げる目的のために使用される物（略）であつて機械器具等でないもの

イ　吐きけその他の不快感又は口臭若しくは体臭の防止

ロ　あせも、ただれ等の防止

ハ　脱毛の防止、育毛又は除毛

二　人又は動物の保健のためにするねずみ、はえ、蚊、のみその他これらに類する生物の防除の目的のために使用される物（略）であつて機械器具等でないもの

3　この法律で「化粧品」とは、人の身体を清潔にし、美化し、魅力を増し、容貌を変え、又は皮膚若しくは毛髪を健やかに保つために、身体に塗擦、散布その他これらに類似する方法で使用されることが目的とされている物で、人体に対する作用が緩和なものをいう。〈略〉

9　この法律で「再生医療等製品」とは、次に掲げる物（医薬部外品及び化粧品を除く。）であつて、政令で定めるものをいう。

一　次に掲げる医療又は獣医療に使用されることが目的とされている物のうち、人又は動物の細胞に培養その他の加工を施したもの

イ　人又は動物の身体の構造又は機能の再建、修復又は形成

ロ　人又は動物の疾病の治療又は予防

二　人又は動物の疾病の治療に使用されることが目的とされている物のうち、人又は動物の細胞に導入され、これらの体内で発現する遺伝子を含有させたもの

4 医療機器はどのように定められていますか？

医薬品、医療機器等の品質、有効性及び安全性の確保等に関する法律

Point

- 診断、治療・予防など人や動物の構造・機能に影響を及ぼすことを目的とする機械器具です
- 具体的な医療器具については政令で定められています

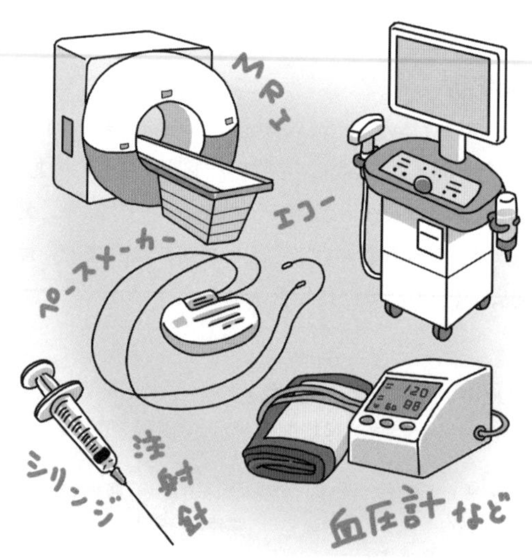

解説

医薬品等のうち、医薬部外品、化粧品、再生医療等製品の定義については理解できましたね。ここでは、医療機器について解説します。

ア）人・動物の疾病の診断、治療・予防に使用されること、イ）人・動物の身体の構造・機能に影響を及ぼすことが目的とされている機械器具などを医療機器といいます。政令で具体的に定められていますが、再生医療等製品は含まれません。

❶ 政令で定めるということ

法律で定めないで、わざわざ「政令で定めるもの」としているのは不思議に思うかもしれませんね。一般的に、ある事項について法律の下位法令に委任していることを「委任立法」といいます。ここでは、「医療機器とは具体的にはなにか」について、薬機法では大枠の規定にとどめて、具体的には政令で定める（委任する）ことになります。

専門的・技術的な変化への迅速な対応が求められる場合には、国会審議を経て法改正

をする手順を踏んでいては対応できないことがあります。そこで、国会審議が不要な、内閣や大臣の命令（政令、省令）において具体的な規定をしているのです。

❷ 政令で定めている医療機器

ここでいう政令は「医薬品、医療機器等の品質、有効性及び安全性の確保等に関する法律施行令」ですが、その第１条に「医療機器は、別表第一のとおりとする。」とあります。医療器具（手術台および治療台、呼吸補助機、医療用ピンセット、コンタクトレンズなど84項目）、医療用品（エックス線フィルム、縫合糸など６項目）、歯科材料（歯科用金属など９項目）、衛生用品（月経処理用タンポンなど４項目）、プログラム（疾病診断用プログラムなど３項目）、プログラムを記録した記録媒体３項目のほかに動物専用医療機器14項目が含まれます。

関係法令

●医薬品、医療機器等の品質、有効性及び安全性の確保等に関する法律

第２条 〈第１項〜第３項　略〉

４　この法律で「医療機器」とは、人若しくは動物の疾病の診断、治療若しくは予防に使用されること、又は人若しくは動物の身体の構造若しくは機能に影響を及ぼすことが目的とされている機械器具等（再生医療等製品を除く。）であつて、政令で定めるものをいう。

●医薬品、医療機器等の品質、有効性及び安全性の確保等に関する法律施行令

第１条　医薬品、医療機器等の品質、有効性及び安全性の確保等に関する法律（以下「法」という。）第２条第４項の医療機器は、別表第１のとおりとする。

●別表第１に掲載されている医療機器（抜粋）

機械器具

一　手術台及び治療台
二　医療用照明器
三　医療用消毒器
四　医療用殺菌水装置
五　麻酔器並びに麻酔器用呼吸嚢及びガス吸収かん
六　呼吸補助器
七　内臓機能代用器
八　保育器
九　医療用エックス線装置及び医療用エックス線装置用エックス線管
十　放射性物質診療用器具
十一　放射線障害防護用器具
十二　理学診療用器具
十三　聴診器
十四　打診器
十五　舌圧子
十六　体温計
十七　血液検査用器具
十八　血圧検査又は脈波検査用器具
十九　尿検査又は糞便検査用器具
二十　体液検査用器具
二十一　内臓機能検査用器具
二十二　検眼用器具
二十三　聴力検査用器具
二十四　知覚検査又は運動機能検査用器具
二十五　医療用鏡
二十六　医療用遠心ちんでん器
二十七　医療用ミクロトーム
二十八　医療用定温器
二十九　電気手術器
三十　結紮器及び縫合器
三十一　医療用焼灼器
三十二　医療用吸引器

5 薬局の開設や管理についてどのように定められていますか？

医薬品、医療機器等の品質、有効性及び安全性の確保等に関する法律

Point

- 薬局の開設には都道府県知事の許可が必要です
- 薬局の実務に従事する薬剤師が管理者となり、薬局を管理します

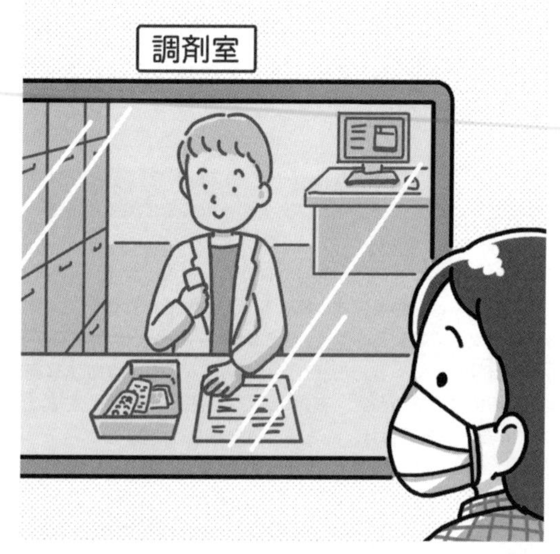

解説

薬剤師が販売などの目的で調剤業務、薬剤などの適正使用に必要な情報の提供、服薬指導などの業務を行う場所を薬局といいます。薬局には、通常、開設者である薬剤師が医薬品を販売するための場所を含みます。法律の規定では、病院、診療所、動物診療施設にある調剤所は、薬局には含まれません。

開設の許可を受けた薬局でないところに「薬局」という名称を使用してはいけません。ただし、例外的に病院・診療所の調剤所には薬局の名称を付すことができることになっています。

❶ 薬局の開設

病院と同様に、薬局は、所在地の都道府県知事の許可を受けなければ開設できません。開設しようとする者は、所定の「薬局開設許可申請書」に薬局の名称、所在地、構造設備の概要、調剤および調剤された薬剤の販売などの業務を行う体制の概要、通常の営業日・営業時間、相談時・緊急時の連絡先、薬剤師不在時間の有無などを記載して都道府

県知事に提出します。基準を満たすようなら許可が与えられ「薬局開設許可証」が交付されます。薬局開設者は、薬局開設の許可証を薬局の見やすい場所に掲示しておかなければなりません。

❷ 薬局の管理

薬局開設者が薬剤師であるときは、自分で薬局を実地に管理しなければなりません。薬剤師でない場合や、自分で管理しない場合には、薬局の実務に従事する他の薬剤師を管理者に指定して、その薬局を実地に管理させなければなりません。また、原則として、薬局の管理者は、他の薬局で薬局の管理などの実務に従事する者であってはなりません。

関係法令

●医薬品、医療機器等の品質、有効性及び安全性の確保等に関する法律

第２条　〈第１項～第11項　略〉

12　この法律で「薬局」とは、薬剤師が販売又は授与の目的で調剤の業務並びに薬剤及び医薬品の適正な使用に必要な情報の提供及び薬学的知見に基づく指導の業務を行う場所（その開設者が併せ行う医薬品の販売業に必要な場所を含む。）をいう。ただし、病院若しくは診療所又は飼育動物診療施設の調剤所を除く。

第４条　薬局は、その所在地の都道府県知事（その所在地が保健所を設置する市又は特別区の区域にある場合においては、市長又は区長。次項、第７条第４項並びに第10条第１項（第38条第１項並びに第40条第１項及び第２項において準用する場合を含む。）及び第２項（第38条第１項において準用する場合を含む。）において同じ。）の許可を受けなければ、開設してはならない。

第７条　薬局開設者が薬剤師（略）であるときは、自らその薬局を実地に管理しなければならない。ただし、その薬局において薬事に関する実務に従事する他の薬剤師のうちから薬局の管理者を指定してその薬局を実地に管理させるときは、この限りでない。

２　薬局開設者が薬剤師でないときは、その薬局において薬事に関する実務に従事する薬剤師のうちから薬局の管理者を指定してその薬局を実地に管理させなければならない。〈第３項　略〉

４　薬局の管理者（第１項の規定により薬局を実地に管理する薬局開設者を含む。略）は、その薬局以外の場所で業として薬局の管理その他薬事に関する実務に従事する者であつてはならない。ただし、その薬局の所在地の都道府県知事の許可を受けたときは、この限りでない。

●医薬品、医療機器等の品質、有効性及び安全性の確保等に関する法律施行規則

第３条　薬局開設者は、薬局開設の許可証を薬局の見やすい場所に掲示しておかなければならない。

6 薬局開設者にはどのような遵守事項がありますか？

医薬品、医療機器等の品質、有効性及び安全性の確保等に関する法律

Point

- その薬局で調剤に従事する薬剤師ではない者に販売や調剤をさせてはなりません
- 薬局で扱う医薬品などに関する帳簿や購入等に関する記録を備えます

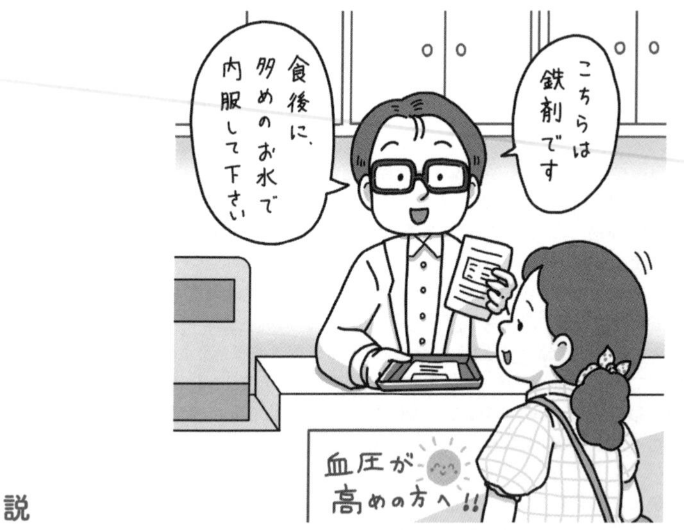
こちらは鉄剤です
食後に、多めのお水で内服して下さい
血圧が高めの方へ!!

解説

薬局とは、販売目的で調剤や服薬指導を行うところで、開設にあたり都道府県知事の許可を受けなければならないのでしたね。それらの業務を担う、薬局の開設者が遵守しなければならない事項を考えてみましょう。

薬局の開設者は、その薬局で調剤に従事する薬剤師でない者に販売または授与の目的で調剤させてはなりません。また、医師、歯科医師、獣医師の処方せんによらない場合には、その薬局で調剤に従事する薬剤師に調剤させてはならないことになっています。さらに、処方せんのなかに疑わしい点があると認める場合には、その処方せんを交付した医師、歯科医師、獣医師に問い合わせて（これを「疑義照会」といいます）、その疑わしい点を確かめた後でなければ、調剤ができないことになっています。これは薬剤師法第24条にも規定されている薬剤師の業務です。

薬局において、調剤の求めがあった場合には、その薬局で調剤に従事する薬剤師に調剤させなければならないことになっています（調剤の求めに応ずる義務）。これは薬剤師法第21条に規定されているもので、医師、助産師の応召義務と同様に患者などからの

求めに対して、正当な理由がない限り調剤を拒んではならないというものです。

このほか、薬局開設者は、薬局で扱う医薬品などの管理に関する事項を記録するための帳簿や医薬品の購入などに関する記録を備えなければならないことになっています。薬局にはいろいろな薬が並べられていますが、これらの貯蔵・陳列については場所を限定し、薬剤師が不在のときなど医薬品を販売しない時間帯には、それらの場所に進入できないようにしなければなりません。

薬局には薬剤師以外の者が勤務していることがありますが、調剤された薬剤の情報提供・指導については薬剤師に行わせなければならないことになっています。その際には、薬局内の情報の提供・指導を行う場所において、薬剤の用法、用量、使用上の注意、併用を避けるべき医薬品などの薬剤の適正な使用のために必要な情報について、薬剤を購入しようとする者に個別に提供し、必要な指導を行わせることになっています。あわせて、副作用と疑われる症状が発生した場合の対応について説明させ、それらの内容を理解したこと、質問の有無について確認させ、情報の提供・指導を行った薬剤師の氏名を伝えさせなければなりません。

このように、薬局の管理に関する業務について、薬局開設者に適正に業務を遂行させることにより、薬事に関する法令の規定の遵守を確保しているのです。

関係法令

●医薬品、医療機器等の品質、有効性及び安全性の確保等に関する法律施行規則

第11条の８　薬局開設者は、その薬局で調剤に従事する薬剤師でない者に販売又は授与の目的で調剤させてはならない。〈以降　略〉

第11条の９　薬局開設者は、医師、歯科医師又は獣医師の処方箋によらない場合には、その薬局で調剤に従事する薬剤師に販売又は授与の目的で調剤させてはならない。

〈略〉

第11条の10　薬局開設者は、その薬局で調剤に従事する薬剤師が処方箋中に疑わしい点があると認める場合には、その薬局で調剤に従事する薬剤師をして、その処方箋を交付した医師、歯科医師又は獣医師に問い合わせて、その疑わしい点を確かめた後でなければ、これによつて調剤させてはならない。

第12条の11　薬局開設者は、調剤の求めがあつた場合には、その薬局で調剤に従事する薬剤師にその薬局で調剤させなければならない。ただし、正当な理由がある場合には、この限りでない。

第13条　薬局開設者は、薬局に当該薬局の管理に関する事項を記録するための帳簿を備えなければならない。

第15条の13　薬局開設者は、法第９条の４第１項の規定による情報の提供及び指導を、次に掲げる方法により、その薬局において薬剤の販売又は授与に従事する薬剤師に行わせなければならない。〈以降　略〉

7 医薬品の製造販売をするための手続きはどのようなものですか？

医薬品、医療機器等の品質、有効性及び安全性の確保等に関する法律

Point

- 医薬品の製造販売をするためには、厚生労働大臣の許可が必要です
- 品目ごとに有効性と安全性などの審査が行われます

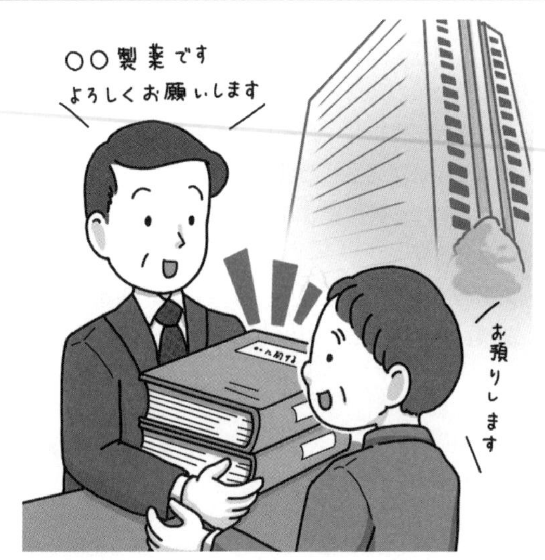
○○製薬です
よろしくお願いします
お預りします

解説

患者さんが使用する医薬品にはさまざまなものがありますが、世の中にある医薬品はだれが製造しているのでしょうか。その医薬品を医薬品と認めるための手続きはどのようになっているのでしょうか。これらを考えてみましょう。

❶ 医薬品の製造販売

医薬品の製造をして、それらを販売することを製造販売といいます。日本では、厚生労働大臣の許可を受けたものでなければ医薬品の製造販売ができません。輸入をした医薬品を販売する場合にも同様に厚生労働大臣の許可を受けなければなりません。

許可の申請には、医薬品の品質管理に係る体制に関する書類、医薬品の製造販売後安全管理に係る体制に関する書類を添付しなければなりません。つまり、新たに医薬品を製造販売するごとに、その医薬品の品質管理体制が整っていることを示さなければならず、製造販売したのちも使用実態に応じて、副作用情報を周知するなどの安全管理のための体制が求められることになります。

❷ 医薬品の製造販売の承認

医薬品の製造販売をしようとする者は、医薬品の品目ごとにその製造販売について、厚生労働大臣の承認を受けなければならないことになっています。

承認を受けようとする者は、申請書に臨床試験の成績に関する資料などを添付して申請しなければならず、この資料は、厚生労働省令で定める基準に従って収集・作成されたものでなければなりません。医薬品の申請については次の資料が必要になります。

イ）起原または発見の経緯および外国における使用状況などに関する資料、ロ）製造方法ならびに規格および試験方法などに関する資料、ハ）安定性に関する資料、ニ）薬理作用に関する資料、ホ）吸収、分布、代謝および排泄に関する資料、へ）急性毒性、亜急性毒性、慢性毒性、遺伝毒性、催奇形性その他の毒性に関する資料、ト）臨床試験などの試験成績に関する資料、チ）添付文書等記載事項に関する資料

これらの提出資料に基づき、申請に係る医薬品の「名称、成分、分量、用法、用量、効能、効果、副作用その他の品質、有効性及び安全性に関する事項」の審査が行われます。その結果、効能または効果を有すると認められないときは、医薬品としての有効性がないものとして承認は与えられないことになります。また、その効能又は効果に比べて有害な作用があって、医薬品として使用価値がないと認められるときは、医薬品としての安全性が保証されていないものとして承認は与えられません。

実際のところは、これらの審査は「医薬品医療機器総合機構」という独立行政法人が実施し、審査結果を厚生労働省（薬事・食品衛生審議会）で承認することになります。

関係法令

●医薬品、医療機器等の品質、有効性及び安全性の確保等に関する法律

第12条　次の表の上欄に掲げる医薬品（体外診断用医薬品を除く。）、医薬部外品又は化粧品の種類に応じ、それぞれ同表の下欄に定める厚生労働大臣の許可を受けた者でなければ、それぞれ、業として、医薬品、医薬部外品又は化粧品の製造販売をしてはならない。

医薬品、医薬部外品又は化粧品の種類	許可の種類
第49条第1項に規定する厚生労働大臣の指定する医薬品	第一種医薬品製造販売業許可
前項に該当する医薬品以外の医薬品	第二種医薬品製造販売業許可
医薬部外品	医薬部外品製造販売業許可
化粧品	化粧品製造販売業許可

8 医薬品の再審査、再評価とはなんですか？

医薬品、医療機器等の品質、有効性及び安全性の確保等に関する法律

Point

- 承認後一定期間が経った医薬品の効能効果、安全性について再確認することを再審査といいます
- 現時点での医学・薬学などの水準に照らして、承認済みの医薬品の品質、有効性、安全性を確認することを再評価といいます

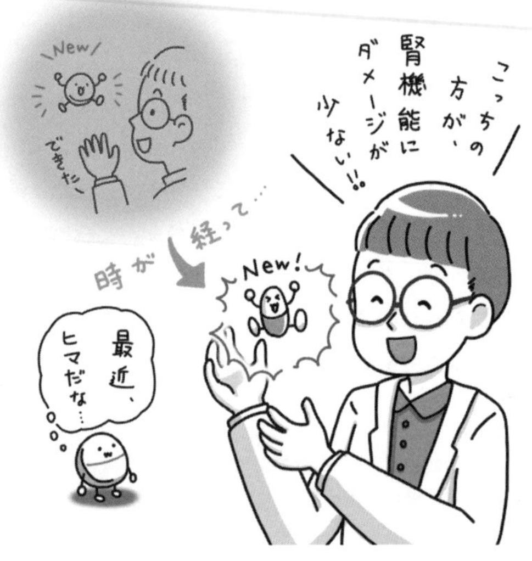
New
できた
時が経って…
New!
こっちの方が、腎機能にダメージが少ない!!
最近、ヒマだな…

解説

医薬品の製造販売には、医薬品の品目ごとに有効性と安全性について審査が行われ、厚生労働大臣の承認を受けなければならないのでしたね。審査のための資料には、治験によって得られたデータなどに基づく「臨床試験等の試験成績に関する資料」が添付され、実際に人体に投与した場合の事象が記載されているのですが、実際に医薬品が販売され社会で広く使用されるようになると、未知の副作用などが見つかることがあります。

❶ 再審査

新しく承認された医薬品においては、治験に参加した患者さんなどの症例数には限りがあって、製造販売後に多くの患者さんに使用された場合に未知の副反応や副作用が発現する場合があります。とくに、治験では、参加した患者さんなどの症状、年齢、併発

している疾病、医薬品の使用量、併用薬などがコントロールされていることが普通ですが、治験での使用法と実際の医療の現場での使用実態が同じであるとは限りません。そこで、新たに承認された医薬品について、承認後一定期間（6年から10年の範囲で厚生労働大臣が指定する期間）に、医薬品の製造販売をしている製薬企業が実際に医療機関で使用されたデータを収集し、承認された効能効果、安全性について再度確認することを定めています（これを再審査制度といいます）。再審査の結果に応じて、承認の取り消し、効能効果の削除または修正、添付文書の改定などの措置がとられます。

このように、医薬品の製造販売を行う製薬企業は、医薬品の製造の過程では、品質管理体制の確保が求められ、販売後には、再審査などの安全管理体制が求められます。

❷ 再評価

過去に承認された医薬品であっても、年月の経過とともに、より効果の高い医薬品、安全性の高い医薬品が製造販売されることがあります。その結果、存在価値が薄くなる医薬品や、現在の評価基準では有用性が認められない医薬品が見受けられることがあり得ます。

すでに承認されている医薬品について、現時点の医学・薬学などの水準に照らして、品質、有効性および安全性を確認する仕組みがあります（再評価制度）。再評価制度には、有効性・安全性などを再評価する薬効再評価と、品質（溶出性）を再評価する品質再評価があります。

関係法令

●医薬品、医療機器等の品質、有効性及び安全性の確保等に関する法律

第14条の4　次の各号に掲げる医薬品につき第14条の承認（略）を受けた者は、当該医薬品について、当該各号に定める期間内に申請して、厚生労働大臣の再審査を受けなければならない。

一　既に第14条の承認又は第19条の2の承認（略）を与えられている医薬品と有効成分、分量、用法、用量、効能、効果等が明らかに異なる医薬品として厚生労働大臣がその承認の際指示したもの（以下「新医薬品」という。） 次に掲げる期間（以下この条において「調査期間」という。）を経過した日から起算して3月以内の期間（次号において「申請期間」という。）〈イ～ハ　略〉

二　新医薬品（当該新医薬品につき第14条の承認又は第19条の2の承認のあつた日後調査期間（第3項の規定による延長が行われたときは、その延長後の期間）を経過しているものを除く。）と有効成分、分量、用法、用量、効能、効果等が同一性を有すると認められる医薬品として厚生労働大臣がその承認の際指示したもの　当該新医薬品に係る申請期間（同項の規定による調査期間の延長が行われたときは、その延長後の期間に基づいて定められる申請期間）に合致するように厚生労働大臣が指示する期間

第14条の6　第14条の承認を受けている者は、厚生労働大臣が薬事・食品衛生審議会の意見を聴いて医薬品の範囲を指定して再評価を受けるべき旨を公示したときは、その指定に係る医薬品について、厚生労働大臣の再評価を受けなければならない。

9 医薬品などの安全対策はどのようなものですか？

医薬品、医療機器等の品質、有効性及び安全性の確保等に関する法律

Point

- 医薬品などの製造販売業者は、危害の発生を知ったとき、廃棄、回収、販売の停止、情報提供などの措置を講じます
- 医師等や製造販売業者は副作用が疑われる場合は厚生労働大臣に報告します

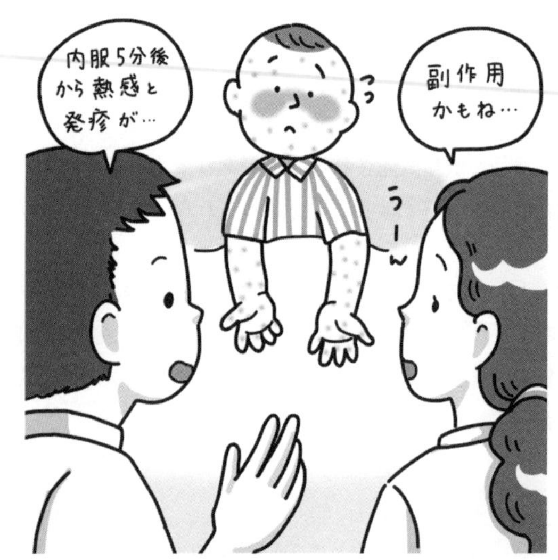

内服5分後から熱感と発疹が…
副作用かもね…
うーん

解説

医薬品と同様に、医療機器や再生医療等製品についても、製造販売後の再審査制度があります。医療機器、再生医療等製品の製造販売業者は、医薬品、医療機器、再生医療等製品の製造販売をするときは、その医薬品、医療機器、再生医療等製品に関する最新の論文などにより得られた知見に基づいて、新たに報告された副作用の出現などの「注意事項等情報」について、ホームページ掲載などにより公表しなければならないことになっています。

❶ 医薬品の注意事項等情報

医薬品の添付文書に記載のある用法、用量など使用および取り扱い上の必要な注意、医薬品の品質、有効性・安全性に関連する事項などの項目が「注意事項等情報」に該当します。

❷ 危害の防止

医薬品、医療機器、再生医療等製品の製造販売業者は、それらの使用によって保健衛生上の危害の発生（拡大するおそれがあることを含む）を知ったときは、防止するために廃棄、回収、販売の停止、情報の提供などの必要な措置を講じなければなりません。薬局開設者、医師、歯科医師、薬剤師、獣医師その他の医薬関係者は、これらの必要な措置の実施に協力するよう努めなければなりません。

❸ 副作用等情報

医薬品などの製造販売業者は、承認を受けた医薬品などの副作用によるものと疑われる疾病、障害または死亡の発生、医薬品などの使用によるものと疑われる感染症の発生などの有効性および安全性に関する事項を知ったときは、厚生労働大臣に報告しなければなりません。薬局開設者、病院、診療所の開設者、医師、歯科医師、薬剤師などの医薬関係者（看護師が含まれます）は、医薬品などについて、副作用によるものと疑われる疾病、障害もしくは死亡の発生または医薬品などの使用によるものと疑われる感染症の発生に関する事項を知った場合には、厚生労働大臣に報告しなければなりません。

関係法令

●医薬品、医療機器等の品質、有効性及び安全性の確保等に関する法律

第68条の２　医薬品（略）、医療機器（略）又は再生医療等製品の製造販売業者は、医薬品、医療機器又は再生医療等製品の製造販売をするときは、厚生労働省令で定めるところにより、当該医薬品、医療機器又は再生医療等製品に関する最新の論文その他により得られた知見に基づき、注意事項等情報について、電子情報処理組織を使用する方法その他の情報通信の技術を利用する方法により公表しなければならない。〈略〉

第68条の９　医薬品、医薬部外品、化粧品、医療機器若しくは再生医療等製品の製造販売業者又は外国特例承認取得者は、その製造販売をし、又は第19条の２、第23条の２の17若しくは第23条の37の承認を受けた医薬品、医薬部外品、化粧品、医療機器又は再生医療等製品の使用によつて保健衛生上の危害が発生し、又は拡大するおそれがあることを知つたときは、これを防止するために廃棄、回収、販売の停止、情報の提供その他必要な措置を講じなければならない。

第68条の10　医薬品、医薬部外品、化粧品、医療機器若しくは再生医療等製品の製造販売業者又は外国特例承認取得者は、その製造販売をし、又は第19条の２、第23条の２の17若しくは第23条の37の承認を受けた医薬品、医薬部外品、化粧品、医療機器又は再生医療等製品について、当該品目の副作用その他の事由によるものと疑われる疾病、障害又は死亡の発生、当該品目の使用によるものと疑われる感染症の発生その他の医薬品、医薬部外品、化粧品、医療機器又は再生医療等製品の有効性及び安全性に関する事項で厚生労働省令で定めるものを知つたときは、その旨を厚生労働省令で定めるところにより厚生労働大臣に報告しなければならない。

２　薬局開設者、病院、診療所若しくは飼育動物診療施設の開設者又は医師、歯科医師、薬剤師、登録販売者、獣医師その他の医薬関係者は、医薬品、医療機器又は再生医療等製品について、

当該品目の副作用その他の事由によるものと疑われる疾病、障害若しくは死亡の発生又は当該品目の使用によるものと疑われる感染症の発生に関する事項を知つた場合において、保健衛生上の危害の発生又は拡大を防止するため必要があると認めるときは、その旨を厚生労働大臣に報告しなければならない。

第5章

国民の健康・保健の向上に関する法律・制度

健康増進法

高齢者の医療の確保に関する法律

1 健康増進法はどのような法律ですか？

健康増進法

Point

- 健康増進法の立法目的は、国民の保健の向上を図ることです
- 国民、国、地方公共団体に努力義務が課せられます

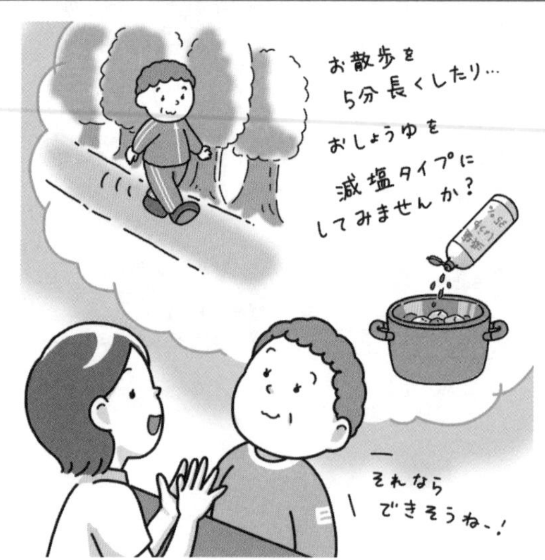
お散歩を
5分長くしたり…
おしょうゆを
減塩タイプに
してみませんか？
それなら
できそうね～！

解説

日本では高齢化が進んでいますね。高齢者が増えると加齢に伴う疾患が増えていきますが、高齢者となっても健康を保ちながら生活するにはどうすればいいのでしょう。

高齢者をはじめとする国民一人ひとりの健康増進を推進するための基本事項を定め、国民の栄養の改善や受動喫煙防止などを進めるために必要な措置を講じ、国民の保健の向上を図ることが「健康増進法」の立法目的です。

❶ 国民の責務など

皆さんは健康のために何かしていますか。健康増進法第２条には「国民の責務」として、「国民は、健康な生活習慣の重要性に対する関心と理解を深め、生涯にわたって、自らの健康状態を自覚するとともに、健康の増進に努めなければならない。」とされています。

さらに、国や地方公共団体は、教育活動・広報活動を通じた健康増進に関する正しい知識の普及、健康増進に関する情報の収集・整理・分析・提供・研究の推進、健康増進

に係る人材の養成および資質の向上を図るとともに、健康増進事業実施者（保険者、事業者、市町村、学校など）などの関係者に対し、必要な技術的援助を与えることに努めなければなりません。

健康増進事業実施者は、健康相談などの国民の健康を増進するための事業を積極的に進めるように努めることになっています。いずれも、努力義務となっていて、罰則や強制力を伴わないものです。

❷ 健康増進事業実施者

公的医療保険の保険者（全国健康保険協会、健康保険組合連合会、市町村、公務員共済組合連合会など）や労働安全衛生法に基づく健康増進事業を行う事業者が含まれます。生活習慣の改善に関することなどの相談や、必要な栄養指導などの保健指導を、地域住民や被雇用者に行う事業（健康増進事業）を行う者を指して、健康増進法では「健康増進事業実施者」といっています。

❸ 基本方針など

厚生労働大臣は、国民の健康の増進の総合的な推進を図るための基本方針を定めます。この基本方針には、次の事項が含まれています。

①国民の健康の増進の推進に関する基本的な方向、②国民の健康の増進の目標に関する事項、③都道府県健康増進計画・市町村健康増進計画の策定に関する基本的項、④国民健康・栄養調査その他の健康の増進に関する調査・研究に関する基本的事項、⑤健康増進事業実施者間における連携および協力に関する基本的事項、⑥食生活、運動、休養、飲酒、喫煙、歯の健康の保持その他の生活習慣に関する正しい知識の普及に関する事項など。

この基本指針を受けて、都道府県は都道府県健康増進計画を、市町村は市町村健康増進計画（住民の健康の増進の推進に関する施策についての計画）を策定します。

そのほかに、国民一人ひとりの生涯を通じた健康自己管理を支援するため、健康増進事業実施者による健康診査の実施・その結果の通知・健康手帳の交付その他の措置に関する指針を厚生労働大臣が策定します。

関係法令

●健康増進法

第１条　この法律は、我が国における急速な高齢化の進展及び疾病構造の変化に伴い、国民の健康の増進の重要性が著しく増大していることにかんがみ、国民の健康の増進の総合的な推進に関し基本的な事項を定めるとともに、国民の栄養の改善その他の国民の健康の増進を図るための措置を講じ、もって国民保健の向上を図ることを目的とする。

2 国民健康・栄養調査の目的はなんですか？

健康増進法

Point

- 健康増進施策の基礎資料として、厚生労働大臣は「国民健康・栄養調査」を毎年行います
- 国・地方公共団体は、受動喫煙の防止に努めなければなりません

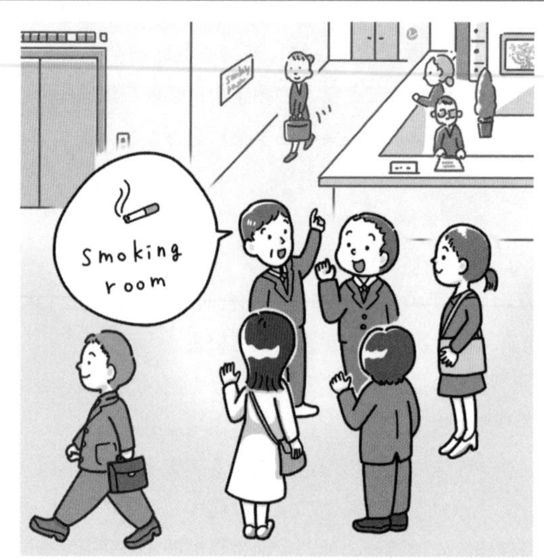

解説

健康増進法は、国民の健康増進のための法律で、厚生労働大臣の定める基本指針に基づき、地方自治体（都道府県、市町村）は健康増進計画を策定します。

ここでは国民健康・栄養調査、保健指導、受動喫煙の防止について考えてみましょう。

❶ 国民健康・栄養調査

国民の健康増進の推進を図るための基礎資料として、厚生労働大臣は、国民の身体の状況・栄養摂取量・生活習慣の状況を明らかにするための「国民健康・栄養調査」を毎年行っています（ただし、令和２年、３年は新型コロナウィルス感染症の影響により中止）。

調査対象は、国民生活基礎調査（統計法に基づく基幹統計の１つで、保健、医療、福祉、年金、所得など国民生活の基礎的事項を調査するもの）において設定された単位区から層化無作為抽出した 300 単位区から、災害等の被災世帯を除いたすべての世帯お

よび世帯員（調査年11月１日現在で１歳以上の者）となります。

調査事項は、身体状況、栄養摂取状況および生活習慣からなっています。身長・体重・血圧といった「身体状況」は実際に測定することで調査します。世帯および世帯員の食事の状況・食事の料理名ならびに食品の名称およびその摂取量などの栄養摂取状況に関する「栄養摂取の状況」については、世帯ごとに調査票に基づき調査します。また、食習慣の状況、運動習慣の状況、休養習慣の状況、喫煙習慣の状況、飲酒習慣の状況、歯の健康保持習慣の状況などの「生活習慣の状況」については、調査対象者ごとに調査票に基づき調査します。

❷ 保健指導

市町村は、住民の健康の増進を図るため、栄養改善などの生活習慣の改善に関する事項についての相談・保健指導を行います。都道府県は、特に専門的な知識・技術を必要とする栄養指導などの保健指導を行います。

❸ 受動喫煙の防止

国・地方公共団体は、望まない受動喫煙が生じないよう、受動喫煙に関する知識の普及、受動喫煙の防止に関する意識の啓発、受動喫煙の防止に必要な環境の整備などの受動喫煙を防止するための措置を推進するよう努めなければなりません（努力義務）。

また、学校、官公庁施設などの多数の者が利用する施設においては、喫煙してはいけないことになっています。それらの施設を管理する者は、受動喫煙を防止するために必要な措置（喫煙を禁止されている場所で喫煙している者へ喫煙の中止を求めるなど）を講ずるよう努めなければなりません。

関係法令

●健康増進法

第10条　厚生労働大臣は、国民の健康の増進の総合的な推進を図るための基礎資料として、国民の身体の状況、栄養摂取量及び生活習慣の状況を明らかにするため、国民健康・栄養調査を行うものとする。

第17条　市町村は、住民の健康の増進を図るため、医師、歯科医師、薬剤師、保健師、助産師、看護師、准看護師、管理栄養士、栄養士、歯科衛生士その他の職員に、栄養の改善その他の生活習慣の改善に関する事項につき住民からの相談に応じさせ、及び必要な栄養指導その他の保健指導を行わせ、並びにこれらに付随する業務を行わせるものとする。

〈第２項　略〉

第25条　国及び地方公共団体は、望まない受動喫煙が生じないよう、受動喫煙に関する知識の普及、受動喫煙の防止に関する意識の啓発、受動喫煙の防止に必要な環境の整備その他の受動喫煙を防止するための措置を総合的かつ効果的に推進するよう努めなければならない。

3 健康日本21（21世紀における国民健康づくり運動）とはなんですか？

健康増進法

Point

- 健康増進法を具体化するために2000（平成12）年に開始しました
- 壮年期死亡の減少、健康寿命の延伸および生活の質の向上の実現を目的としています

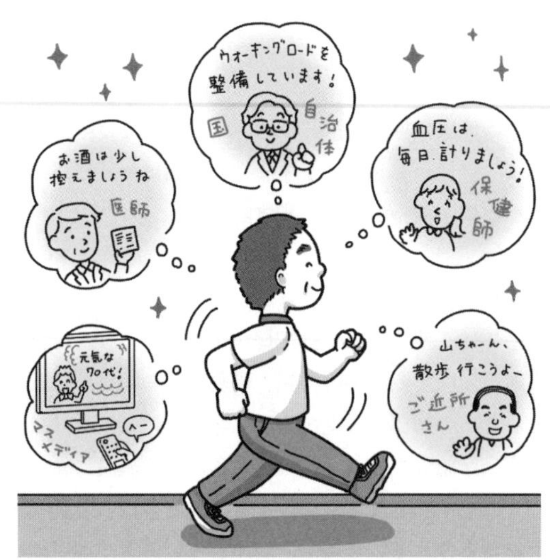

ウォーキングロードを
整備しています！
国
自治体
お酒は少し
控えましょうね
医師
血圧は、
毎日計りましょう！
保健師
元気な
70代！
マスメディア
へー
山ちゃーん、
散歩行こうよー
ご近所さん

解説

生活習慣病やその原因となる生活習慣などの、国民の保健医療対策上重要となる課題について、2000（平成12）年に2010（平成22）年までの目標を立てました。この目標に向かって、国や地方公共団体などの行政機関だけでなく広く関係団体と協力しながら、疾患の発生を防ぐ一次予防の観点から健康づくりを進めることで、国民一人ひとりが主体的に取り組むようにすることを健康日本21と呼んでいます。

❶ 健康増進法との関係

健康増進法のなかで、厚生労働大臣は、国民の健康の増進の総合的な推進を図るための基本方針を定めるのでしたね。その具体的な計画を記したものが「21世紀における国民健康づくり運動（健康日本21）」なのです。その構成は、趣旨、基本的な方向性、目標、地域等における健康づくり運動の推進、各分野の数値目標です。

❷ 趣旨

健康の実現は、一人ひとりが主体的に取り組む課題であるが、社会全体としても健康づくりを支援していくことが不可欠であるという立場に立ち、向こう10年間の具体的な目標を提示して、国民の自由な意思決定に基づく健康づくりに関する意識の向上および取り組みを促そうとするものです。

ちなみに、健康日本21は2000（平成12）年に、2010（平成22）年度までの予定で計画されていました。その後、厚生労働大臣の定める「国民の健康の増進の総合的な推進を図るための基本的な方針」が一部改正（2007（平成19）年）されたことにともない、その具体的な計画である健康日本21も2008（平成20）年に改正されています。

❸ 基本的な方向

国民が健やかで心豊かに生活できる活力ある社会とするため、壮年期死亡の減少、健康寿命の延伸および生活の質の向上を実現することを目的として、

1．一次予防の重視（疾病の発病を予防する一次予防に重点をおいた対策を推進）

2．健康づくり支援のための環境整備（社会全体で個人の健康づくりを総合的に支援）

3．目標などの設定と評価（科学的根拠に基づいた目標設定と具体的活動の成果の適切な評価）

4．多様な実施主体による連携のとれた効果的な運動の推進（老人保健事業と医療保険者などによる保健事業などとの相互連携）

の４つの基本方針が示されています。

関係法令

●健康増進法

第７条　厚生労働大臣は、国民の健康の増進の総合的な推進を図るための基本的な方針（以下「基本方針」という。）を定めるものとする。

２　基本方針は、次に掲げる事項について定めるものとする。

一　国民の健康の増進の推進に関する基本的な方向

二　国民の健康の増進の目標に関する事項

三　次条第１項の都道府県健康増進計画及び同条第２項の市町村健康増進計画の策定に関する基本的な事項

四　第10条第１項の国民健康・栄養調査その他の健康の増進に関する調査及び研究に関する基本的な事項

五　健康増進事業実施者間における連携及び協力に関する基本的な事項

六　食生活、運動、休養、飲酒、喫煙、歯の健康の保持その他の生活習慣に関する正しい知識の普及に関する事項

七　その他国民の健康の増進の推進に関する重要事項　〈第３項以降　略〉

4 健康日本21(21世紀における国民健康づくり運動)の具体的な内容は？

健康増進法

Point

- 「たばこ」などの生活習慣に対して科学的な目標が設定されています
- 2013（平成25）年から健康日本21（第２次）として取り組まれています

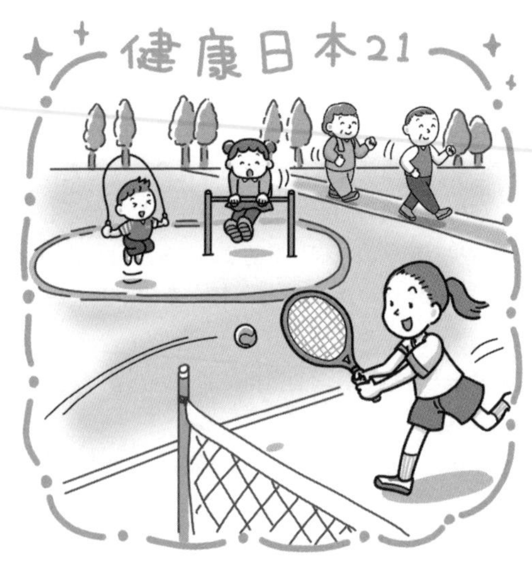

解説

❶ 目標

健康日本21の目標を設定するなかで、多数の専門家および関係者が現状と課題について共通認識を得る過程を経て、指標と評価の目安として目標が設定されています。

具体的には、「栄養・食生活」「身体活動・運動」「休養・こころの健康づくり」「たばこ」「アルコール」「歯の健康」「糖尿病」「循環器病」「がん」について各々目標が設定されています。例として「たばこ」と「糖尿病」の２つをあげておきます。

「たばこ」の目標は、たばこの健康影響についての十分な知識の普及、未成年者の喫煙防止(防煙)、受動喫煙の害を排除し、減少させるための環境づくり（分煙)、禁煙希望者に対する禁煙支援について設定されています。「糖尿病」の目標は、糖尿病の一次予防の推進を図る観点から、糖尿病危険因子の回避（成人肥満者の減少、日常生活における歩数の増加など)、糖尿病検診の受診者の増加割合・異常所見者の後指導の割合などについて設定し、あわせて、生活習慣の改善が糖尿病有病者の減少に及ぼす影響について推計しています。

❷ 地域等における健康づくり運動の推進

地域で健康づくりを推進していくには、住民、健康に関連する関係機関・関係団体の参加を得て、地域の実情に応じた健康づくりの具体的な計画が策定される必要があります。また、運動の推進には、関係機関・関係団体等が取り組みを継続的に実施していくために、医療保険者、保健医療機関、教育関係機関、マスメディア、企業、ボランティア団体などの健康関連の関係機関・関係団体などから構成される推進組織（例：健康日本21推進フォーラム）の設置や、既存の組織を活用も考慮することになっています。

保健所は管内における関係機関、関係団体などの連携を推進するための中核機関としての役割を担う必要があります。さらに、国は地域等の取り組みを支援するため、全国的な推進体制の整備、普及啓発の実施、保健事業の連携の推進などの取り組みを実施するほか、必要な財政的支援を行うことになっています。

❸ 健康日本21（第２次）

2000（平成12）年から2010（平成22）年までの計画である「21世紀における国民健康づくり運動（健康日本21）」は、途中の改定を経て2012（平成24）年度末で終了となりました。そこで、2013（平成25）年度から始まる新たな計画の策定にあわせて、厚生労働大臣の定める基本方針が改正されました。

これに伴い、「21世紀における国民健康づくり運動（健康日本21（第２次））」について、国民の健康の増進の推進に関する基本的な方向が次のように示されています。

1．健康寿命の延伸と健康格差の縮小
2．生活習慣病の発症予防と重症化予防の徹底（ＮＣＤ（非感染性疾患）の予防）
（注）がん、循環器疾患、糖尿病およびＣＯＰＤ（慢性閉塞性肺疾患、喫煙習慣等で発症する肺の炎症性疾患）は、国際的には、これら４つの疾患を重要なＮＣＤ（非感染性疾患）として捉え、予防・管理のための対策が重視されている。
3．社会生活を営むために必要な機能の維持および向上
4．健康を支え、守るための社会環境の整備
5．栄養・食生活、身体活動・運動、休養、飲酒、喫煙および歯・口腔の健康に関する生活習慣および社会環境の改善

国家試験にChallenge！

問題 21世紀における第二次国民健康づくり運動〈健康日本21（第二次）〉では、（　　）分野53項目の目標が設定された。（　　）に入る数値はどれか。（第111回看護師　午後32問）

（1）4　（2）5　（3）6　（4）7

解答 正答（2）

5 特定健康診査・特定保健指導は一般の健診となにが違うのですか？

高齢者の医療の確保に関する法律

Point

- メタボリックシンドロームに着目した健診・保健指導です
- 生活習慣の改善による予防効果が期待できます

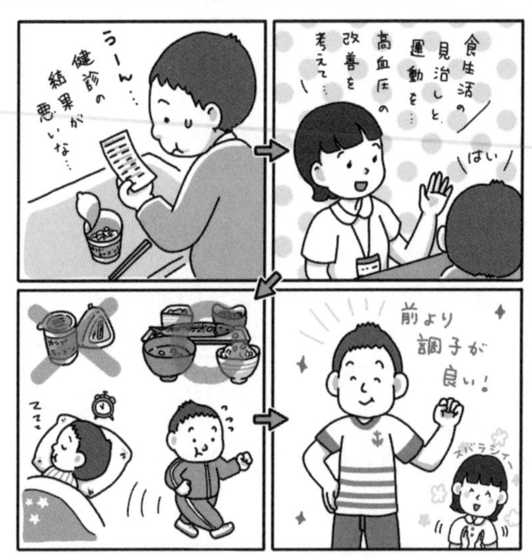

う～ん…
健診の結果が悪いな…
食生活の見治しと運動を…
高血圧の改善を考えて…
はい
前より調子が良い！
スバラシイー

解説

健康日本21が推進される一方で、糖尿病などの生活習慣病の有病者・予備群が増加しているのが現状です。そこで、生活習慣病予防のために「高齢者の医療の確保に関する法律」に基づいて、医療保険者は2008（平成20）年４月から「特定健康診査・特定保健指導」を実施することになりました。内臓脂肪症候群（メタボリックシンドローム）の概念を導入し、対象者（40－74歳）のうち保健指導を必要とする者を抽出するための健診（特定健康診査）を行い、健診受診者全員を対象として、生活習慣病のリスクごとに保健指導（特定保健指導）が実施されます。

❶ 特定健康診査

特定健康診査は、メタボリックシンドローム（内臓脂肪症候群）に着目した健診で、以下の項目を実施します。

＜基本項目＞質問票（服薬歴、喫煙歴など）、身体計測（身長、体重、BMI、腹囲）、血圧測定、理学的検査（身体診察）、検尿（尿糖、尿蛋白）、血液検査；脂質検査（中性

脂肪、HDL コレステロール、LDL コレステロール)、血液検査：血糖検査（空腹時血糖または HbA1c)、血液検査：肝機能検査（GOT、GPT、γ—GTP）

さらに、医師が必要と認めた場合に、心電図、眼底検査、貧血検査（赤血球、血色素量、ヘマトクリット値）を実施します。

❷ 特定保健指導

特定健康診査の結果から、生活習慣病の発症リスクが高く、生活習慣の改善による生活習慣病の予防効果が期待できる者に対して、生活習慣を見直すサポートをします。特定保健指導には、リスクの程度に応じて、動機付け支援と積極的支援があります。おおよその流れは次のとおりです。

1．初回面接：個別面接20分以上、または８名以下のグループ面接で80分以上
　医師・保健師・管理栄養士などの専門職が、対象者にあわせた実践的な助言をします。

2．自分自身で「行動目標」を設定し、それに沿って生活習慣の改善を実践

3．（積極的支援の場合）面接、電話、メールなどを用いて、生活習慣の改善を応援（約３か月以上）

4．実績評価
　面接・電話・メールなどで健康状態・生活習慣（改善状況）を確認（６か月後）

関係法令

●高齢者の医療の確保に関する法律

第18条　厚生労働大臣は、特定健康診査（糖尿病その他の政令で定める生活習慣病に関する健康診査をいう。以下同じ。）及び特定保健指導（特定健康診査の結果により健康の保持に努める必要がある者として厚生労働省令で定めるものに対し、保健指導に関する専門的知識及び技術を有する者として厚生労働省令で定めるものが行う保健指導をいう。以下同じ。）の適切かつ有効な実施を図るための基本的な指針（以下「特定健康診査等基本指針」という。）を定めるものとする。

2　特定健康診査等基本指針においては、次に掲げる事項を定めるものとする。

一　特定健康診査及び特定保健指導（以下「特定健康診査等」という。）の実施方法に関する基本的な事項

二　特定健康診査等の実施及びその成果に係る目標に関する基本的な事項

三　前２号に掲げるもののほか、次条第１項に規定する特定健康診査等実施計画の作成に関する重要事項

第20条　保険者は、特定健康診査等実施計画に基づき、厚生労働省令で定めるところにより、40歳以上の加入者に対し、特定健康診査を行うものとする。（略）

第24条　保険者は、特定健康診査等実施計画に基づき、厚生労働省令で定めるところにより、特定保健指導を行うものとする。

第6章

感染症の予防、まん延防止に関する法律・制度

感染症の予防及び感染症の患者に対する医療に関する法律（感染症法）

1 感染症法の目的や理念はどのようなものですか？

感染症の予防及び感染症の患者に対する医療に関する法律

Point

- 目的は感染症の発生予防とまん延防止を図ることで、公衆衛生の向上・増進を図ることです
- 基本理念は感染症患者の人権を尊重して、感染症の発生予防・まん延防止のための施策を進めることです

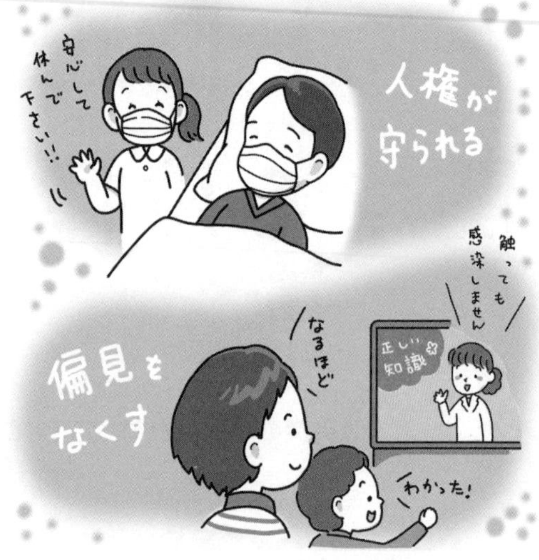
安心して休んで下さい!!
人権が守られる
触っても感染しません
なるほど
正しい知識
偏見をなくす
わかった!

解説

既知の感染症の再興や新型コロナウイルス感染症などの新興感染症の発生予防とまん延の防止のために、必要な措置について定められています。感染症法と略されて呼ばれますが、「感染症の予防及び感染症の患者に対する医療に関する法律」が正式な名称です。

❶ 法の前文

日本国憲法には前文がおかれていますね。この法律にも前文がおかれています。前文は、条文本体の前におかれ、その法令の制定の趣旨、理念、目的などを記述したものです。具体的な規範を規定しているものではありませんが、条文の解釈の基準となるもので、感染症法では、第１条、第２条に述べられている立法目的、基本理念について、日本における感染症患者についての教訓や人権尊重に触れられています。

❷ 立法目的と基本理念

この法律の目的は、感染症の発生予防とまん延の防止を図ることによって公衆衛生の向上・増進を図ることです。そのために、感染症予防と感染症の患者に対する医療について必要な手続きを定めています。

法律の基本理念とは、法の基本的な考え方のことです。ここでは、感染症の患者がおかれている状況を理解し、感染症の患者の人権を尊重して、感染症の発生予防・まん延防止のための施策を国や地方公共団体が進めていくことを基本理念としています。

関係法令

●感染症の予防及び感染症の患者に対する医療に関する法律

人類は、これまで、疾病、とりわけ感染症により、多大の苦難を経験してきた。ペスト、痘そう、コレラ等の感染症の流行は、時には文明を存亡の危機に追いやり、感染症を根絶することは、正に人類の悲願と言えるものである。

医学医療の進歩や衛生水準の著しい向上により、多くの感染症が克服されてきたが、新たな感染症の出現や既知の感染症の再興により、また、国際交流の進展等に伴い、感染症は、新たな形で、今なお人類に脅威を与えている。

一方、我が国においては、過去にハンセン病、後天性免疫不全症候群等の感染症の患者等に対するいわれのない差別や偏見が存在したという事実を重く受け止め、これを教訓として今後に生かすことが必要である。

このような感染症をめぐる状況の変化や感染症の患者等が置かれてきた状況を踏まえ、感染症の患者等の人権を尊重しつつ、これらの者に対する良質かつ適切な医療の提供を確保し、感染症に迅速かつ適確に対応することが求められている。

ここに、このような視点に立って、これまでの感染症の予防に関する施策を抜本的に見直し、感染症の予防及び感染症の患者に対する医療に関する総合的な施策の推進を図るため、この法律を制定する。

第１条　この法律は、感染症の予防及び感染症の患者に対する医療に関し必要な措置を定めることにより、感染症の発生を予防し、及びそのまん延の防止を図り、もって公衆衛生の向上及び増進を図ることを目的とする。

第２条　感染症の発生の予防及びそのまん延の防止を目的として国及び地方公共団体が講ずる施策は、これらを目的とする施策に関する国際的動向を踏まえつつ、保健医療を取り巻く環境の変化、国際交流の進展等に即応し、新感染症その他の感染症に迅速かつ適確に対応することができるよう、感染症の患者等が置かれている状況を深く認識し、これらの者の人権を尊重しつつ、総合的かつ計画的に推進されることを基本理念とする。

2 感染症法で国民・医療従事者にはどのような責務がありますか？

感染症の予防及び感染症の患者に対する医療に関する法律

Point

- 国民は感染症患者の人権が損なわれることがないようにしなければなりません
- 医療従事者は国や地方公共団体が講ずる施策に協力して、感染予防に努めなければなりません

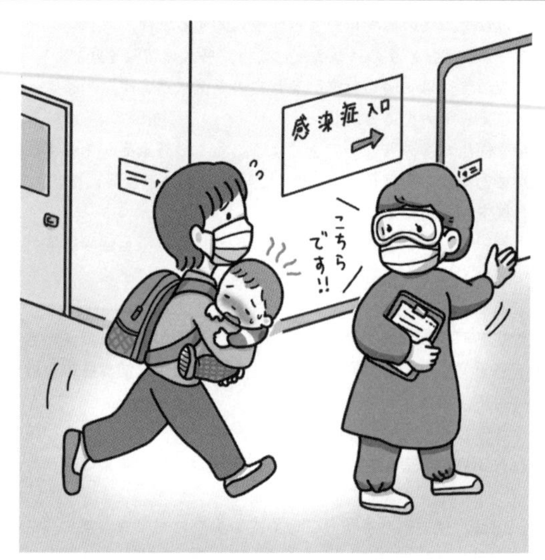

解説

基本理念にあるように、感染症の発生防止やまん延防止のために国や地方公共団体は施策を講じていくことになるのですが、感染症対策は国や地方公共団体などの公的機関だけが担うものではありませんね。国民一人ひとりが責任をもった行動を求められることはいうまでもないでしょう。

❶ 国民の責務

この法律の第４条には、「国民は、感染症に関する正しい知識をもち、その予防に必要な注意を払うよう努めるとともに、感染症の患者等の人権が損なわれることがないようにしなければならない」と述べられています。感染症について正しい知識をもち感染症予防のために注意を払うことは努力義務ですが、いわれのない偏見や差別によって感染症患者の人権が損なわれるようなことがないようにすることは義務とされています。

❷ 医療従事者の責務

医師をはじめとする医療関係者は、感染症予防のために国や地方公共団体が講ずる施策に協力して、感染症予防に力を尽くして役立てるように努めなければならないとされています。また、感染症患者がおかれている状況を理解し、良質かつ適切な医療を提供し、患者へ適切な説明を行い患者の理解を得るよう努めなければなりません。これは医療従事者にとっては当然のことかもしれませんね。また、病院、診療所、病原体などを扱う検査機関、老人福祉施設などの施設の開設者・管理者は、施設のなかで感染症が発生したり・まん延しないよう必要な措置を講ずるよう努めなければならないとされています。

関係法令

●感染症の予防及び感染症の患者に対する医療に関する法律

第４条　国民は、感染症に関する正しい知識を持ち、その予防に必要な注意を払うよう努めるとともに、感染症の患者等の人権が損なわれることがないようにしなければならない。

第５条　医師その他の医療関係者は、感染症の予防に関し国及び地方公共団体が講ずる施策に協力し、その予防に寄与するよう努めるとともに、感染症の患者等が置かれている状況を深く認識し、良質かつ適切な医療を行うとともに、当該医療について適切な説明を行い、当該患者等の理解を得るよう努めなければならない。

2　病院、診療所、病原体等の検査を行っている機関、老人福祉施設等の施設の開設者及び管理者は、当該施設において感染症が発生し、又はまん延しないように必要な措置を講ずるよう努めなければならない。

国家試験にChallenge！

問題 感染症の予防及び感染症の患者に対する医療に関する法律（感染症法）について正しいのはどれか。（第103回保健師　午後22問）

（1）予防接種を行う疾病を定めている。

（2）十分な説明と同意に基づいた入院勧告制度がある。

（3）特定感染症指定医療機関は都道府県知事が指定する。

（4）４類感染症を診断した医師は７日以内に届出を行わなければならない。

解答 正答（2）

3 感染症の類型はどのようなものですか？

感染症の予防及び感染症の患者に対する医療に関する法律

Point

- 感染症は一類から五類までの類型に位置付けられます

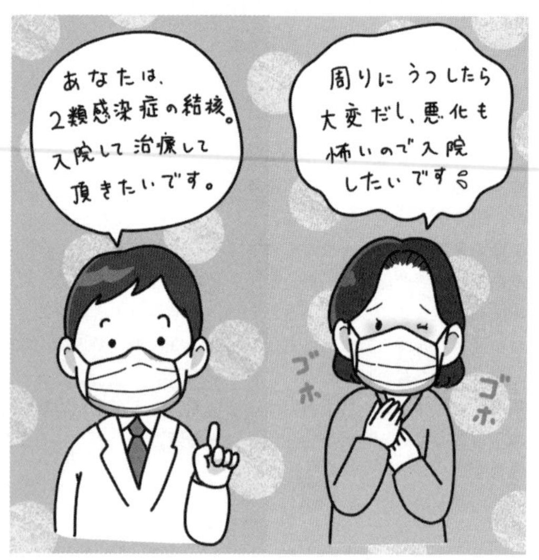
あなたは、
2類感染症の結核。
入院して治療して
頂きたいです。
周りにうつしたら
大変だし、悪化も
怖いので入院
したいです
ゴホ
ゴホ

解説

ここでは感染症法における感染症の類型（たとえば、三類感染症、新型インフルエンザ等感染症など）を簡単に整理しておきましょう。

❶ 感染症の類型

感染症は、感染力や罹患した場合の重篤性などから、一類から五類までの感染症の類型に位置付けられていて、感染症が発生したときなどの手順はあらかじめ法律で規定されています。その一方で、まだ感染症法に位置付けられていない感染症について、感染症法にのっとった措置を講ずる必要が生じたときには、あらたに「指定感染症」として、感染症名や、具体的な措置を個別に政令（法律の規定を実施するために内閣が制定する命令）で指定することができることになっています。この指定感染症について、新しい知見が得られた場合には、政令を改正することにより、あらかじめ決められている措置を変更することもできます。

関係法令

●感染症の予防及び感染症の患者に対する医療に関する法律

第6条　この法律において「感染症」とは、一類感染症、二類感染症、三類感染症、四類感染症、五類感染症、新型インフルエンザ等感染症、指定感染症及び新感染症をいう。

［表］感染症法の対象となる感染症の分類の考え方

分類	規定されている感染症	分類の考え方
一類感染症	エボラ出血熱、ペスト、ラッサ熱　等	感染力及び罹患した場合の重篤性からみた危険性が極めて高い感染症
二類感染症	結核、SARS、MERS、鳥インフルエンザ（H5N1、H7N9）　等	感染力及び罹患した場合の重篤性からみた危険性が高い感染症
三類感染症	コレラ、細菌性赤痢、腸チフス　等	特定の職業への就業によって感染症の集団発生を起こし得る感染症
四類感染症	狂犬病、マラリア、デング熱　等	動物、飲食物等の物件を介してヒトに感染する感染症
五類感染症	インフルエンザ、性器クラミジア感染症　等	国が感染症発生動向調査を行い、その結果等に基づいて必要な情報を国民一般や医療関係者に提供・公開していくことによって、発生・まん延を防止すべき感染症
新型インフルエンザ等感染症	新型インフルエンザ、再興型インフルエンザ、新型コロナウイルス感染症、再興型コロナウイルス感染症	・インフルエンザ又はコロナウイルス感染症のうち新たに人から人に伝染する能力を有することとなったもの ・かつて世界的規模で流行したインフルエンザ又はコロナウイルス感染症であってその後流行することなく長期間が経過しているもの

（厚生労働省資料）

国家試験にChallenge!

問題 感染症の予防及び感染症の患者に対する医療に関する法律〈感染症法〉に基づく五類感染症はどれか。2つ選べ。　（第108回看護師　午後86問）

（1）後天性免疫不全症候群〈AIDS〉　（2）腸管出血性大腸菌感染症

（3）つつが虫病　（4）日本脳炎

（5）梅　毒

解答　正答　（1）、（5）

4 感染症法の新型インフルエンザ等感染症とはなんですか？

感染症の予防及び感染症の患者に対する医療に関する法律

Point

- 新型インフルエンザ等とは、新型インフルエンザ、再興型インフルエンザ、新型コロナウイルス感染症、再興型コロナウイルス感染症の４つをいいます
- 国民が免疫を獲得していないため、国民の生命・健康に重大な影響を与えるおそれがあるものをいいます

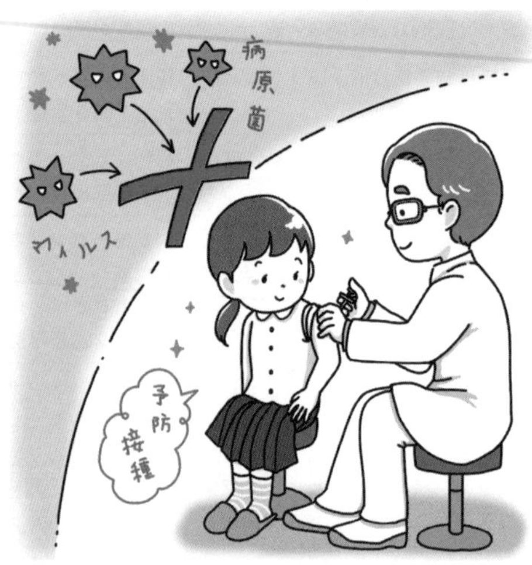

解説

従来の季節性のインフルエンザに対して多くの人は免疫をもつといわれています。ところが、インフルエンザを引き起こす病原体はウイルスなので突然変異を起こす可能性があります。たとえば2009（平成21）年の春に発生した新型インフルエンザ（A/H1N1）は誰も免疫をもたなかったと考えられています。

❶ 新型インフルエンザ

人から人に伝染する能力をもつ新たなウイルスを病原体とするインフルエンザで、一般に国民が免疫を獲得していないために、全国的かつ急速な感染の拡大により国民の生命・健康に重大な影響を与えるおそれがあるものをいいます。

❷ 再興型インフルエンザ

かつて世界的規模で流行したインフルエンザで、その後流行することなく長期間が経

過しているものとして厚生労働大臣が定めるものが再興したものであって、一般に現在の国民の大部分が免疫を獲得していないため、全国的かつ急速な感染の拡大により国民の生命・健康に重大な影響を与えるおそれがあるものをいいます。

❸ 新型コロナウイルス感染症

新たに人から人に伝染する能力を有することとなったコロナウイルスを病原体とする感染症であって、一般に国民が免疫を獲得していないことから、全国的かつ急速な感染の拡大により国民の生命・健康に重大な影響を与えるおそれがあるものをいいます。

❹ 再興型コロナウイルス感染症

かつて世界的規模で流行したコロナウイルスを病原体とする感染症で、その後流行することなく長期間が経過しているものとして厚生労働大臣が定めるものが再興したものであって、一般に現在の国民の大部分が免疫を獲得していないため、全国的かつ急速な感染の拡大により国民の生命および健康に重大な影響を与えるおそれがあると認められるものをいいます。

関係法令

●感染症の予防及び感染症の患者に対する医療に関する法律

第６条〈第１項～第６項　略〉

7　この法律において「新型インフルエンザ等感染症」とは、次に掲げる感染性の疾病をいう。

一　新型インフルエンザ（新たに人から人に伝染する能力を有することとなったウイルスを病原体とするインフルエンザであって、一般に国民が当該感染症に対する免疫を獲得していないことから、当該感染症の全国的かつ急速なまん延により国民の生命及び健康に重大な影響を与えるおそれがあると認められるものをいう。）

二　再興型インフルエンザ（かつて世界的規模で流行したインフルエンザであってその後流行することなく長期間が経過しているものとして厚生労働大臣が定めるものが再興したものであって、一般に現在の国民の大部分が当該感染症に対する免疫を獲得していないことから、当該感染症の全国的かつ急速なまん延により国民の生命及び健康に重大な影響を与えるおそれがあると認められるものをいう。）

三　新型コロナウイルス感染症（新たに人から人に伝染する能力を有することとなったコロナウイルスを病原体とする感染症であって、一般に国民が当該感染症に対する免疫を獲得していないことから、当該感染症の全国的かつ急速なまん延により国民の生命及び健康に重大な影響を与えるおそれがあると認められるものをいう。）

四　再興型コロナウイルス感染症（かつて世界的規模で流行したコロナウイルスを病原体とする感染症であってその後流行することなく長期間が経過しているものとして厚生労働大臣が定めるものが再興したものであって、一般に現在の国民の大部分が当該感染症に対する免疫を獲得していないことから、当該感染症の全国的かつ急速なまん延により国民の生命及び健康に重大な影響を与えるおそれがあると認められるものをいう。）

5 感染症法の指定感染症・新感染症とはなんですか？

感染症の予防及び
感染症の患者に対する
医療に関する法律

Point

- 指定感染症は政令で１年以内に限り定めることができます
- 新感染症は、国は必要な情報を逐次公表します

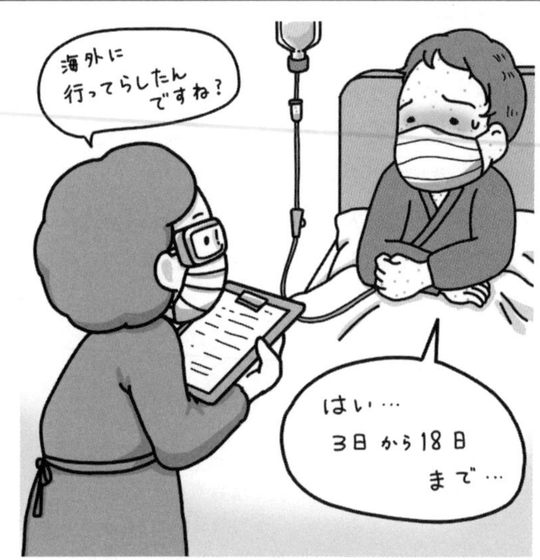
海外に
行ってらしたん
ですね？
はい…
3日から18日
まで…

解説

❶ 指定感染症

一類感染症、二類感染症、三類感染症および新型インフルエンザ等感染症に分類されない既知の感染症のなかで、一類感染症、二類感染症、三類感染症に準じた取り扱いの必要があるものとして政令で定める感染症です。

人から人に伝染する疾病であって、すでに知られている感染性の疾病とその病状または治療の結果が明らかに異なるもので、罹患した場合の病状の程度が重篤であり、感染の拡大により国民の生命・健康に重大な影響を与えるおそれがあるものをいいます。指定感染症については、１年以内の政令で定める期間に限られており、この期間は、１年以内の政令で定める期間に限り延長することができます。

❷ 新型コロナウイルス感染症の取り扱い

今般の新型コロナウイルス（病原体がベータコロナウイルス属コロナウイルスであるもの）についても、2020（令和２）年１月から指定感染症として取り扱われていました

が、期限の定めなく必要な対策を講じられるよう、感染症法の改正により「新型インフルエンザ等感染症」に「新型コロナウイルス感染症」が追加され、2021（令和３）年２月に「指定感染症」から「新型インフルエンザ等感染症」に変更されています。

❸ 新感染症

人から人に伝染する疾病であって、すでに知られている感染性の疾病とその病状または治療の結果が明らかに異なるもので、罹患した場合の病状の程度が重篤で、感染の拡大により国民の生命・健康に重大な影響を与えるおそれがあるものをいいます。

厚生労働大臣は、新感染症が発生したときは、発生した地域を公表し、感染症に関する情報の分析を行い、感染症の発生の状況、動向・原因に関する情報、感染症の予防および治療に必要な情報を新聞、放送、インターネットなどの適切な方法で積極的に公表し、そのほかに、病原体の検査方法、症状、診断・治療、感染の防止の方法について、個人情報の保護に留意しつつ、必要な情報を逐次公表しなければなりません。新感染症の情報の収集および分析により、新感染症の固有の病状、感染拡大防止のために講ずべき措置を示すことができるようになったときは、政令で定めるところにより、１年以内の政令で定める期間に限り、一類感染症とみなした対応をしなければなりません。

関係法令

●感染症の予防及び感染症の患者に対する医療に関する法律

第６条 〈第１項～第７項 略〉

８ この法律において「指定感染症」とは、既に知られている感染性の疾病（一類感染症、二類感染症、三類感染症及び新型インフルエンザ等感染症を除く。）であって、第３章から第７章までの規定の全部又は一部を準用しなければ、当該疾病のまん延により国民の生命及び健康に重大な影響を与えるおそれがあるものとして政令で定めるものをいう。

９ この法律において「新感染症」とは、人から人に伝染すると認められる疾病であって、既に知られている感染性の疾病とその病状又は治療の結果が明らかに異なるもので、当該疾病にかかった場合の病状の程度が重篤であり、かつ、当該疾病のまん延により国民の生命及び健康に重大な影響を与えるおそれがあると認められるものをいう。

第44条の６ 厚生労働大臣は、新感染症が発生したと認めたときは、速やかに、その旨及び発生した地域を公表するとともに、当該新感染症について、第16条の規定による情報の公表を行うほか、病原体の検査方法、症状、診断及び治療並びに感染の防止の方法、この法律の規定により実施する措置その他の当該新感染症の発生の予防又はそのまん延の防止に必要な情報を新聞、放送、インターネットその他適切な方法により逐次公表しなければならない。

第53条 国は、新感染症に係る情報の収集及び分析により、当該新感染症の固有の病状及びまん延の防止のために講ずべき措置を示すことができるようになったときは、速やかに、政令で定めるところにより、新感染症及び新感染症の所見がある者を１年以内の政令で定める期間に限り、それぞれ、一類感染症及び一類感染症の患者とみなして第３章から第６章まで、第10章、第13章及び第14章の規定の全部又は一部を適用する措置を講じなければならない。＜第２項以降 略＞

6 感染症指定医療機関とはなんですか？

感染症の予防及び感染症の患者に対する医療に関する法律

Point

- 感染症患者に良質かつ適切な医療を提供し、重症化を防ぐことを担当します
- 第一種、第二種は都道府県知事、特定は厚生労働大臣が指定します

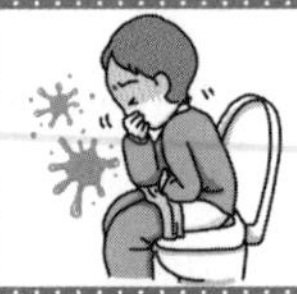

第一種感染症指定医療機関

・都道府県知事が、原則として都道府県ごとに一か所指定

・全国に56医療機関、112床

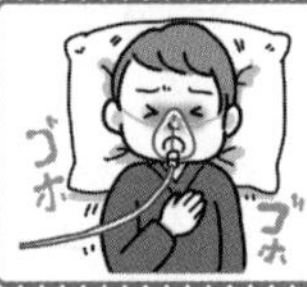

第二種感染症指定医療機関

・都道府県知事が、原則として二次医療圏ごとに一か所指定

・全国に531医療機関、5,209床

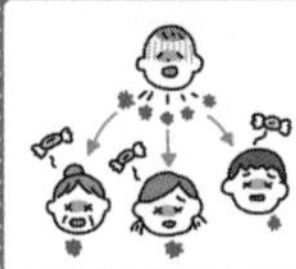

特定感染症指定医療機関

・厚生労働大臣が指定

・全国に4医療機関、10床

（2021（令和３）年10月現在）

解説

感染症指定医療機関は、感染症患者に対し早期に良質かつ適切な医療を提供し、その重症化を防ぐことを担当する医療機関として、厚生労働大臣、都道府県知事が指定するもので、感染症の類型などに応じて、特定感染症指定医療機関、第一種感染症指定医療機関、第二種感染症指定医療機関に区分され、厚生労働大臣の定める基準に従って指定されます。

❶ 第一種感染症指定医療機関

一類感染症（エボラ出血熱、クリミア・コンゴ出血熱、痘そう、南米出血熱、ペスト、マールブルグ病、ラッサ熱）、二類感染症（急性灰白髄炎、結核、ジフテリア、重症急性呼吸器症候群、中東呼吸器症候群、鳥インフルエンザ）、新型インフルエンザ等感染症の患者の入院を担当する医療機関です。医療機関の開設者の同意を得て、都道府県知事が、原則として都道府県ごとに１か所指定します。全国に56医療機関、112床あります（2021（令和３）年10月１日現在）。

❷ 第二種感染症指定医療機関

二類感染症、新型インフルエンザ等感染症の患者の入院を担当させる医療機関です。医療機関の開設者の同意を得て、都道府県知事が、二次医療圏ごとに原則として１か所指定します。全国に531医療機関、5,209床あります（2021（令和３）年10月１日現在）。

❸ 特定感染症指定医療機関

新感染症（人から人に伝染する疾病で、既知の感染症とは異なるもので、病状の程度が重篤、まん延により国民の生命および健康に重大な影響を与えるおそれがあるもの）の所見がある者、一類感染症、二類感染症、新型インフルエンザ等感染症の患者の入院を担当する医療機関をいいます。医療機関の開設者の同意を得て、厚生労働大臣が指定します。全国で４医療機関、10床あります（2021（令和３）年10月１日現在）。

関係法令

●感染症の予防及び感染症の患者に対する医療に関する法律

第６条 〈第１項～第11項 略〉

12 この法律において「感染症指定医療機関」とは、特定感染症指定医療機関、第一種感染症指定医療機関、第二種感染症指定医療機関及び結核指定医療機関をいう。

13 この法律において「特定感染症指定医療機関」とは、新感染症の所見がある者又は一類感染症、二類感染症若しくは新型インフルエンザ等感染症の患者の入院を担当させる医療機関として厚生労働大臣が指定した病院をいう。

14 この法律において「第一種感染症指定医療機関」とは、一類感染症、二類感染症又は新型インフルエンザ等感染症の患者の入院を担当させる医療機関として都道府県知事が指定した病院をいう。

15 この法律において「第二種感染症指定医療機関」とは、二類感染症又は新型インフルエンザ等感染症の患者の入院を担当させる医療機関として都道府県知事が指定した病院をいう。

7 感染症の発生状況などの調査は誰がするのですか？

感染症の予防及び感染症の患者に対する医療に関する法律

Point

- 都道府県知事・厚生労働大臣は都道府県・国の職員に感染症に関する必要な調査をさせることができます
- 都道府県・国の職員は患者などに対し感染症の病原体の提出、検体の採取を求めることができます

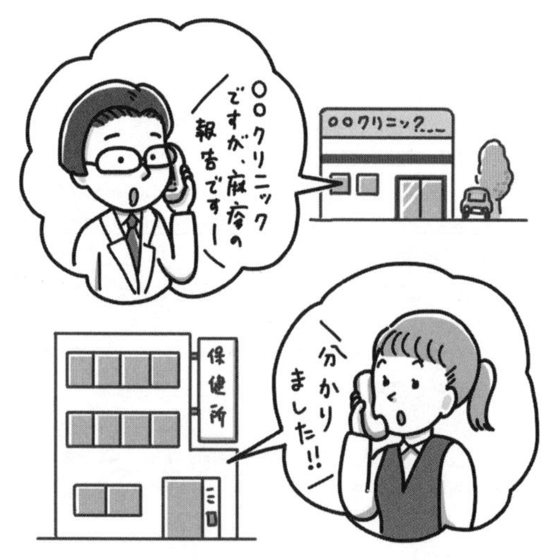
○○クリニックですが、麻疹の報告です—
○○クリニック
保健所
分かりました!!

解説

感染症の患者など（疑似症患者、無症状病原体保有者、新感染症の所見がある者などを含む）は、医療機関などで医療の管理のもとに置かれていれば、感染予防・まん延防止が図れますが、現実には、普段通りの社会生活を続けている場合も少なくありません。そのような状況に対処するために、国・地方公共団体に責務が課されています。

❶ 感染症の発生の状況、動向及び原因の調査

都道府県知事・厚生労働大臣は、感染症の発生予防、感染症の発生の状況・動向及び原因の把握の必要があるときは、都道府県・国の職員に、一類感染症、二類感染症、三類感染症、四類感染症、五類感染症もしくは新型インフルエンザ等感染症の患者（疑似症患者、無症状病原体保有者、新感染症の所見がある者などを含む）に質問させるなど、必要な調査をさせることができます。

また、必要があるときは、都道府県・国の職員は、感染症の類型に応じて患者など（疑似症患者、無症状病原体保有者、新感染症の所見がある者を含む）に対し検体・感染症の病原体の採取・提出を求めることができます。提出を受けた検体・感染症の病原体、職員が採取した検体について、検査を実施しなければなりません。

都道府県知事または厚生労働大臣は、一類感染症、二類感染症もしくは新型インフルエンザ等感染症の患者または新感染症の所見がある者が職員の質問または必要な調査に対して正当な理由がなく協力しない場合は、その患者等に対し、当該質問または必要な調査に応ずべきことを命ずることができます。ただし、この命令は、感染症の発生予防・まん延防止のため必要な最小限度のものでなければなりません。命令をする場合には、命令をする理由などを書面により通知しなければならないことになっています。

関係法令

●感染症の予防及び感染症の患者に対する医療に関する法律

第15条　都道府県知事は、感染症の発生を予防し、又は感染症の発生の状況、動向及び原因を明らかにするため必要があると認めるときは、当該職員に一類感染症、二類感染症、三類感染症、四類感染症、五類感染症若しくは新型インフルエンザ等感染症の患者、疑似症患者若しくは無症状病原体保有者、新感染症の所見がある者又は感染症を人に感染させるおそれがある動物若しくはその死体の所有者若しくは管理者その他の関係者に質問させ、又は必要な調査をさせることができる。

〈第２項　略〉

３　都道府県知事は、必要があると認めるときは、第１項の規定による必要な調査として当該職員に次の各号に掲げる者に対し当該各号に定める検体若しくは感染症の病原体を提出し、若しくは当該職員による当該検体の採取に応じるべきことを求めさせ、又は第１号から第３号までに掲げる者の保護者（親権を行う者又は後見人をいう。以下同じ。）に対し当該各号に定める検体を提出し、若しくは当該各号に掲げる者に当該職員による当該検体の採取に応じさせるべきことを求めさせることができる。

〈第１号以降　略〉

第16条の３　都道府県知事は、一類感染症、二類感染症又は新型インフルエンザ等感染症のまん延を防止するため必要があると認めるときは、第15条第３項第１号に掲げる者に対し同号に定める検体を提出し、若しくは当該職員による当該検体の採取に応じるべきことを勧告し、又はその保護者に対し当該検体を提出し、若しくは同号に掲げる者に当該職員による当該検体の採取に応じさせるべきことを勧告することができる。ただし、都道府県知事がその行おうとする勧告に係る当該検体（その行おうとする勧告に係る当該検体から分離された同号に規定する感染症の病原体を含む。以下この項において同じ。）を所持している者からその行おうとする勧告に係る当該検体を入手することができると認められる場合においては、この限りでない。

8 感染症法の情報の収集・公表についてどのように定められていますか？

感染症の予防及び
感染症の患者に対する
医療に関する法律

Point

- 診断した医師から保健所、都道府県、厚生労働省に報告されます
- 厚生労働大臣と都道府県知事は収集した情報を分析し、積極的に公表しなければなりません

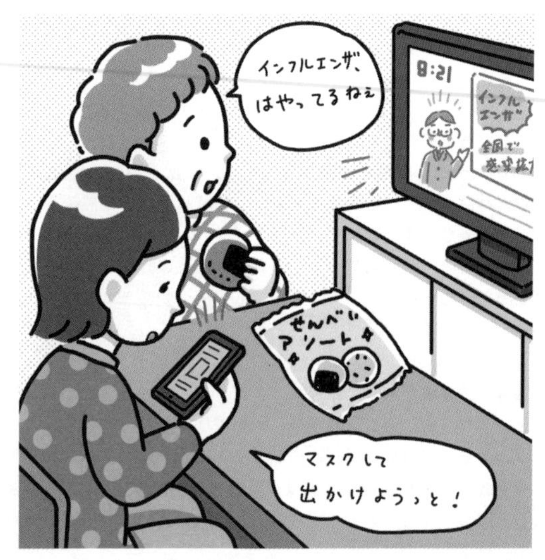

インフルエンザ、
はやってるねぇ
8:21
インフルエンザ
全国で
感染拡大
せんべい
アソート
マスクして
出かけようっと！

解説

感染症法の立法目的、基本理念の１つに感染症のまん延の防止がありましたね。そのために感染状況を把握する必要があります。感染症かどうかを診断した医師は最寄りの保健所長を経由して地方公共団体（都道府県など）に届け出る義務があります。

❶ 医師の届出

一類感染症の患者、二類感染症、三類感染症または四類感染症の患者または無症状病原体保有者、厚生労働省令で定める五類感染症（侵襲性髄膜炎菌感染症、風しん、麻しん）、新型インフルエンザ等感染症の患者および新感染症にかかっていると疑われる者を診断した医師は、直ちにその者の氏名、年齢、性別、職業、住所、感染症名および症状、診断方法、診断日、感染したと推定される日、感染した原因・感染経路などを最寄りの保健所を通じて都道府県に届け出なければなりません。厚生労働省令で定める五類感染症（アメーバ赤痢、ウイルス性肝炎（E型肝炎及びA型肝炎を除く）、カルバペネ

ム耐性腸内細菌科細菌感染症など）の患者を診断したときも、同様に届け出なければなりません。

❷ 都道府県知事の役割

届出を受けた都道府県知事は、一類感染症の患者、二類感染症、三類感染症又は四類感染症の患者または無症状病原体保有者、厚生労働省令で定める五類感染症（侵襲性髄膜炎菌感染症、風しん、麻しん）、新型インフルエンザ等感染症の患者および新感染症患者（感染疑い含む）については直ちに、厚生労働大臣に報告しなければなりません。厚生労働省令で定める五類感染症（アメーバ赤痢、ウイルス性肝炎（E型肝炎及びA型肝炎を除く）、カルバペネム耐性腸内細菌科細菌感染症など）の患者については、7日以内に厚生労働大臣に報告しなければなりません。

さらに、都道府県知事は、感染症患者などが管轄区域外に居住している者なら居住する都道府県知事に届け出の内容を通報しなければなりません（例：神奈川県内の医療機関の医師が埼玉県在住の患者を診断した場合、届け出は神奈川県知事が受けるが、神奈川県知事は患者の住所地のある埼玉県の知事に通報する）。

❸ 情報の公表

厚生労働大臣と都道府県知事は、収集した感染症に関する情報について分析を行い、感染症の発生の状況、動向、原因に関する情報や感染症の予防、治療に必要な情報を新聞、放送、インターネットなどの方法により個人情報の保護に留意しつつ、積極的に公表しなければならなりません。

関係法令

●感染症の予防及び感染症の患者に対する医療に関する法律

第12条　医師は、次に掲げる者を診断したときは、厚生労働省令で定める場合を除き、第1号に掲げる者については直ちにその者の氏名、年齢、性別その他厚生労働省令で定める事項を、第2号に掲げる者については7日以内にその者の年齢、性別その他厚生労働省令で定める事項を最寄りの保健所長を経由して都道府県知事（保健所を設置する市又は特別区（以下「保健所設置市等」という。）にあっては、その長。（略））に届け出なければならない。

一　一類感染症の患者、二類感染症、三類感染症又は四類感染症の患者又は無症状病原体保有者、厚生労働省令で定める五類感染症又は新型インフルエンザ等感染症の患者及び新感染症にかかっていると疑われる者

二　厚生労働省令で定める五類感染症の患者（厚生労働省令で定める五類感染症の無症状病原体保有者を含む。）

2　前項の規定による届出を受けた都道府県知事は、同項第1号に掲げる者に係るものについては直ちに、同項第2号に掲げる者に係るものについては厚生労働省令で定める期間内に当該届出の内容を厚生労働大臣に報告しなければならない。

第16条　厚生労働大臣及び都道府県知事は、第12条から前条までの規定により収集した感染症

に関する情報について分析を行い、感染症の発生の状況、動向及び原因に関する情報並びに当該感染症の予防及び治療に必要な情報を新聞、放送、インターネットその他適切な方法により積極的に公表しなければならない。

〈第２項、第３項　略〉

４　第１項の規定による情報の公表又は前項の規定による情報の提供を行うに当たっては、個人情報の保護に留意しなければならない。

国家試験にChallenge！

問題 感染症と保健所への届出期間の組合せで正しいのはどれか。

（第107回看護師　午後76問）

（１）結　核 ― 診断後7日以内

（２）梅　毒 ― 診断後直ちに

（３）E型肝炎 ― 診断後直ちに

（４）腸管出血性大腸菌感染症 ― 診断後7日以内

（５）後天性免疫不全症候群〈AIDS〉― 診断後直ちに

解答　正答（３）

関係法令

●感染症の予防及び感染症の患者に対する医療に関する法律

第17条　都道府県知事は、一類感染症、二類感染症、三類感染症又は新型インフルエンザ等感染症のまん延を防止するため必要があると認めるときは、当該感染症にかかっていると疑うに足りる正当な理由のある者に対し当該感染症にかかっているかどうかに関する医師の健康診断を受け、又はその保護者に対し当該感染症にかかっていると疑うに足りる正当な理由のある者に健康診断を受けさせるべきことを勧告することができる。

２　都道府県知事は、前項の規定による勧告を受けた者が当該勧告に従わないときは、当該勧告に係る感染症にかかっていると疑うに足りる正当な理由のある者について、当該職員に健康診断を行わせることができる。

9 感染が疑われる人に診察を受けてもらうためにできることは？

感染症の予防及び
感染症の患者に対する
医療に関する法律

Point

● 都道府県知事は感染症の疑いがある人に対し、医師の健康診断を受けることを勧告することができます

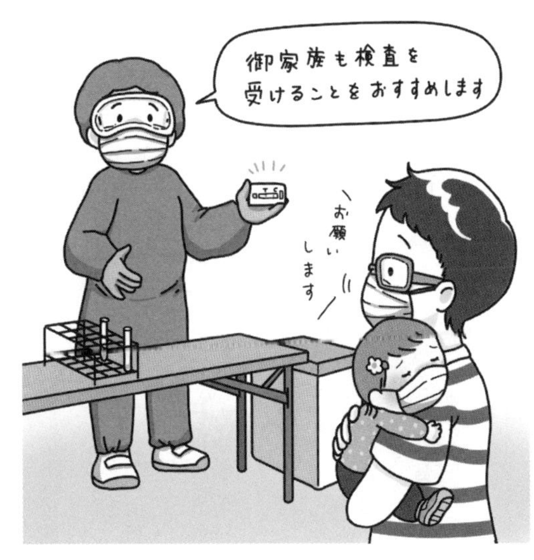

御家族も検査を
受けることをおすすめします
お願いします

解説

発熱したり、咳が出たりすると感染症に罹患しているのではないかと不安になりますよね。そんなとき、皆さんはどうされますか。感染症の疑いがあるときは、無理をしないで十分に注意を払ったうえで医療機関に受診するなどして医師の診断を受けることが基本になりますよね。

❶ 健康診断

都道府県知事は、一類感染症、二類感染症、三類感染症または新型インフルエンザ等感染症のまん延を防止するための必要があるときは、感染症にかかっていると疑うに足りる正当な理由のある者（たとえば、感染者との濃厚接触のあとに発熱などの症状があるなど）に対して医師の健康診断を受けることを勧告することができることになっています。また、この勧告に従わないときは、都道府県の行政職員に健康診断を行わせることができることになっています。〈第17条、前ページ下段参照〉

10 まん延防止のために就業の制限や入院の勧告ができますか？

感染症の予防及び感染症の患者に対する医療に関する法律

Point

- 都道府県は就業制限の通知や入院の勧告、勧告に従わない場合は入院をさせることができます
- ただし、これらの措置には適切な説明が必要で、最低限度のものでなくてはなりません

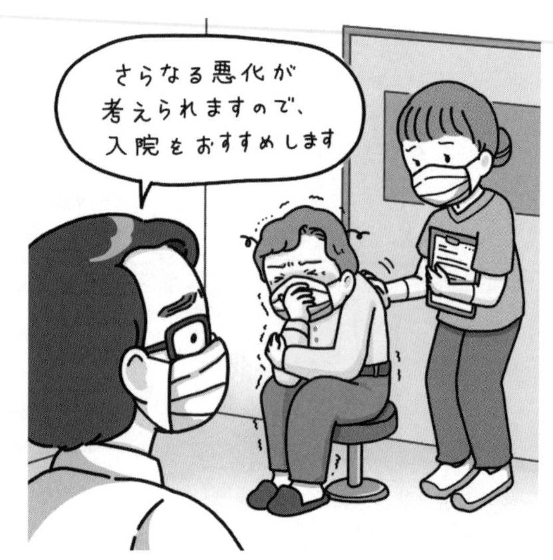
さらなる悪化が
考えられますので、
入院をおすすめします

解説

医療機関などを受診して感染していることが判明したら、皆さんならどうしますか。もし、看護師として医療機関で働いていたとしたら、どうしたらいいでしょう。

❶ 就業制限

都道府県知事は、一類感染症の患者および二類感染症、三類感染症または新型インフルエンザ等感染症の患者、無症状病原体保有者に係る届け出を受けたときは、就業制限とその期間に関する事項、就業制限に違反した場合に罰金に処される旨、就業制限の対象でなくなったことの確認を求めることができる旨を書面で通知することができます。この通知を受けた者は感染症をまん延させる可能性がなくなるまで仕事に従事することはできず、従事できない対象期間でなくなったかどうかの確認を求めることができます。

❷ 入院

都道府県知事は、一類感染症のまん延を防止する必要があると認めるときは、感染症の患者に対し特定感染症指定医療機関または第一種感染症指定医療機関に入院することを勧告することができます。この勧告をする場合には、都道府県知事は、患者に対し適切な説明を行い、理解を得るよう努めなければなりません。もし、勧告を受けた者が勧告に従わないときは、患者を特定感染症指定医療機関、第一種感染症指定医療機関に入院させることができますが、この入院期間は、72時間を超えてはならないことになっています。

さらに、入院している者に対し10日以内の期間を定めて特定感染症指定医療機関または第一種感染症指定医療機関に入院すべきことを勧告することができます。この勧告に従わない場合は、10日以内の期間を定めて入院させることができ、その入院期間を延長することもできます。

これらの措置は、感染症の発生予防とまん延防止に必要な最低限度のものでなければならず、病原体を保有していないことが確認されたときは退院させなければならないことになっています。

関係法令

●感染症の予防及び感染症の患者に対する医療に関する法律

第18条　都道府県知事は、一類感染症の患者及び二類感染症、三類感染症又は新型インフルエンザ等感染症の患者又は無症状病原体保有者に係る第12条第１項の規定による届出を受けた場合において、当該感染症のまん延を防止するため必要があると認めるときは、当該者又はその保護者に対し、当該届出の内容その他の厚生労働省令で定める事項を書面により通知することができる。

2　前項に規定する患者及び無症状病原体保有者は、当該者又はその保護者が同項の規定による通知を受けた場合には、感染症を公衆にまん延させるおそれがある業務として感染症ごとに厚生労働省令で定める業務に、そのおそれがなくなるまでの期間として感染症ごとに厚生労働省令で定める期間従事してはならない。

第19条　都道府県知事は、一類感染症のまん延を防止するため必要があると認めるときは、当該感染症の患者に対し特定感染症指定医療機関若しくは第一種感染症指定医療機関に入院し、又はその保護者に対し当該患者を入院させるべきことを勧告することができる。ただし、緊急その他やむを得ない理由があるときは、特定感染症指定医療機関若しくは第一種感染症指定医療機関以外の病院若しくは診療所であって当該都道府県知事が適当と認めるものに入院し、又は当該患者を入院させるべきことを勧告することができる。

第20条　都道府県知事は、一類感染症のまん延を防止するため必要があると認めるときは、当該感染症の患者であって前条の規定により入院しているものに対し10日以内の期間を定めて特定感染症指定医療機関若しくは第一種感染症指定医療機関に入院し、又はその保護者に対し当該入院に係る患者を入院させるべきことを勧告することができる。ただし、緊急その他やむを得ない理由があるときは、10日以内の期間を定めて、特定感染症指定医療機関若しくは第一種感染症指定医療機関以外の病院若しくは診療所であって当該都道府県知事が適当と認めるものに入院し、又は当該患者を入院させるべきことを勧告することができる。

2　都道府県知事は、前項の規定による勧告を受けた者が当該勧告に従わないときは、10日以内の期間を定めて、当該勧告に係る患者を特定感染症指定医療機関又は第一種感染症指定医療機関（同項ただし書の規定による勧告に従わないときは、特定感染症指定医療機関若しくは第一種感染症指定医療機関以外の病院又は診療所であって当該都道府県知事が適当と認めるもの）に入院させることができる。

〈略〉

6　都道府県知事は、第1項の規定による勧告をしようとする場合には、当該患者又はその保護者に、適切な説明を行い、その理解を得るよう努めるとともに、都道府県知事が指定する職員に対して意見を述べる機会を与えなければならない。この場合においては、当該患者又はその保護者に対し、あらかじめ、意見を述べるべき日時、場所及びその勧告の原因となる事実を通知しなければならない。

〈略〉

第22条　都道府県知事は、第19条又は第20条の規定により入院している患者について、当該入院に係る一類感染症の病原体を保有していないことが確認されたときは、当該入院している患者を退院させなければならない。

2　病院又は診療所の管理者は、第19条又は第20条の規定により入院している患者について、当該入院に係る一類感染症の病原体を保有していないことを確認したときは、都道府県知事に、その旨を通知しなければならない。

3　第19条若しくは第20条の規定により入院している患者又はその保護者は、都道府県知事に対し、当該患者の退院を求めることができる。

4　都道府県知事は、前項の規定による退院の求めがあったときは、当該患者について、当該入院に係る一類感染症の病原体を保有しているかどうかの確認をしなければならない。

11 病原体に汚染された場所や物の消毒を誰が命じるのですか？

感染症の予防及び感染症の患者に対する医療に関する法律

Point

- 都道府県知事は病原体に汚染された場所の管理者に消毒を命じることができます
- 都道府県知事は病原体に汚染された物件の所有者に感染症の発生予防・まん延防止のための措置を命じることができます

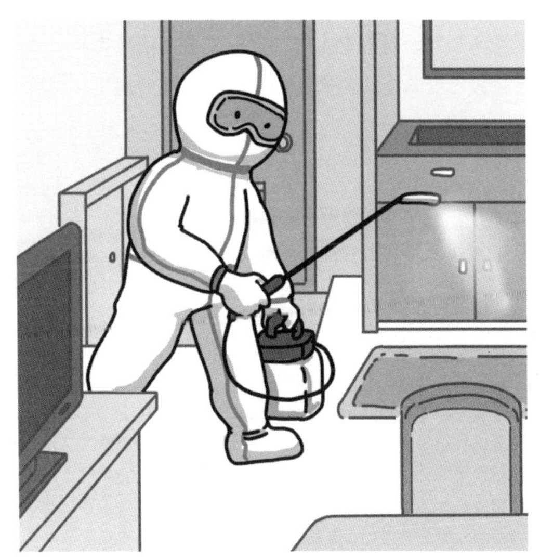

解説

感染制御の基本となる考え方としてゾーニング（汚染区域と清潔区域を分けること）があります。医療機関などにおいて、感染症の病原体を拡散させることを防ぐために、隔離した感染患者の居室などを汚染区域と設定し、必要な換気設備やPPE（個人防護具）の着用により、ケアを行う医療者が汚染区域外へ病原体を持ち出さないゾーニングは一般的ですね。

❶ 感染症の病原体に汚染された場所の消毒

感染症法においては、医療機関の汚染区域の扱いについて具体的に規定していませんが、公共の場所などで、感染症（一類感染症、二類感染症、三類感染症、四類感染症または新型インフルエンザ等感染症）の病原体に汚染された場所（汚染された疑いがある場所を含む）がある場合、都道府県知事の職務上の権限として、その場所の管理者に消毒を命じることができます。対象となる場所の状況、感染症の病原体の性質などの事情を考慮し十分な消毒が行える方法により行い、消毒を行う者の安全と対象となる場所の周囲の地域の住民の健康・環境への影響に留意することとされています。

❷ 感染症の病原体に汚染された物件の消毒

感染症の病原体に汚染された可能性のある飲食物、衣類、寝具などの物件について、その所持者に対し、その移動を制限・禁止し、消毒、廃棄など感染症の発生予防・まん延防止のための措置をとることを命ずることができます。対象物件の状況、感染症の病原体の性質などを考慮し、①消毒薬、熱水消毒、煮沸消毒などを用いる、②廃棄、消毒、滅菌などの必要な処理をした後に行う、③滅菌は、高圧蒸気滅菌、乾熱滅菌、火炎滅菌、化学滅菌、ろ過滅菌など、目的を十分に達成できる消毒方法により行い、消毒・滅菌を行う者の安全と対象となる場所の周囲の地域の住民の健康・環境への影響に留意することとされています。

関係法令

●感染症の予防及び感染症の患者に対する医療に関する法律

第27条　都道府県知事は、一類感染症、二類感染症、三類感染症、四類感染症又は新型インフルエンザ等感染症の発生を予防し、又はそのまん延を防止するため必要があると認めるときは、厚生労働省令で定めるところにより、当該感染症の患者がいる場所又はいた場所、当該感染症により死亡した者の死体がある場所又はあった場所その他当該感染症の病原体に汚染された場所又は汚染された疑いがある場所について、当該患者若しくはその保護者又はその場所の管理をする者若しくはその代理をする者に対し、消毒すべきことを命ずることができる。

2　都道府県知事は、前項に規定する命令によっては一類感染症、二類感染症、三類感染症、四類感染症又は新型インフルエンザ等感染症の発生を予防し、又はそのまん延を防止することが困難であると認めるときは、厚生労働省令で定めるところにより、当該感染症の患者がいる場所又はいた場所、当該感染症により死亡した者の死体がある場所又はあった場所その他当該感染症の病原体に汚染された場所又は汚染された疑いがある場所について、市町村に消毒するよう指示し、又は当該都道府県の職員に消毒させることができる。

第29条　都道府県知事は、一類感染症、二類感染症、三類感染症、四類感染症又は新型インフルエンザ等感染症の発生を予防し、又はそのまん延を防止するため必要があると認めるときは、厚生労働省令で定めるところにより、当該感染症の病原体に汚染され、又は汚染された疑いがある飲食物、衣類、寝具その他の物件について、その所持者に対し、当該物件の移動を制限し、若しくは禁止し、消毒、廃棄その他当該感染症の発生を予防し、又はそのまん延を防止するために必要な措置をとるべきことを命ずることができる。

2　都道府県知事は、前項に規定する命令によっては一類感染症、二類感染症、三類感染症、四類感染症又は新型インフルエンザ等感染症の発生を予防し、又はそのまん延を防止することが困難であると認めるときは、厚生労働省令で定めるところにより、当該感染症の病原体に汚染され、又は汚染された疑いがある飲食物、衣類、寝具その他の物件について、市町村に消毒するよう指示し、又は当該都道府県の職員に消毒、廃棄その他当該感染症の発生を予防し、若しくはそのまん延を防止するために必要な措置をとらせることができる。

12 結核に関する規定にはどのようなものがありますか？

感染症の予防及び感染症の患者に対する医療に関する法律

Point

- 学校・職場における定期健康診断が義務付けられています
- 患者は保健所に届けられ、必要に応じて服薬の指導が行われます

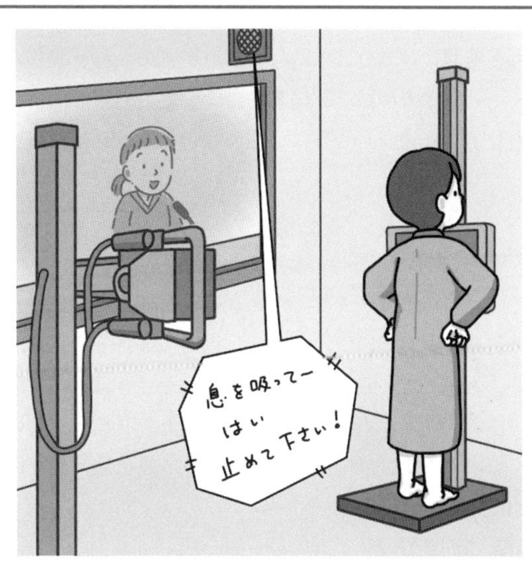

解説

結核菌を直接吸い込むことで感染し、結核菌によって主に肺に炎症が起こる疾患が結核です。自分が結核に罹患していることに気づかずに周囲にうつしてしまうことは怖いですよね。

❶ 定期の健康診断

労働安全衛生法に規定する事業者、学校長、矯正施設などの長は、結核に係る定期の健康診断（喀痰検査、胸部エックス線検査、聴診、打診など）を行わなければならず、保健所長は、事業者、学校、施設などの長に対し、定期の健康診断の期日又は期間の指定について指示することができます。健康診断の対象者は、健康診断を受けなければならならず、定期の健康診断を受けることができなかった者は、あらためて、健康診断を受けて、その健康診断の内容を記載した医師の診断書などの健康診断の内容を証明する文書を健康診断の実施者に提出しなければなりません。

❷ 定期の健康診断に関する記録

定期の健康診断の実施者は、定期の健康診断を行い、診断書などの文書の提出を受けたときは、健康診断に関する記録を作成・保存しなければなりません。また、健康診断実施者は、定期の健康診断を受けた者から記録の開示を求められたときは、正当な理由がなければ、これを拒むことはできません。

❸ 通報又は報告

健康診断実施者は、定期の健康診断を行ったときは、受診者の数、事業者の行う事業、学校、施設の所在地および名称、市町村、都道府県の名称、実施の年月、方法別の受診者数、発見された結核患者の数などの事項について、健康診断を行った場所を管轄する保健所長を経由して、都道府県知事に通報・報告しなければならないことになっています。

❹ 病院管理者の届出

病院の管理者は、結核患者が入院したときは、結核患者の住所、氏名、病名、入院の年月日、病院の名称・所在地について、７日以内に最寄りの保健所長に届け出なければならず、同様に、入院している結核患者が退院したときは、結核患者の氏名、年齢、性別、職業および住所、病名、退院時の病状・菌排泄の有無、退院の年月日、病院の名称および所在地について、７日以内に最寄りの保健所長に届け出なければなりません。

❺ 結核登録票・家庭訪問

保健所長は、結核登録票を備えて、登録年月日および登録番号、結核患者または結核回復者の住所、氏名、生年月日、性別、職業、届け出た医師の住所・氏名、病名、病状、抗酸菌培養検査・薬剤感受性検査の結果・現に医療を受けていることの有無、結核患者または結核回復者に対して保健所がとった措置の概要などの事項を記載する必要があります。さらに、必要に応じて、保健師などの職員をして、その者の家庭を訪問させ、処方された薬剤を確実に服用する指導などを行わせます。

関係法令

●感染症の予防及び感染症の患者に対する医療に関する法律

第53条の２　労働安全衛生法第２条第３号に規定する事業者、学校（専修学校及び各種学校を含み、修業年限が１年未満のものを除く。以下同じ。）の長又は矯正施設その他の施設で政令で定めるものの長は、それぞれ当該事業者の行う事業において業務に従事する者、当該学校の学生、生徒若しくは児童又は当該施設に収容されている者（小学校就学の始期に達しない者を除く。）であって政令で定めるものに対して、政令で定める定期において、期日又は期間を指定して、結核に係る定期の健康診断を行わなければならない。

第53条の11　病院の管理者は、結核患者が入院したとき、又は入院している結核患者が退院したときは、７日以内に、当該患者について厚生労働省令で定める事項を、最寄りの保健所長に届け出なければならない。

第53条の14　保健所長は、結核登録票に登録されている者について、結核の予防又は医療上必要があると認めるときは、保健師又はその他の職員をして、その者の家庭を訪問させ、処方された薬剤を確実に服用する指導その他必要な指導を行わせるものとする。

●労働安全衛生法

第２条　この法律において、次の各号に掲げる用語の意義は、それぞれ当該各号に定めるところによる。

〈第１号、第２号　略〉

三　事業者　事業を行う者で、労働者を使用するものをいう。

国家試験にChallenge！

問題 感染症の予防及び感染症の患者に対する医療に関する法律〈感染症法〉において、結核が分類されるのはどれか。　（第111回看護師　午前25問）

（１）一類　（２）二類　（３）三類　（４）四類　（５）五類

解答　正答（２）

第7章

公的医療保険と公費負担医療に関する法律・制度

健康保険法・国民健康保険法・船員保険法・国家公務員共済組合法ほか

高齢者の医療の確保に関する法律

社会保険医療協議会法

感染症の予防及び感染症の患者に対する医療に関する法律（感染症法）

障害者の日常生活及び社会生活を総合的に支援するための法律（障害者総合支援法）ほか

児童福祉法

難病の患者に対する医療等に関する法律（難病法）

1 公的医療保険とはなんですか？

健康保険法、国民健康保険法ほか

Point

- **医療費の支払いの一部を保証してくれる社会保険を「公的医療保険」といいます**
- **すべての国民が加入するので国民皆保険制度と呼ばれます**

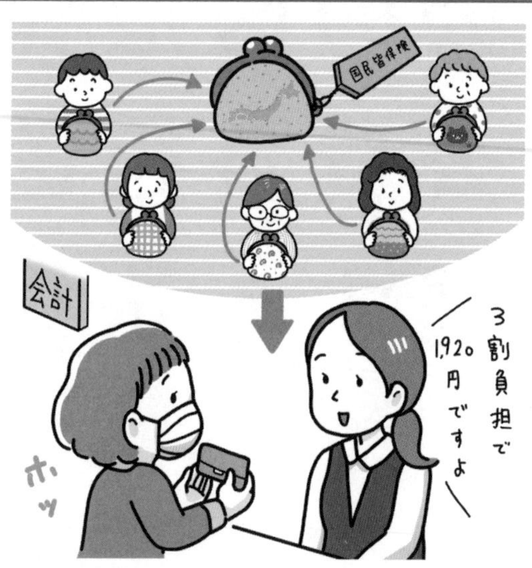
国民皆保険
会計
ホッ
3割負担で1,920円ですよ

解説

皆さんは保険に加入されていますか。保険とは、将来起こるかもしれないリスクに備えて、多数の人々が金銭を出し合い（保険料の支払い）、その資金からリスクが現実のこととなった場合（保険事故が起こった場合）に、金銭を受け取る仕組みです。これを日本の社会全体で行っているものを社会保険といいます。公的医療保険は５つの社会保険のうちの１つです。

❶ 公的医療保険

医療保険とは、傷病のために、入院治療など医療にかかるときに医療費の支払いの一部を保証してくれる保険の仕組みです。民間企業の販売する保険商品と区別して「公的医療保険」と呼ぶことがあります。日本ではすべての国民がこの公的医療保険に加入することになっていることから国民皆保険制度と呼ばれます。

❷ 保険事業

保険加入者から保険料を収受し、保険事故が発生したときに保険金を所定の者に支払う事業を保険事業といいます。この保険事業を行う者を保険者、保険加入者を被保険者といいます。

❸ 公的医療保険の種類

年齢や勤労形態に応じて、加入する医療保険が異なります。

健康保険は、民間企業のサラリーマンなどの被雇用者（雇われている人）の加入する医療保険で、保険者は全国健康保険協会（協会けんぽ）、各種健康保険組合です。共済組合は、国家公務員、地方公務員、私学の教職員などが加入する医療保険で保険者は各種共済組合です。船員保険は船舶所有者に雇用される船舶の船員などが加入する医療保険で、保険者は健康保険と同じ全国健康保険協会です。

国民健康保険は、自営業者や退職した者が加入する医療保険で、都道府県と市区町村が保険者となります。後期高齢者医療制度は、75歳以上の後期高齢者と65歳から74歳までの者で一定の障害の状態にある人が加入する医療保険で、都道府県ごとに全市区町村が加入する後期高齢者医療広域連合が保険者です。保険料の決定、医療費の支給などは広域連合が行いますが、保険料の徴収などは市区町村窓口で行います。

関係法令

●健康保険法

第１条　この法律は、労働者又はその被扶養者の業務災害（労働者災害補償保険法（昭和22年法律第50号）第７条第１項第１号に規定する業務災害をいう。）以外の疾病、負傷若しくは死亡又は出産に関して保険給付を行い、もって国民の生活の安定と福祉の向上に寄与することを目的とする。

第３条　この法律において「被保険者」とは、適用事業所に使用される者及び任意継続被保険者をいう。ただし、次の各号のいずれかに該当する者は、日雇特例被保険者となる場合を除き、被保険者となることができない。

〈第１号以降　略〉

第４条　健康保険（日雇特例被保険者の保険を除く。）の保険者は、全国健康保険協会及び健康保険組合とする。

●国民健康保険法

第２条　国民健康保険は、被保険者の疾病、負傷、出産又は死亡に関して必要な保険給付を行うものとする。

第５条　都道府県の区域内に住所を有する者は、当該都道府県が当該都道府県内の市町村とともに行う国民健康保険の被保険者とする。

第36条　市町村及び組合は、被保険者の疾病及び負傷に関しては、次の各号に掲げる療養の給付を行う。ただし、当該被保険者の属する世帯の世帯主又は組合員が当該被保険者に係る被保険者資格証明書の交付を受けている間は、この限りでない。

一　診察
二　薬剤又は治療材料の支給
三　処置、手術その他の治療
四　居宅における療養上の管理及びその療養に伴う世話その他の看護
五　病院又は診療所への入院及びその療養に伴う世話その他の看護
〈第２項以降　略〉

●国家公務員共済組合法

第１条　この法律は、国家公務員の病気、負傷、出産、休業、災害、退職、障害若しくは死亡又はその被扶養者の病気、負傷、出産、死亡若しくは災害に関して適切な給付を行うため、相互救済を目的とする共済組合の制度を設け、その行うこれらの給付及び福祉事業に関して必要な事項を定め、もつて国家公務員及びその遺族の生活の安定と福祉の向上に寄与するとともに、公務の能率的運営に資することを目的とする。

●地方公務員等共済組合法

第１条　この法律は、地方公務員の病気、負傷、出産、休業、災害、退職、障害若しくは死亡又はその被扶養者の病気、負傷、出産、死亡若しくは災害に関して適切な給付を行うため、相互救済を目的とする共済組合の制度を設け、その行うこれらの給付及び福祉事業に関して必要な事項を定め、もつて地方公務員及びその遺族の生活の安定と福祉の向上に寄与するとともに、公務の能率的運営に資することを目的とし、あわせて地方団体関係団体の職員の年金制度等に関して定めるものとする。
〈第２項　略〉

●船員保険法

第１条　この法律は、船員又はその被扶養者の職務外の事由による疾病、負傷若しくは死亡又は出産に関して保険給付を行うとともに、労働者災害補償保険による保険給付と併せて船員の職務上の事由又は通勤による疾病、負傷、障害又は死亡に関して保険給付を行うこと等により、船員の生活の安定と福祉の向上に寄与することを目的とする。

●私立学校教職員共済法

第１条　この法律は、私立学校教職員の相互扶助事業として、私立学校教職員の病気、負傷、出産、休業、災害、退職、障害若しくは死亡又はその被扶養者の病気、負傷、出産、死亡若しくは災害に関する給付及び福祉事業を行う共済制度（以下「私立学校教職員共済制度」という。）を設け、私立学校教職員の福利厚生を図り、もつて私立学校教育の振興に資することを目的とする。

●高齢者の医療の確保に関する法律

第１条　この法律は、国民の高齢期における適切な医療の確保を図るため、医療費の適正化を推進するための計画の作成及び保険者による健康診査等の実施に関する措置を講ずるとともに、高齢者の医療について、国民の共同連帯の理念等に基づき、前期高齢者に係る保険者間の費用負担の調整、後期高齢者に対する適切な医療の給付等を行うために必要な制度を設け、もつて国民保健の向上及び高齢者の福祉の増進を図ることを目的とする。

第48条　市町村は、後期高齢者医療の事務（略）を処理するため、都道府県の区域ごとに当該区域内のすべての市町村が加入する広域連合（略）を設けるものとする。

第50条　次の各号のいずれかに該当する者は、後期高齢者医療広域連合が行う後期高齢者医療の被保険者とする。
一　後期高齢者医療広域連合の区域内に住所を有する75歳以上の者

二　後期高齢者医療広域連合の区域内に住所を有する65歳以上75歳未満の者であつて、厚生労働省令で定めるところにより、政令で定める程度の障害の状態にある旨の当該後期高齢者医療広域連合の認定を受けたもの

国家試験にChallenge!

問題 医療保険について正しいのはどれか。

（第105回看護師　午前32問）

（1）医療給付には一部負担がある。

（2）高額療養費の受給には年齢制限がある。

（3）市町村国民健康保険は職域保険の１つである。

（4）後期高齢者医療における公費負担は８割である。

解答　正答（1）

問題 日本の公的医療保険制度に含まれるのはどれか。２つ選べ。

（第108回看護師　午前87問）

（1）年金保険　　（2）雇用保険

（3）船員保険　　（4）組合管掌健康保険

（5）労働者災害補償保険

解答　正答（3）、（4）

2 保険診療の原則はなんですか？

健康保険法、国民健康保険法ほか

Point

- 公的医療保険で認められた診療を保険診療といい、１～３割の自己負担で医療を受けることができます
- 保険外診療と保険診療の併用（混合診療）は原則禁止されています

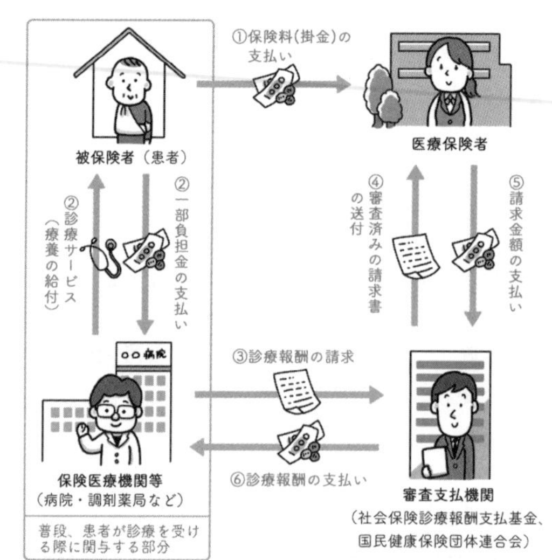

解説

日本ではすべての国民が公的医療保険に加入することになっているのでしたね。公的医療保険の対象となる医療を受けるには、医療機関の窓口で医療費の全額を払うのではなく一部を負担（健康保険や国民健康保険の場合は通常３割負担）すればいいのです。では、残りの７割は誰が払うのでしょう。

❶ 保険診療

公的医療保険で認められている治療法を用いた診療のことを保険診療といいます。患者は、どの医療機関でも同じ内容の診療を、同じ金額で受けることができます。１～３割の自己負担を医療機関の窓口で支払えば、収入の多寡にかかわらず誰もが平等に医療を受けることができます。

保険で認められていない治療法（保険外診療）と保険診療の併用（これを「混合診療」という）は原則として禁止されています。併用した場合は、全体が医療保険の適用され

ない自由診療（つまり全額自己負担）となります。混合診療を無制限に導入すると、「患者負担が不当に拡大する可能性」、「有効性、安全性が確認されていない医療の実施を助長する可能性」があるため一定のルールが不可欠です。

❷ 費用負担の流れ

保険医療機関にかかるとき一部負担金を窓口で支払います。保険医療機関（厚生労働大臣の指定を受け公的医療保険で診療を受けられる医療機関のこと）は「審査支払機関」にレセプト（患者が受けた保険診療の費用を保険者に請求する診療報酬の明細書）を提出します。レセプトを審査して保険者へ診療報酬額を請求し、保険者から支払われた診療報酬を保険医療機関等へ支払う業務を行うのが「審査支払機関」の役割です。

関係法令

●健康保険法

第74条　第63条第３項の規定により保険医療機関又は保険薬局から療養の給付を受ける者は、その給付を受ける際、次の各号に掲げる場合の区分に応じ、当該給付につき第76条第２項又は第３項の規定により算定した額に当該各号に定める割合を乗じて得た額を、一部負担金として、当該保険医療機関又は保険薬局に支払わなければならない。

一　70歳に達する日の属する月以前である場合　100分の30

二　70歳に達する日の属する月の翌月以後である場合（次号に掲げる場合を除く。）　100分の20

第76条　保険者は、療養の給付に関する費用を保険医療機関又は保険薬局に支払うものとし、保険医療機関又は保険薬局が療養の給付に関し保険者に請求することができる費用の額は、療養の給付に要する費用の額から、当該療養の給付に関し被保険者が当該保険医療機関又は保険薬局に対して支払わなければならない一部負担金に相当する額を控除した額とする。

国家試験にChallenge！

問題 診療報酬制度について正しいのはどれか。

（第111回看護師　午後30問）

（１）診療報酬の点数は3年に1回改定される。

（２）診療報酬は都道府県が医療機関に支払う。

（３）医療機関への支払いは出来高払いのみである。

（４）厚生労働大臣の指定を受けた医療機関で利用できる。

解答　正答（４）

3 公的医療保険の給付には どのようなものがありますか？

健康保険法、国民健康保険法ほか

Point

- 被保険者証を提示し、医療行為で支給されるものを「現物給付」、お金で支給されるものを「現金給付」といいます
- 保険診療を受けたときに現物給付を受けることを「療養の給付」といいます

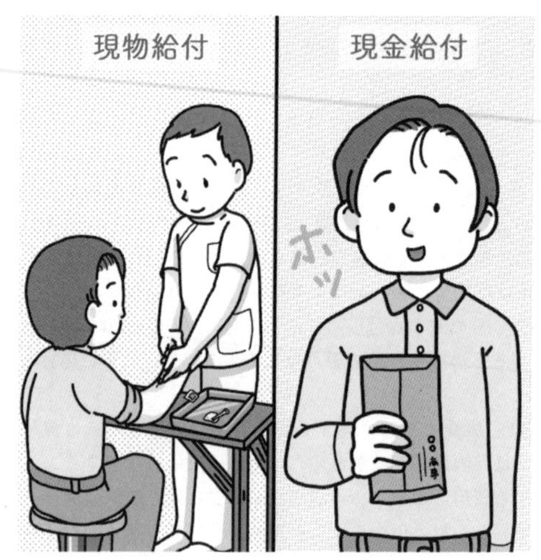

解説

被保険者が仕事以外の理由による、疾病、傷病、出産、死亡の場合に受けられるサービスを保険給付といいます。公的医療保険の保険給付は、給付の仕方によって「現物給付」と「現金給付」に分けられます。

❶ 現物給付と現金給付

被保険者証（保険証）を医療機関などの窓口に提示し、診療、検査、投薬、入院などの医療行為で支給されるものを「現物給付」といいます。診療、薬剤、衛生資材など「医療という現物」で支給される、つまり医療サービスを受けられるということです。医療にかかる一部負担金（通常は３割負担）を除く７割については現物給付されていることになります。

一方、出産育児一時金、埋葬料などのお金で支給されるものを「現金給付」と呼びます。被用者保険（健康保険、船員保険、各共済保険）の加入者には、保険者から傷病手当金、出産手当金が給付されますが、これも現金給付です。

❷ 療養の給付

被保険者証（保険証）を保険医療機関に提示して、保険診療を受けたときに、現物給付（窓口負担分以外の費用を支払わなくても医療サービスを受けられる）を受けることを「療養の給付」といいます。療養の給付の範囲は、「診察・検査」、「薬剤・衛生材料の支給」、「処置・手術などの治療」、「医療機関などへの入院・療養上の世話などの看護」、「在宅療養の管理・療養上の世話などの看護」となります。

「在宅療養の管理・療養上の世話などの看護」については、訪問看護ステーションが公的医療保険の訪問看護として「療養上の世話」や「診療の補助」を提供した場合に、審査支払機関へ請求できるもので、訪問看護療養費といいます。

関係法令

●健康保険法

第52条　被保険者に係るこの法律による保険給付は、次のとおりとする。

一　療養の給付並びに入院時食事療養費、入院時生活療養費、保険外併用療養費、療養費、訪問看護療養費及び移送費の支給

二　傷病手当金の支給

三　埋葬料の支給

四　出産育児一時金の支給

五　出産手当金の支給

六　家族療養費、家族訪問看護療養費及び家族移送費の支給

七　家族埋葬料の支給

八　家族出産育児一時金の支給

九　高額療養費及び高額介護合算療養費の支給

第63条　被保険者の疾病又は負傷に関しては、次に掲げる療養の給付を行う。

一　診察

二　薬剤又は治療材料の支給

三　処置、手術その他の治療

四　居宅における療養上の管理及びその療養に伴う世話その他の看護

五　病院又は診療所への入院及びその療養に伴う世話その他の看護

●国民健康保険法

第36条　市町村及び組合は、被保険者の疾病及び負傷に関しては、次の各号に掲げる療養の給付を行う。ただし、当該被保険者の属する世帯の世帯主又は組合員が当該被保険者に係る被保険者資格証明書の交付を受けている間は、この限りでない。

一　診察

二　薬剤又は治療材料の支給

三　処置、手術その他の治療

四　居宅における療養上の管理及びその療養に伴う世話その他の看護

五　病院又は診療所への入院及びその療養に伴う世話その他の看護

※ここでは健康保険法と国民健康保険法のみ示しているが、各種共済組合。船員保険、後期高齢者医療制度においても保険給付の定めがある。

4 診療報酬ってなんですか？

健康保険法
施行規則ほか

Point

- 保険医療機関が医療サービスの対価として各保険者から受け取る報酬をいいます
- 個々の診療行為の価格を定めたものが診療報酬点数表です

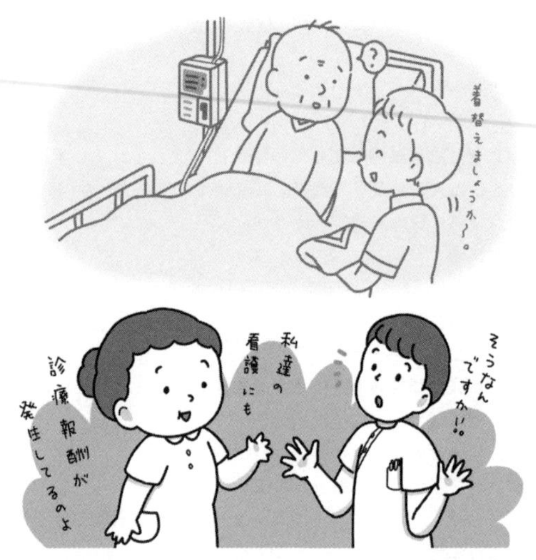
着替えましょうか～。
私達の看護にも診療報酬が発生してるのよ
そうなんですか!!

解説

診療報酬という言葉を耳にしたことはありますか。保険医療機関や保険薬局が、患者に提供する医療サービスの対価として各保険者から受け取る報酬のことをいいます。医療保険の現物給付に相当するものですね。診療報酬のしくみについて考えてみましょう。

❶ 診療報酬点数表

保険診療の医療行為や保険薬局が提供する薬剤について、詳細に価格が定められています。保険医療機関の保険診療は、個々の医療技術、サービスごとに点数化（1点10円）されていて、実施した医療技術が同じものであれば同じ点数として計算されます。

これらの点数が掲載されているものが診療報酬点数表です。いわば、保険診療の範囲・内容を定める品目表であり、個々の診療行為の価格を定める価格表となっています。点数表の種類は、医科診療報酬、歯科診療報酬、調剤報酬に分かれています。

❷ 基本診療料と特掲診療料

ここでは医科診療報酬点数表の例を紹介します。基本診療料は、外来での初診・再診の診察のときに算定する「初・再診料」、入院の際に行われる基本的な診療行為（看護、療養環境の提供を含む）の費用を一括して評価するものです（例：初診料2,070点、7対1入院基本料1,566点など）。特掲診療料は、基本診療料として一括して支払うことが妥当でない特別の診療行為に対して個々に点数を設定し評価を行うものです（例：調剤料9点、胃全摘術（悪性腫瘍手術）69,840点など）。

［表］診療報酬の構造

医科診療報酬	基本診療料	初・再診料、入院料等
	特掲診療料	医学管理等、在宅医療、検査、画像診断、病理診断、リハビリテーション、精神科専門療法、投薬、注射、処置、手術、麻酔、放射線治療
歯科診療報酬	基本診療料	初・再診料、入院料
	特掲診療料	医学管理等、在宅医療、検査、画像診断、投薬、注射、リハビリテーション、処置、手術、麻酔、放射線治療、歯冠修復及び欠損補綴、歯科矯正、病理診断
調剤報酬	調剤技術料	調剤基本料、調剤料
	薬学管理料	薬剤服用管理指導料、在宅患者訪問薬剤管理指導料、在宅患者緊急訪問管理指導料、在宅患者緊急時等共同指導料、長期投与情報提供料、外来服薬支援料、退院時共同指導料、服薬情報等提供料
	薬剤料	
	特定保険医療材料料	

5 診療報酬はどのように定められるのですか？

社会保険医療協議会法

Point

- 薬価は年１回、その他は２年に１回、新設や見直しが行われます（診療報酬改定）
- 診療報酬は大臣折衝で改定率、社会保障審議会で基本方針が策定され、中央社会保険医療協議会（中医協）で内容が議論されます

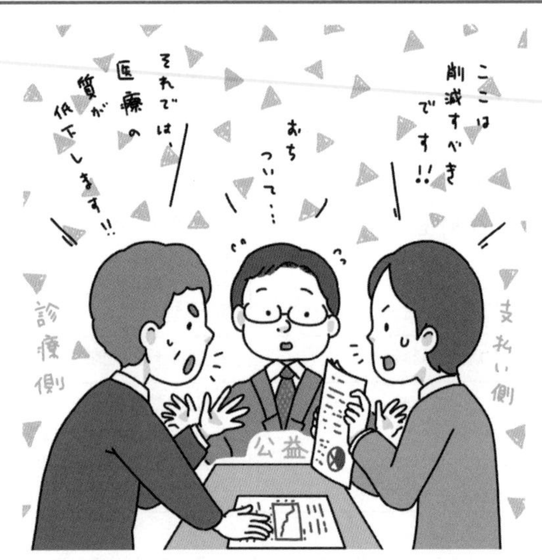
それでは、医療の質が低下します!!
おちついて…
ここは削減すべきです!!
診療側
公益
支払い側

解説

診療報酬によって保険診療の範囲・内容や価格が定められているのでしたね。では、診療報酬は、だれがどのように定めるのでしょうか。

❶ 診療報酬改定

診療報酬は、技術やサービスの評価である医科診療報酬、歯科診療報酬、調剤報酬と、物の価格評価である薬価・材料価格があります。技術やサービスの「範囲・内容」や「点数（価格）」の見直しを行うために、薬価については１年に１回、その他の報酬や価格については２年に１回見直し（新設を含む）が実施され、これを診療報酬改定といいます。

例えば、令和４年度改定の新設項目の例として、一般不妊治療に係る評価として、一般不妊治療管理料250点、人工授精1,820点があります。これは、子どもを持ちたいという方々に対して有効で安全な不妊治療を提供する観点から、一般不妊治療に係る医療技

術等について、新たな評価を行うものです。従来の評価を見直した例として、１日につき５時間を超える人工呼吸819点であったものが、１日につき５時間を超える人工呼吸950点（14日まで）、１日につき５時間を超える人工呼吸815点（15日目以降）となりました。これは、人工呼吸器やECMO（体外式膜型人工肺）を用いた重症患者に対する適切な治療管理を推進する観点から、人工呼吸について評価を見直したものです。

❷ 診療報酬改定の手続き

診療報酬改定は、２年に１回実施されます。まず、財務大臣と厚生労働大臣の調整で前提となる医療費の総額（改定率）が決められ（大臣折衝）、つぎに改定の基本方針が社会保障審議会において策定されます。さらに、具体的な個別の改定項目等は、中央社会保険医療協議会（中医協：医療保険や診療報酬改定などについて審議する厚生労働大臣の諮問機関）で審議され、厚生労働大臣が定めることになっています。このような手続きを経て、日本の保険診療と保険薬剤の公定価格が２年に１回見直されていくのです。

関係法令

●社会保険医療協議会法

第１条　厚生労働省に、中央社会保険医療協議会（以下「中央協議会」という。）を置く。

〈第２項　略〉

第２条　中央協議会は、次に掲げる事項について、厚生労働大臣の諮問に応じて審議し、及び文書をもつて答申するほか、自ら厚生労働大臣に、文書をもつて建議することができる。

第３条　中央協議会又は地方協議会は、それぞれ、次に掲げる委員20人をもつて組織する。

一　健康保険、船員保険及び国民健康保険の保険者並びに被保険者、事業主及び船舶所有者を代表する委員　７人

二　医師、歯科医師及び薬剤師を代表する委員　７人

三　公益を代表する委員　６人

〈以降　略〉

6 国民医療費とはなんですか？

Point

- 「国民医療費」は、年度内の保険診療の対象となった費用を推計したものです
- 国民医療費の約４割は公費（国などの租税等）で賄われています

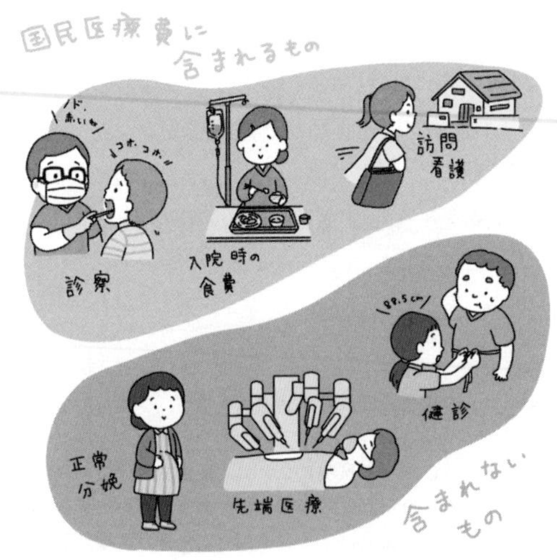

解説

「国民医療費」は、当該年度内の医療機関等における保険診療の対象となり得る傷病の治療に要した費用を推計したもので、医科診療や歯科診療にかかる診療費、薬局調剤医療費、入院時食事・生活医療費、訪問看護医療費などが含まれます。保険診療の対象とならない評価療養（先進医療など）、選定療養（特別の病室への入院、歯科の金属材料など）、不妊治療における生殖補助医療等に要した費用は含みません（令和４（2022）年４月以降は保険診療に含まれるようになった）。傷病の治療費に限っているため、正常な妊娠・分娩に要する費用、健康の維持・増進を目的とした健康診断、予防接種に要する費用、固定した身体障害のために必要とする義眼や義肢等の費用は含みません。令和２（2020）年度の国民医療費（総額で42兆9,665億円）について、制度区分別、財源別にみてみましょう。

❶ 制度区分別にみた国民医療費

まず、健康保険組合・全国健康保険協会（協会けんぽ）、国民健康保険、共済組合な

どの公的医療保険適用者に給付される医療保険等給付として19兆3,653億円(構成割合45.1%)。次に、75歳以上の高齢者が被保険者となる「後期高齢者医療制度」による後期高齢者医療給付として15兆2,868億円（同35.6%）。そして、患者等が自己負担する患者等負担は５兆1,922億円（同12.1%）です。そのほかに、生活保護法の医療扶助や公害健康被害の補償などの公費負担医療給付は３兆1,222億円（7.3%）となります。

❷ 財源負担別にみた国民医療費

公費（国、地方公共団体から支出）は16兆4,991億円（構成割合38.4%）、そのうち国庫は11兆245億円（同25.7%）、地方は５兆4,746億円（同12.7%）となっています。保険料は21兆2,641億円(同49.5%)、そのうち事業主は９兆1,483億円（同21.3%）、被保険者は12兆1,159億円（同28.2%）となっています。その他（公害健康被害などの原因者負担額を含む）は５兆2,033億円（同12.1%）、そのうち患者負担は４兆9,516億円（同11.5%）となっています。

国民医療費の財源は、保険料や患者負担では賄うことができず、約４割は国や地方公共団体が租税や印紙収入などから支出していることがわかりますね。

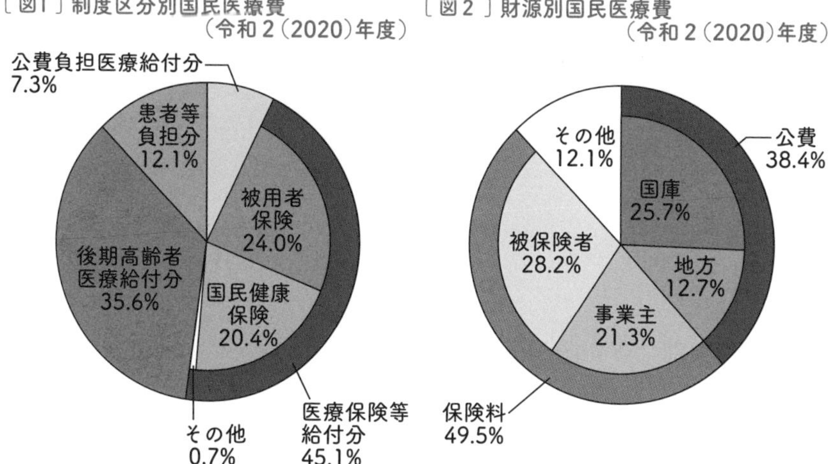

7 国民医療費はどのような構成になっていますか？

Point

- 医科診療医療費が7割以上を占めています
- 1人当たりの国民医療費は、65歳未満は18万3,500円、65歳以上は73万3,700円です

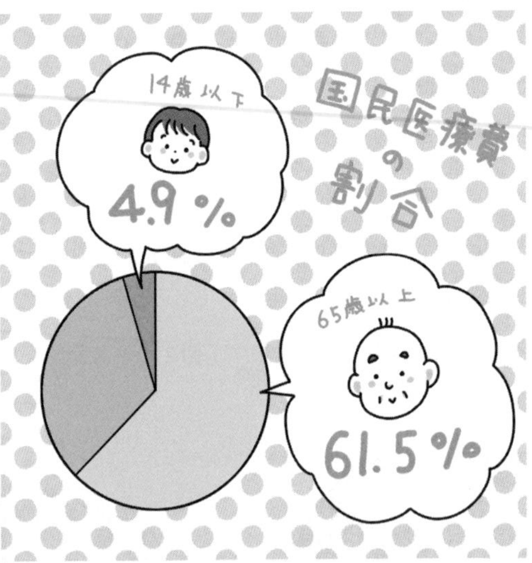

解説

引き続き、令和2（2020）年度の国民医療費について、診療種類別、年齢階層別にみてみましょう。

❶ 診療種類別にみた国民医療費

医科診療医療費は30兆7,813億円（構成割合71.6％）、そのうち入院医療費は16兆3,353億円（同38.0％）、入院外医療費は14兆4,460億円（同33.6％）となっています。歯科診療医療費は3兆22億円（同6.8％）、薬局調剤医療費は7兆6,480億円（同17.8％）、入院時食事・生活医療費は7,494億円（同1.7％）、訪問看護医療費は3,254億円（同0.8％）となっています。医科診療にかかる医療費が7割以上を占めていることがわかりますね。

❷ 傷病分類別にみた医科診療医療費

さらに、医科診療医療費を主傷病による傷病分類別にみると、「循環器系の疾患」6兆21億円（構成割合19.5％）が最も多く、次いで「新生物<腫瘍>」4兆6,880億円（同

15.2%)、「筋骨格系及び結合組織の疾患」２兆4,800億円（同8.1%)、「損傷、中毒及びその他の外因の影響」２兆4,274億円（同7.9%)、「腎尿路生殖器系の疾患」２兆2,733億円（同7.4%）となっています。

年齢階級別にみると、65歳未満では「新生物＜腫瘍＞」１兆5,816億円（同14.3%）が最も多く、65歳以上では「循環器系の疾患」４兆7,908億円（同24.2%）が最も多くなっています。性別にみると、男性は「循環器系の疾患」(同21.0%)、「新生物＜腫瘍＞」(同16.7%)、「腎尿路生殖器系の疾患」(同8.4%）が多く、女性は「循環器系の疾患」(同18.1%)、「新生物＜腫瘍＞」(同13.8%)、「筋骨格系及び結合組織の疾患」(同10.2%)が多くなっています。

❸ 年齢階級別にみた医療費

０～14歳は２兆1,056億円（構成割合4.9%)、15～44歳は５兆129億円（同11.7%)、45～64歳は９兆4,165億円（同21.9%)、65歳以上は26兆4,315億円（同61.5%）となっています。１人当たり国民医療費をみると、65歳未満は18万3,500円、65歳以上は73万3,700円となっています。

令和２年度の国民医療費は42兆9,665億円、前年度の44兆3,895億円に比べ１兆4,230億円（3.2%）の減少となっています。

［図］診療種類別国民医療費構成割合

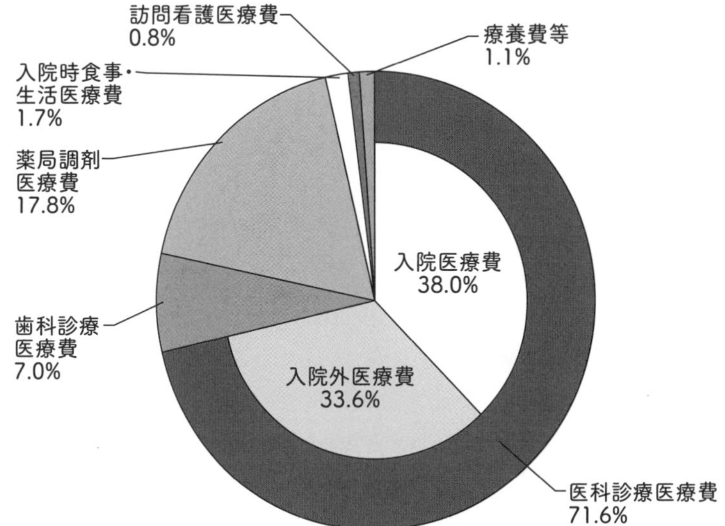

厚生労働省　令和２（2020）年度 国民医療費の概況

8 公費負担医療制度とはなんですか？

感染症法、障害者総合支援法

Point

- 感染症対策を速やかに実施するために一部の感染症の医療費は公費負担になります
- 心身の障害への医療に対して自己負担を軽減する自立支援医療があります

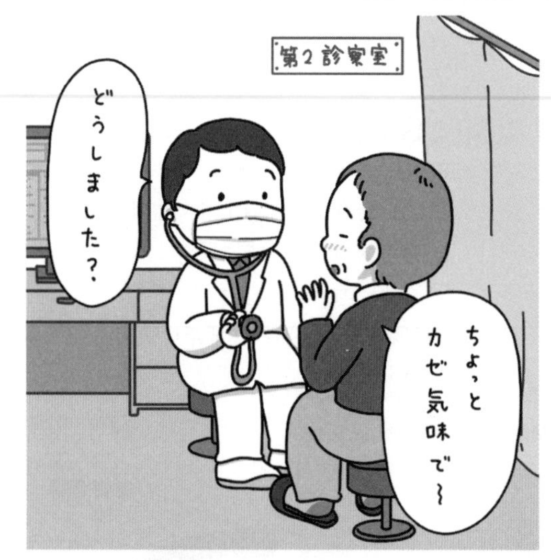
第2診察室
どうしました？
ちょっとカゼ気味で～

解説

社会保険のしくみの１つに公的医療保険がありましたね。日本では保険者の違いこそあれ、国民はいずれかの公的医療保険に加入しており（国民皆保険）、医療にかかる場合は、原則、窓口負担３割で医療サービスが受けられるのでしたね。

公的医療保険に優先し、国・地方公共団体が医療給付を行う場合があります。これらを公費負担医療といって、各々の法律に基づき特定の者を対象としています。

❶ 感染症についての公費負担

「感染症の予防及び感染症の患者に対する医療に関する法律」では、感染力や罹患した場合の重篤性などに基づく危険性によって感染症を分類していましたね。

人から人に伝染する疾病で、既知の感染症と病状・治療が明らかに異なり、罹患した場合の病状が重篤で、国民の生命および健康に重大な影響を与えるおそれがあるものを「新感染症」といいました。新感染症に罹患した者の医療費は全額公費負担となります。ペストやエボラ出血熱などの「一類感染症」、結核などの「二類感染症」に罹患して入院した人の医療費は、医療保険適用後、残額について公費が負担されます。

これらの措置にかかる費用を公費で負担するのは、日本に感染症が流行することを防ぐための対応を速やかに実施するためです。

例）新感染症患者、結核患者などの入院（第37条）
　　結核患者の適正医療（第37条の２）

❷ 自立支援医療

心身の障害を除去・軽減するための医療について、医療費の自己負担額を軽減する公費負担医療制度です。統合失調症などの精神疾患患者で、通院による精神医療を継続的に必要とする者を対象とした「精神通院医療」、身体障害者手帳の交付を受けた者で、その障害を除去・軽減する手術等の治療により確実に効果が期待できる18歳以上の者を対象とした「更生医療」、身体に障害を有する児童で、その障害を除去・軽減する手術等の治療により確実に効果が期待できる18歳未満の者を対象とした「育成医療」があります。患者負担が過大とならないよう、所得に応じて月当たりの負担上限額が設定されています。

関係法令

●感染症の予防及び感染症の患者に対する医療に関する法律

第37条　都道府県は、都道府県知事が第19条若しくは第20条（これらの規定を第26条において準用する場合を含む。）又は第46条の規定により入院の勧告又は入院の措置を実施した場合において、当該入院に係る患者（新感染症の所見がある者を含む。以下この条において同じ。）又はその保護者から申請があったときは、当該患者が感染症指定医療機関において受ける次に掲げる医療に要する費用を負担する。

一　診察

二　薬剤又は治療材料の支給

三　医学的処置、手術及びその他の治療

四　病院への入院及びその療養に伴う世話その他の看護〈第２項以降　略〉

第37条の２　都道府県は、結核の適正な医療を普及するため、その区域内に居住する結核患者又はその保護者から申請があったときは、当該結核患者が結核指定医療機関において厚生労働省令で定める医療を受けるために必要な費用の100分の95に相当する額を負担することができる。

２　前項の申請は、当該結核患者の居住地を管轄する保健所長を経由して都道府県知事に対してしなければならない。〈第３項以降　略〉

●障害者の日常生活及び社会生活を総合的に支援するための法律

第58条　市町村等は、支給認定に係る障害者等が、支給認定の有効期間内において、第54条第２項の規定により定められた指定自立支援医療機関から当該指定に係る自立支援医療（以下「指定自立支援医療」という。）を受けたときは、厚生労働省令で定めるところにより、当該支給認定障害者等に対し、当該指定自立支援医療に要した費用について、自立支援医療費を支給する。〈第２項以降　略〉

9 小児や難病患者への医療費の支援はありますか？

児童福祉法、
難病の患者に対する
医療等に関する法律

Point

- 小児の場合、一部の慢性疾患について医療費の自己負担分の一部が公費から助成されます
- 指定難病について、長期の療養による経済的な負担が大きいため医療費の一部が助成されます

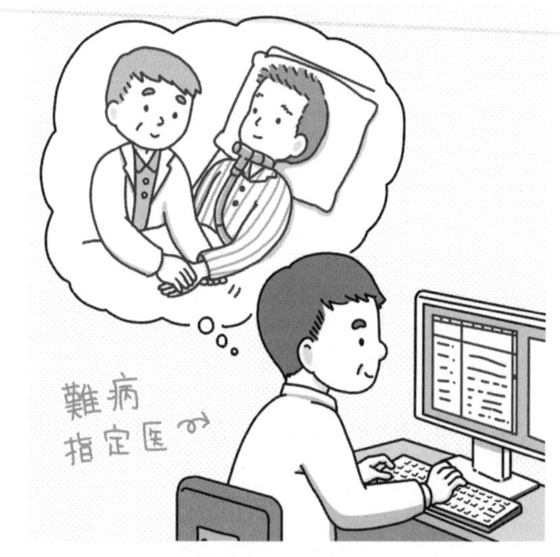

解説

引き続き、そのほかの公費負担医療についてみてみましょう。

❶ 小児慢性特定疾病の医療助成

対象となる小児慢性特定疾病と診断され、児童福祉法に基づく指定を受けた医療機関での入院・通院医療を受けている18歳未満の児童（ただし、18歳到達時点で引き続き治療が必要と認められる場合は20歳未満まで延長可能）について、健全育成の観点から、患児家庭の医療費の負担軽減を図るため、その医療費の自己負担分の一部を公費から助成しています。所得などに応じて自己負担の上限月額が決められています。

対象となる小児慢性特定疾病は、1．悪性新生物、2．慢性腎疾患、3．慢性呼吸器疾患、4．慢性心疾患、5．内分泌疾患、6．膠原病、7．糖尿病、8．先天性代謝異常、9．血液疾患、10．免疫疾患、11．神経・筋疾患、12．慢性消化器疾患、13．染

色体又は遺伝子に変化を伴う症候群、14. 皮膚疾患群、15. 骨系統疾患、16. 脈管系疾患の疾患群とされ、788疾病が対象となります（令和３年11月現在）。

❷ 難病患者への医療支援

「難病の患者に対する医療等に関する法律」に基づき指定される指定難病について、治療方法の確立などのために難病患者データの収集を効率的に行い治療研究を推進し、効果的な治療方法が確立されるまでの間、長期の療養による医療費の経済的な負担が大きい患者を支援するために患者の医療費の一部を助成します。

医療費助成の対象とする指定難病は、ア）発病の機構が明らかでなく、イ）治療方法が確立していない、ウ）希少な疾患であって、エ）長期の療養を必要、オ）患者数が日本において一定の人数（人口の約0.1％程度）に達しない、カ）客観的な診断基準が成立している、という条件があります。

助成の申請をするには、居住地のある自治体の窓口で行います。自治体の指定を受けた難病指定医が作成した難病の医療費助成の支給認定申請に必要な診断書（臨床個人調査票）の提出が必要です。

なお、難病指定医は患者データ（診断書の内容）を登録管理システムに登録します。こうすることで難病の正確な診断が可能になり、難病患者の疫学データベースが構築されることになります。

関係法令

●児童福祉法

第19条の２　都道府県は、次条第３項に規定する医療費支給認定に係る小児慢性特定疾病児童又は医療費支給認定を受けた成年患者（以下この条において「医療費支給認定患者」という。）が、次条第６項に規定する医療費支給認定の有効期間内において、指定小児慢性特定疾病医療機関から当該医療費支給認定に係る小児慢性特定疾病医療支援を受けたときは、厚生労働省令で定めるところにより、当該小児慢性特定疾病児童に係る同条第７項に規定する医療費支給認定保護者又は当該医療費支給認定患者に対し、当該指定小児慢性特定疾病医療支援に要した費用について、小児慢性特定疾病医療費を支給する。

〈第２項、第３項　略〉

第19条の９　第６条の２第２項第１号の指定（以下「指定小児慢性特定疾病医療機関の指定」という。）は、厚生労働省令で定めるところにより、病院若しくは診療所（これらに準ずるものとして政令で定めるものを含む。以下同じ。）又は薬局の開設者の申請があつたものについて行う。

〈第２項、第３項　略〉

●難病の患者に対する医療等に関する法律

第５条　都道府県は、支給認定を受けた指定難病（略）の患者が、支給認定の有効期間内において、特定医療（支給認定を受けた指定難病の患者に対し、都道府県知事が指定する医療機関（以下「指定医療機関」という。）が行う医療であって、厚生労働省令で定めるものをいう。以下同じ。）のうち、同条第３項の規定により定められた指定医療機関から受けるものであって当

第7章 公的医療保険と公費負担医療に関する法律・制度

該支給認定に係る指定難病に係るものを受けたときは、厚生労働省令で定めるところにより、当該支給認定を受けた指定難病の患者又はその保護者（児童福祉法（昭和22年法律第164号）第６条に規定する保護者をいう。以下同じ。）に対し、当該指定特定医療に要した費用について、特定医療費を支給する。

〈第２項、第３項　略〉

第６条　支給認定を受けようとする指定難病の患者又はその保護者は、厚生労働省令で定めるところにより、都道府県知事の定める医師（以下「指定医」という。）の診断書（指定難病の患者が指定難病にかかっていること及びその病状の程度を証する書面として厚生労働省令で定めるものをいう。）を添えて、その居住地の都道府県に申請をしなければならない。

〈第２項　略〉

国家試験にChallenge！

問題 小児慢性特定疾病対策における医療費助成で正しいのはどれか。

（第108回看護師　午後53問）

（１）対象は5疾患群である。

（２）対象年齢は20歳未満である。

（３）医療費の自己負担分の一部を助成する。

（４）難病の患者に対する医療等に関する法律に定められている。

解答 正答（３）

問題 難病の患者に対する医療等に関する法律〈難病法〉において国が行うとされているのはどれか。2つ選べ。

（第107回看護師　午後84問）

（１）申請に基づく特定医療費の支給

（２）難病の治療方法に関する調査及び研究の推進

（３）指定難病に係る医療を実施する医療機関の指定

（４）支給認定の申請に添付する診断書を作成する医師の指定

（５）難病に関する施策の総合的な推進のための基本的な方針の策定

解答 正答（２）、（５）

第8章

介護保険に関する法律・制度

介護保険法

1　介護保険とはなんですか？

介護保険法

Point

- 社会保険の１つで、40歳以上の国民は「介護保険」に加入の義務があります
- 国民の保健医療の向上と福祉の増進を図ることを目的としています
- 加齢による介護リスクに社会で備える制度を設けることで運営は市区町村です

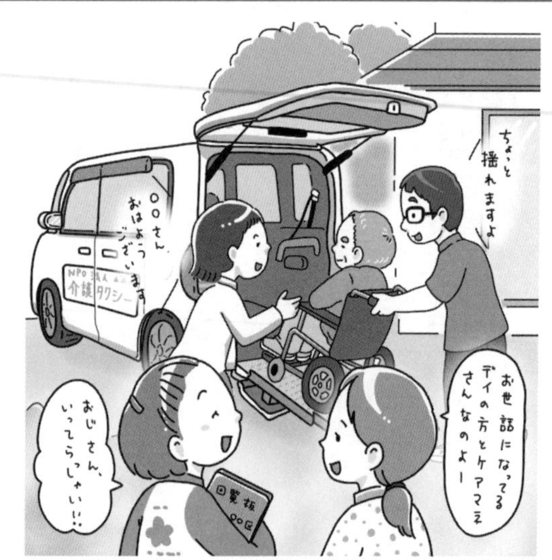
ちょっと揺れますよ
〇〇さんおはようございます
介護タクシー
お世話になってるデイの方とケアマネさんなのよー
おじさん、いってらっしゃい!!
回覧板
〇〇区

解説

わが国の社会保障制度は、社会保険・社会福祉・公的扶助・公衆衛生の４つの制度からなるといわれています。「介護保険」は社会保険の１つで、2000（平成12）年に創設された新しいしくみです。

❶ 社会保険

まず、保険とはさまざまなリスクに備えて、あらかじめ人々が保険料を出し合い、実際にリスクに遭遇した人に、お金やサービスを支給するしくみのことです。

社会保険とは、国民の生活保障を目的に設立されたものであり、医療保険・年金保険・介護保険・雇用保険・労働者災害補償保険の５つの総称です。疾病や高齢、介護や失業、労働災害などのリスクに備えるための制度で、人々から集めた保険料だけでなく、公的な費用負担により運営されています。

❷ 介護保険のしくみ

介護保険事業を運営する保険者は市区町村ですが、介護サービスを必要とする者に介護を提供する介護事業者は、市区町村から支払われる「介護給付」と利用者から支払われる「サービス使用料」によって、さまざまなサービスを提供しています。この「介護給付」の財源は、人々から集めた介護保険料と、国・都道府県・市区町村からの公費（税金など）によって、まかなわれています。

❸ 介護保険の役割

国民が生活するうえで、高齢化や介護状態などのリスクに備えて、40歳以上の国民に強制的に介護保険に加入させ、要介護状態などのリスクが発生したときには、介護保険加入者にサービスを提供したり、現金を給付したりします。

家族や自分に介護が必要となったときに、家族だけが介護を負担するのではなく、介護給付というかたちで社会のしくみが介護を支援してくれるしくみなのです。

関係法令

●介護保険法

第１条　この法律は、加齢に伴って生ずる心身の変化に起因する疾病等により要介護状態となり、入浴、排せつ、食事等の介護、機能訓練並びに看護及び療養上の管理その他の医療を要する者等について、これらの者が尊厳を保持し、その有する能力に応じ自立した日常生活を営むことができるよう、必要な保健医療サービス及び福祉サービスに係る給付を行うため、国民の共同連帯の理念に基づき介護保険制度を設け、その行う保険給付等に関して必要な事項を定め、もって国民の保健医療の向上及び福祉の増進を図ることを目的とする。

第３条　市町村及び特別区は、この法律の定めるところにより、介護保険を行うものとする。

〈第２項　略〉

2 介護保険の被保険者とはだれのことですか？

介護保険法

Point

- 保険に加入している40歳以上の地域住民はすべて被保険者です
- 65歳以上を第１号被保険者といいます
- 40歳以上65歳未満の公的医療保険加入者を第２号被保険者といいます

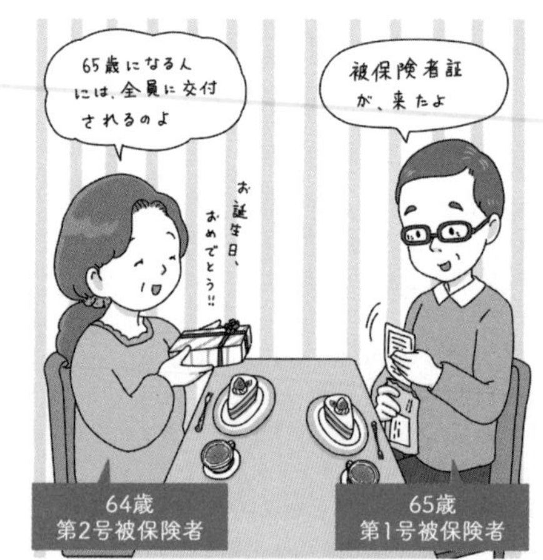
65歳になる人
には、全員に交付
されるのよ
被保険者証
が、来たよ
お誕生日、おめでとう!!
64歳
第2号被保険者
65歳
第1号被保険者

解説

介護保険の保険者については、市町村と特別区であることは前項で理解できましたね。保険者は、人々から掛け金（保険金）を集めて、介護保険の運営に充てています。掛け金を払って、保険に加入している人を被保険者といいます。

❶ 被保険者

読んで字のごとく保険を被っている者という意味ですね。介護保険における被保険者とは、保険者である市町村や特別区に住所がある40歳以上の地域住民です。介護保険法により加入が義務づけられていて、強制的に加入させられ保険料を払わなければならないことになります。

❷ 保険給付を受けることができる者

被保険者は、「65歳以上の第１号被保険者」と「40歳以上65歳未満の公的医療保険加入者である第２号被保険者」に分けられています。65歳以上の第１号被保険者は、要介護認定を受けると介護サービスを受けられることになります。第２号被保険者については、「老化に起因する特定疾病」による介護認定を受けることにより介護保険サービスを受けられるようになります。

❸ 保険料負担について

第１号被保険者は、本人または世帯の収入に応じて、保険者（市町村、特別区）ごとに設定された介護保険料を市町村など（保険者）が徴収します。第２号被保険者の保険料は、加入する医療保険（健保組合、全国健康保険協会、市町村国保など）によって異なり、加入する医療保険（健保組合、全国健康保険協会、市町村国保など）の保険者を通じて市町村など（保険者）が徴収します。

［表］介護保険の対象者、受給要件、保険料の徴収方法

	65歳以上の方（第１号被保険者）	40歳から64歳の方（第２号被保険者）
対象者	65歳以上の方	40歳以上65歳未満の健保組合、全国健康保険協会、市町村国保などの医療保険に加入している方（40歳になれば自動的に資格を取得し、65歳になるときに自動的に第１号被保険者に切り替わります）
受給要件	・要介護状態 ・要支援状態	・要介護（要支援）状態が、老化に起因する疾病（特定疾病）による場合に限定されています。
保険料の徴収方法	・市町村と特別区が徴収（原則、年金からの天引き） ・65歳になった月から徴収開始	・医療保険料と一体的に徴収 ・40歳になった月から徴収開始

関係法令

●介護保険法

第９条　次の各号のいずれかに該当する者は、市町村又は特別区（以下単に「市町村」という。）が行う介護保険の被保険者とする。

一　市町村の区域内に住所を有する65歳以上の者（以下「第１号被保険者」という。）

二　市町村の区域内に住所を有する40歳以上65歳未満の医療保険加入者（以下「第２号被保険者」という。）

国家試験にChallenge！

問題 介護保険の第2号被保険者は、（　）歳以上 65 歳未満の医療保険加入者である。（　）に入る数字はどれか。
（第109回看護師　午前3問）

（1）30　（2）40　（3）50　（4）60

解答 正答（2）

3 介護保険の保険者とはだれのことですか？

介護保険法

Point

- 介護保険の保険者は市区町村（各市町村と特別区）
- 介護保険料の設定額は、地域の実情をふまえるため保険者ごとに異なります

介護保険のしくみ

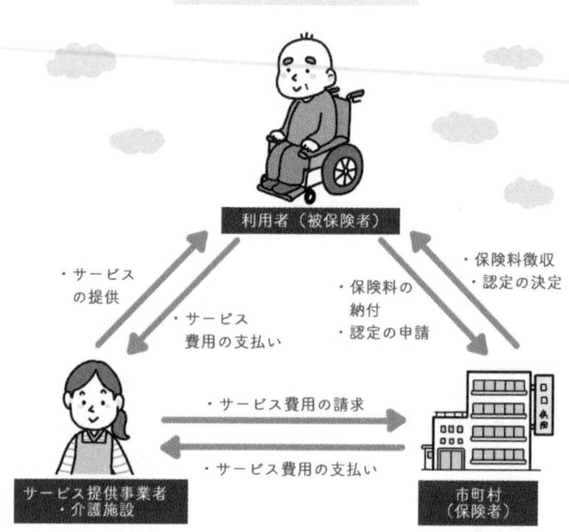

解説

保険（insurance）とは、掛け金（保険料）をあらかじめ人々から集めておいて、想定された事象（保険事故）が発生した場合に、決められたルールに従って、掛け金（保険料）を払った者に保険給付がなされるしくみでしたね。公的な社会保険の１つである「介護保険」では、誰が保険料を集めて、保険給付をするのか考えてみましょう。

❶ そもそも「保険者」とは？

保険というしくみを運営するには、人々から保険料を集め、必要に応じて保険給付をする役割を担う者が必要になります。これを「保険者」といって、「介護保険」の保険者は市町村と特別区と定められています。

介護保険事業を運営するために、保険者は被保険者台帳をもとに被保険者を管理し保険料を徴収します。

❷ 介護保険事業計画

保険者である市町村や特別区は、必要とされる介護サービスを予測して、介護保険事業計画を策定し、介護保険料を設定しています。市町村や特別区に応じて、予測される介護サービス量と被保険者の人数が異なるので、自ずと保険料の設定額は保険者ごとに異なります。

❸ 地方分権ということ

地方分権という言葉を聞いたことがあるでしょうか。その意味するところは、中央政府がもっている「地方に関する決定権」や「行政をするために必要な財源」を地方政府（市町村など）に移して、地域住民に身近な行政サービスについて地域で決められるようにすることなのです。

介護保険は、保険者である市町村や特別区が、地域の実情をふまえて事業計画を策定し、事業の財源となる介護保険料を自ら決めて運営するしくみであることから、「地方分権の試金石」といわれ、地方政府（市町村など）が自らの力で介護保険制度を運営できる力量があるのか見極めるための指標といわれています。

関係法令

●介護保険法
第３条　市町村及び特別区は、この法律の定めるところにより、介護保険を行うものとする。
〈第２項　略〉

国家試験にChallenge！

問題 介護保険制度における保険者はどれか

（第108回看護師　午前4問）

（１）市町村及び特別区　（２）都道府県
（３）保健所　（４）国

解答 正答 （１）

4 国が進める認知症対策にはなにがありますか？

介護保険法

Point

- 国は取り組みの基本方針として「認知症施策推進大綱」を策定しました
- 「共生」と「予防」を施策推進の「基本的な考え方」としています

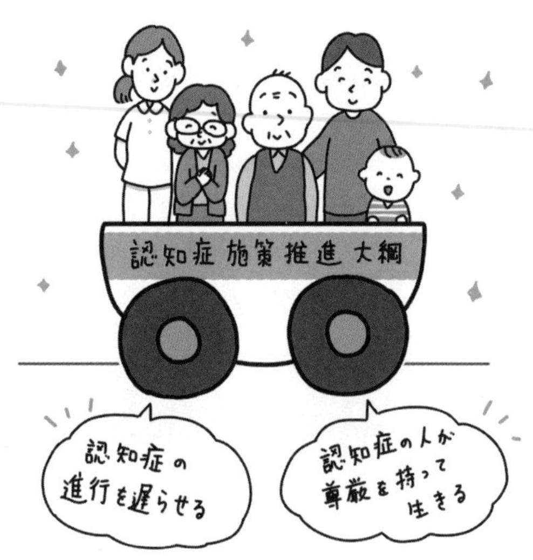
認知症施策推進大綱
認知症の進行を遅らせる
認知症の人が尊厳を持って生きる

解説

認知症は、脳の病気や障害など様々な原因により、認知機能が低下し、日常生活全般に支障が出てくる状態をいいます。認知症には、アルツハイマー型認知症、脳血管障害による血管性認知症、レビー小体型認知症、前頭側頭型認知症などいくつかの種類があります。日本の65歳以上の認知症の人数は約600万人（2020年現在）と推計され、2025年には約700万人（高齢者の約５人に１人）が認知症になると予測されています。超高齢社会の日本では認知症に向けた取り組みが重要です。

❶ 認知症施策推進大綱

認知症に係る諸課題について、関係行政機関の緊密な連携の下、政府一体となって総合的な対策を推進するため、「認知症施策推進関係閣僚会議」が開催されています。厚生労働大臣をはじめ各閣僚（国務大臣）が構成メンバーとなっています。そこで令和元(2019) 年６月にとりまとめられたのが「認知症施策推進大綱」で、認知症に向けた取り組み施策の基本方針が示されています。

❷ 認知症施策推進大綱の「基本的な考え方」

認知症の発症を遅らせ、認知症になっても希望を持って日常生活を過ごせる社会を目指し、認知症の人や家族の視点を重視しながら、「共生」と「予防」を車の両輪として施策を推進していくことを「基本的な考え方」としています。ここでいう「共生」とは、認知症の人が、尊厳と希望を持って認知症とともに生きる、また、認知症があってもなくても同じ社会でともに生きる、という意味です。また、「予防」とは、「認知症にならない」という意味ではなく、「認知症になるのを遅らせる」「認知症になっても進行を緩やかにする」という意味です。

❸ 具体的な施策

基本的な考え方のもとで、1．普及啓発（認知症サポーターの養成推進など）・本人発信支援（認知症の人本人がまとめた「認知症とともに生きる希望宣言」の展開など）、2．予防、3．医療・ケア・介護サービス・介護者への支援（早期発見・早期対応、医療体制の整備など）、4．認知症バリアフリーの推進・若年性認知症の人への支援・社会参加支援、5．研究開発・産業促進・国際展開（認知症の予防法やケアに関する技術・サービス・機器等の検証、評価指標の確立など）の5つの柱に沿って施策を、全て認知症の人の視点に立って、認知症の人やその家族の意見を踏まえて推進することを基本とすることになっています。

関係法令

●介護保険法

第5条の2　国及び地方公共団体は、認知症（アルツハイマー病その他の神経変性疾患、脳血管疾患その他の疾患により日常生活に支障が生じる程度にまで認知機能が低下した状態として政令で定める状態をいう。以下同じ。）に対する国民の関心及び理解を深め、認知症である者への支援が適切に行われるよう、認知症に関する知識の普及及び啓発に努めなければならない。

2　国及び地方公共団体は、被保険者に対して認知症に係る適切な保健医療サービス及び福祉サービスを提供するため、研究機関、医療機関、介護サービス事業者（第115条の32第1項に規定する介護サービス事業者をいう。）等と連携し、認知症の予防、診断及び治療並びに認知症である者の心身の特性に応じたリハビリテーション及び介護方法に関する調査研究の推進に努めるとともに、その成果を普及し、活用し、及び発展させるよう努めなければならない。

3　国及び地方公共団体は、地域における認知症である者への支援体制を整備すること、認知症である者を現に介護する者の支援並びに認知症である者の支援に係る人材の確保及び資質の向上を図るために必要な措置を講ずることその他の認知症に関する施策を総合的に推進するよう努めなければならない。

4　国及び地方公共団体は、前3項の施策の推進に当たっては、認知症である者及びその家族の意向の尊重に配慮するとともに、認知症である者が地域社会において尊厳を保持しつつ他の人々と共生することができるように努めなければならない。

5 要介護認定・要支援認定を受けるには どうすればいいですか？

介護保険法

Point

- 要介護状態には介護給付、要支援状態には予防給付が受けられます
- 市区町村に申請し、要介護・要支援認定を受けなければなりません

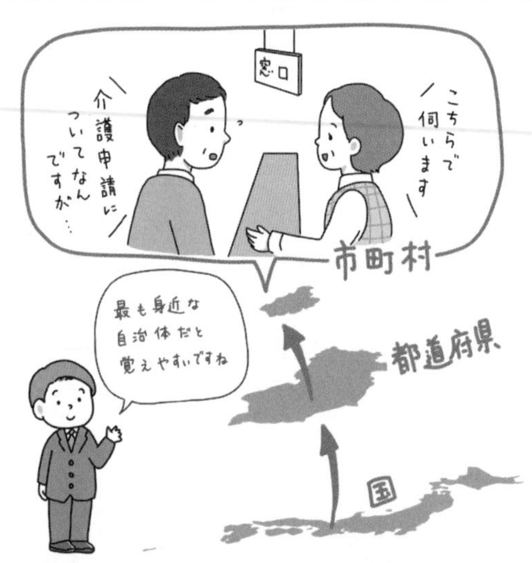
窓口
介護申請に
ついてなん
ですが…
こちらで
伺います
市町村
最も身近な
自治体だと
覚えやすいですね
都道府県
国

解説

要介護状態とは、身体上または精神上の障害があるために、入浴、排せつ、食事などの日常生活における基本的な動作について、継続して常時介護を要すると見込まれる状態のことをいいます。

要支援状態とは、身体上もしくは精神上の障害があるために入浴、排せつ、食事等の日常生活における基本的な動作について、継続して常時介護を要する状態の軽減もしくは悪化の防止に特に資する支援を要すると見込まれる、または身体上・精神上の障害があるために継続して日常生活を営むのに支障があると見込まれる状態のことをいいます。

❶ 保険給付と市町村認定

介護保険による保険給付は、被保険者の要介護状態に関する保険給付（介護給付）、被保険者の要支援状態に関する保険給付（予防給付）、要介護状態等の軽減または悪化の防止に資する保険給付として条例で定めるもの（市町村特別給付）があります。

介護給付を受けようとするときは、要介護者に該当し、どの程度の要介護状態なのか（要介護状態区分）について、市区町村による「要介護認定」を受けなければなりません。予防給付を受けようとするときは、要支援者に該当し、どの程度の要支援状態なのか（要支援状態区分）について、市区町村の「要支援認定」を受けなければなりません。

❷ 要介護認定／要支援認定

要介護認定／要支援認定を受けようとする被保険者は、申請書に被保険者証を添付して、保険者である市区町村に申請をします。申請を受けた市区町村の担当職員は、申請した被保険者に面接をして、心身の状況、置かれている環境などの事項について調査します。また、申請した被保険者の主治医に、身体上または精神上の障害の原因である傷病の状況などの意見を求めます。

市区町村は、市区町村担当職員の調査結果、主治医の意見を「介護認定審査会」に通知し、要介護状態／要支援状態に該当するかどうか、どの程度の要介護状態区分／要支援状態区分であるかについて、審査及び判定を求めます。介護認定審査会は、厚生労働大臣が定める基準に従い、審査及び判定を行い、その結果を市区町村に通知します。介護認定審査会は、必要があると認めるときは、被保険者・家族・主治医などの関係者の意見を聴くことができます。このように保険給付を受けようとするときは、自分の住んでいる市区町村に認定を申請し、申請を受けた市区町村が要介護／要支援の状態を認定するのです。

関係法令

●介護保険法

第7条　この法律において「要介護状態」とは、身体上又は精神上の障害があるために、入浴、排せつ、食事等の日常生活における基本的な動作の全部又は一部について、厚生労働省令で定める期間にわたり継続して、常時介護を要すると見込まれる状態であって、その介護の必要の程度に応じて厚生労働省令で定める区分（以下「要介護状態区分」という。）のいずれかに該当するもの（要支援状態に該当するものを除く。）をいう。

2　この法律において「要支援状態」とは、身体上若しくは精神上の障害があるために入浴、排せつ、食事等の日常生活における基本的な動作の全部若しくは一部について厚生労働省令で定める期間にわたり継続して常時介護を要する状態の軽減若しくは悪化の防止に特に資する支援を要すると見込まれ、又は身体上若しくは精神上の障害があるために厚生労働省令で定める期間にわたり継続して日常生活を営むのに支障があると見込まれる状態であって、支援の必要の程度に応じて厚生労働省令で定める区分（以下「要支援状態区分」という。）のいずれかに該当するものをいう。

〈第3項以降　略〉

第18条　この法律による保険給付は、次に掲げる保険給付とする。

一　被保険者の要介護状態に関する保険給付（以下「介護給付」という。）

二　被保険者の要支援状態に関する保険給付（以下「予防給付」という。）

三　前２号に掲げるもののほか、要介護状態等の軽減又は悪化の防止に資する保険給付として条例で定めるもの（第５節において「市町村特別給付」という。）

第19条　介護給付を受けようとする被保険者は、要介護者に該当すること及びその該当する要介護状態区分について、市町村の認定（以下「要介護認定」という。）を受けなければならない。

2　予防給付を受けようとする被保険者は、要支援者に該当すること及びその該当する要支援状態区分について、市町村の認定（以下「要支援認定」という。）を受けなければならない。

国家試験にChallenge!

問題 介護保険における被保険者の要支援状態に関する保険給付はどれか。

（第111回看護師　午後4問）

（1）医療給付　（2）介護給付

（3）年金給付　（4）予防給付

解答　正答（4）

6 要介護認定はどのように判定されますか？

介護保険法

Point

- 要介護認定の認定基準は全国一律に定められています
- 一次判定は認定調査をもとにコンピュータで行われます

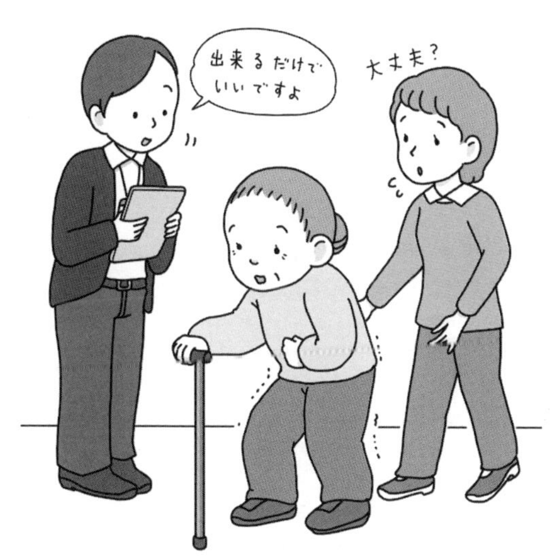

解説

介護保険制度では、寝たきりや認知症等で常時介護を必要とする状態（要介護状態）になった場合や、家事や身支度等の日常生活に支援が必要であり、特に介護予防サービスが効果的な状態（要支援状態）になった場合に、介護サービスを受けることができるのでしたね。要介護状態や要支援状態にあるかどうか、そのなかでどの程度かの判定を行うのが要介護認定（以下、要支援認定を含む）です。保険者である市区町村に設置される介護認定審査会において判定されます。

❶ 要介護認定のながれ：一次判定に用いるデータ

要介護認定は介護サービスの給付額に結びつくので、認定の基準については全国一律に客観的に定められています。市区町村の認定調査員が申請者と対面し、心身の状況調査（認定調査）を行います。この認定調査員は、市区町村の職員が行いますが、市区町村の委託を受けた指定居宅介護支援事業者などが行うこともあります。この調査結果と申請者の主治医の意見書に基づいて一次判定を行います。

認定調査は、74の調査項目について申請者の心身の状態に応じて選択肢を選ぶものになっており、これと主治医の意見の一部（認知機能の評価、認知症高齢者の日常生活自立度など）について、コンピュータ判定で客観的に進められます。

❷ 要介護認定のながれ2：一次判定のデータ処理

一次判定ソフトにデータが入力されると、1群（身体機能・居起動作）、2群（生活機能）、3群（認知機能）、4群（精神・行動障害）、5群（社会生活への適応）ごとに中間評価項目得点が算出され、その得点から要介護等基準時間（介護に要すると考えられる時間）が算出されます。これに「特別な医療が行われた場合の加算」、「運動機能の低下がみられない認知症高齢者への認知症加算」を加えた、最終的な要介護認定等基準時間のスコアから要介護度が出されます。

関係法令

●介護保険法

第27条　要介護認定を受けようとする被保険者は、厚生労働省令で定めるところにより、申請書に被保険者証を添付して市町村に申請をしなければならない。〈略〉

2　市町村は、前項の申請があったときは、当該職員をして、当該申請に係る被保険者に面接させ、その心身の状況、その置かれている環境その他厚生労働省令で定める事項について調査をさせるものとする。〈略〉

3　市町村は、第1項の申請があったときは、当該申請に係る被保険者の主治の医師に対し、当該被保険者の身体上又は精神上の障害の原因である疾病又は負傷の状況等につき意見を求めるものとする。〈略〉

4　市町村は、第2項の調査（略）の結果、前項の主治の医師の意見又は指定する医師若しくは当該職員で医師であるものの診断の結果その他厚生労働省令で定める事項を認定審査会に通知し、第1項の申請に係る被保険者について、次の各号に掲げる被保険者の区分に応じ、当該各号に定める事項に関し審査及び判定を求めるものとする。

一　第1号被保険者　要介護状態に該当すること及びその該当する要介護状態区分

二　第2号被保険者　要介護状態に該当すること、その該当する要介護状態区分及びその要介護状態の原因である身体上又は精神上の障害が特定疾病によって生じたものであること。

5　認定審査会は、前項の規定により審査及び判定を求められたときは、厚生労働大臣が定める基準に従い、当該審査及び判定に係る被保険者について、同項各号に規定する事項に関し審査及び判定を行い、その結果を市町村に通知するものとする。〈略〉

7 介護認定審査会の役割はなんですか？

介護保険法

Point

- 介護認定審査会は一次判定と主治医意見書をもとに二次判定を行います
- 要介護・要支援の更新認定、要介護・要支援の状態区分の変更の認定を行います

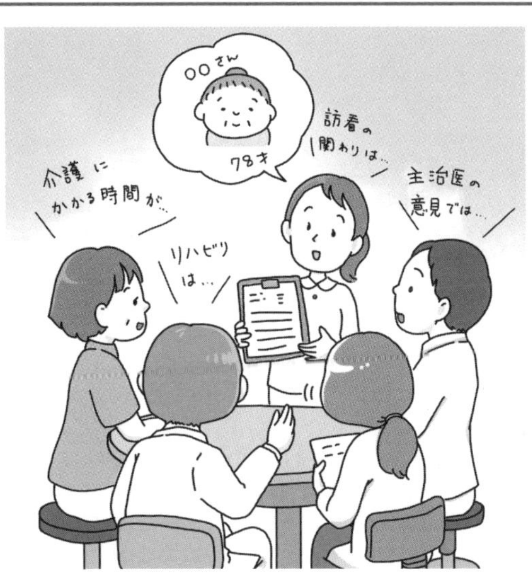

○○さん
78才
訪看の関わりは…
主治医の意見では…
介護にかかる時間が…
リハビリは…

解説

介護認定審査会は、保険者である市区町村が設置します。保健・医療・福祉の学識経験者により構成され、一次判定結果、主治医意見書などに基づき審査判定（二次判定）を行います。

❶ 介護認定審査会の二次判定

介護認定審査会で行われる二次判定では、一次判定結果を原案として、認定調査の特記事項と主治医意見書などから審査し一次判定結果の確定をします。通常の例に比べて、より長い時間の介護の時間を要するかどうかの視点で議論を行い、一次判定結果が修正されることもあります。一次判定の要介護認定等基準時間が32分以上50分未満の場合は、状態の維持・改善可能性にかかる審査判定を行い、「要支援１」または「要支援２」の振り分けを行います。必要に応じて、「認定の有効期間を原則よりも延長または短縮する決定」、「要介護状態の軽減または悪化の予防のために必要な療養についての意見」を出します。

❷ 介護認定審査会の審査判定業務

要介護認定のほかに、認定の有効期間が過ぎても介護が必要だと見込まれる場合の更新申請に対する、要介護更新認定があります。また、要介護状態区分の変更の認定、要支援更新認定、要支援状態区分の変更の認定の業務も介護認定審査会の業務です。

関係法令

●介護保険法

第14条　第38条第２項に規定する審査判定業務を行わせるため、市町村に介護認定審査会（以下「認定審査会」という。）を置く。

第15条　認定審査会の委員の定数は、政令で定める基準に従い条例で定める数とする。

２　委員は、要介護者等の保健、医療又は福祉に関する学識経験を有する者のうちから、市町村長（特別区にあっては、区長。以下同じ。）が任命する。

第28条　要介護認定は、要介護状態区分に応じて厚生労働省令で定める期間（以下この条において「有効期間」という。）内に限り、その効力を有する。

２　要介護認定を受けた被保険者は、有効期間の満了後においても要介護状態に該当すると見込まれるときは、厚生労働省令で定めるところにより、市町村に対し、当該要介護認定の更新（以下「要介護更新認定」という。）の申請をすることができる。

〈第３項以降　略〉

第29条　要介護認定を受けた被保険者は、その介護の必要の程度が現に受けている要介護認定に係る要介護状態区分以外の要介護状態区分に該当すると認めるときは、厚生労働省令で定めるところにより、市町村に対し、要介護状態区分の変更の認定の申請をすることができる。

〈第２項　略〉

第33条　要支援認定は、要支援状態区分に応じて厚生労働省令で定める期間（以下この条において「有効期間」という。）内に限り、その効力を有する。

２　要支援認定を受けた被保険者は、有効期間の満了後においても要支援状態に該当すると見込まれるときは、厚生労働省令で定めるところにより、市町村に対し、当該要支援認定の更新（以下「要支援更新認定」という。）の申請をすることができる。

〈第３項以降　略〉

［表］要介護認定等基準時間

要支援１	要介護認定等基準時間が25分以上32分未満又はこれに相当すると認められる状態
要支援２ 要介護１	要介護認定等基準時間が32分以上50分未満又はこれに相当すると認められる状態
要介護２	要介護認定等基準時間が50分以上70分未満又はこれに相当すると認められる状態
要介護３	要介護認定等基準時間が70分以上90分未満又はこれに相当すると認められる状態
要介護４	要介護認定等基準時間が90分以上110分未満又はこれに相当すると認められる状態
要介護５	要介護認定等基準時間が110分以上又はこれに相当すると認められる状態

厚生労働省（https://www.mhlw.go.jp/stf/seisakunitsuite/bunya/hukushi_kaigo/kaigo_koureisha/nintei/gaiyo2.html）

8 介護支援専門員(ケアマネジャー)はなにをする人ですか？

介護保険法

Point

- 介護認定に基づき、本人・家族と相談のうえ介護計画（ケアプラン）を作成します
- ケアプランを実現するためにサービス事業者と連絡調整を行います

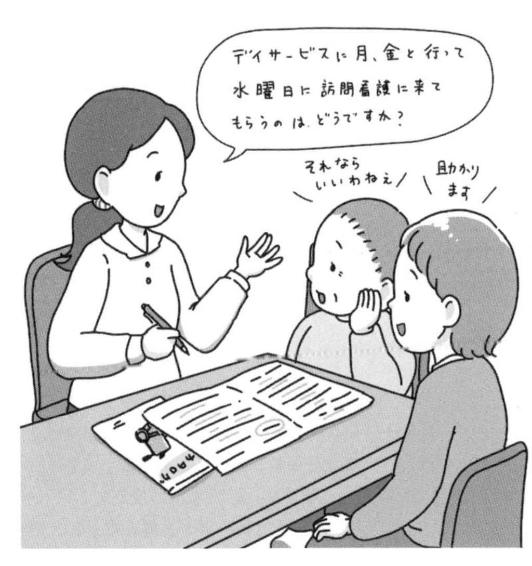

デイサービスに月、金と行って
水曜日に訪問看護に来て
もらうのは、どうですか？
それなら いいわねえ
助かります

解説

介護認定審査会の二次審査の結果は、申請日から30日以内に申請者へ通知されます。「要介護認定通知」「認定内容が記載された介護保険被保険者証」が郵送で届き、その効力は申請日にさかのぼって発生します。

❶ ケアプランの作成

介護認定を受けると具体的な介護サービスを受けるための計画（ケアプラン）を作成しなければなりません。要介護認定を受けた高齢者やその家族の相談に応じ、その心身の状況に応じた適切な介護サービスが利用できるよう、ケアプランを作成し、市区町村や居宅サービス事業者、介護保険施設との連絡・調整を行うのが介護支援専門員です。

❷ 介護支援専門員(ケアマネジャー)

要介護者または要支援者からの相談に応じて、その心身の状況等に応じ適切な居宅サービス、地域密着型サービス、施設サービス、介護予防サービス（その他、地域密着

型介護予防サービス、特定介護予防・日常生活支援総合事業など）を利用できるよう、市町村、居宅サービス事業者、地域密着型サービス事業者（その他、介護保険施設、介護予防サービス事業者、地域密着型介護予防サービス事業者、特定介護予防・日常生活支援総合事業者など）との連絡調整等を行います。介護保険制度を使って、介護を受けたい人に合ったサービスが利用できるように、サービスを提供する事業者と結びつけるのが介護支援専門員（ケアマネジャー）です。

保健師、看護師、理学療法士（PT）、作業療法士（OT）、社会福祉士、介護福祉士、視能訓練士、義肢装具士、言語聴覚士（ST）などの基礎的な資格を取得したうえで、高齢者介護などの実務を５年以上経験し、都道府県などが実施する実務研修受講試験に合格後、介護支援専門員実務研修を修了すると、介護支援専門員の資格を取得できます。主な職場は、指定居宅介護支援事業所、介護保険施設（介護老人福祉施設、介護老人保健施設など）、認知症高齢者グループホーム、地域包括支援センター、市町村社会福祉協議会です。

関係法令

●介護保険法

第７条〈第１項～第４項　略〉

５　この法律において「介護支援専門員」とは、要介護者又は要支援者（以下「要介護者等」という。）からの相談に応じ、及び要介護者等がその心身の状況等に応じ適切な居宅サービス、地域密着型サービス、施設サービス、介護予防サービス若しくは地域密着型介護予防サービス又は特定介護予防・日常生活支援総合事業（第115条の45第１項第１号イに規定する第一号訪問事業、同号ロに規定する第１号通所事業又は同号ハに規定する第１号生活支援事業をいう。以下同じ。）を利用できるよう市町村、居宅サービス事業を行う者、地域密着型サービス事業を行う者、介護保険施設、介護予防サービス事業を行う者、地域密着型介護予防サービス事業を行う者、特定介護予防・日常生活支援総合事業を行う者等との連絡調整等を行う者であって、要介護者等が自立した日常生活を営むのに必要な援助に関する専門的知識及び技術を有するものとして第69条の７第１項の介護支援専門員証の交付を受けたものをいう。

〈第６項以降　略〉

第69条の２　厚生労働省令で定める実務の経験を有する者であって、都道府県知事が厚生労働省令で定めるところにより行う試験（以下「介護支援専門員実務研修受講試験」という。）に合格し、かつ、都道府県知事が厚生労働省令で定めるところにより行う研修（以下「介護支援専門員実務研修」という。）の課程を修了したものは、厚生労働省令で定めるところにより、当該都道府県知事の登録を受けることができる。

〈以降　略〉

第69条の34　介護支援専門員は、その担当する要介護者等の人格を尊重し、常に当該要介護者等の立場に立って、当該要介護者等に提供される居宅サービス、地域密着型サービス、施設サービス、介護予防サービス若しくは地域密着型介護予防サービス又は特定介護予防・日常生活支援総合事業が特定の種類又は特定の事業者若しくは施設に不当に偏ることのないよう、公正かつ誠実にその業務を行わなければならない。

〈以降　略〉

9 介護給付とはなんですか？

介護保険法

Point

- 介護給付とは、保険者から事業者に支払われる介護サービスの費用のことです
- 要介護度によって給付されるサービスの種類や時間数等に制限があります

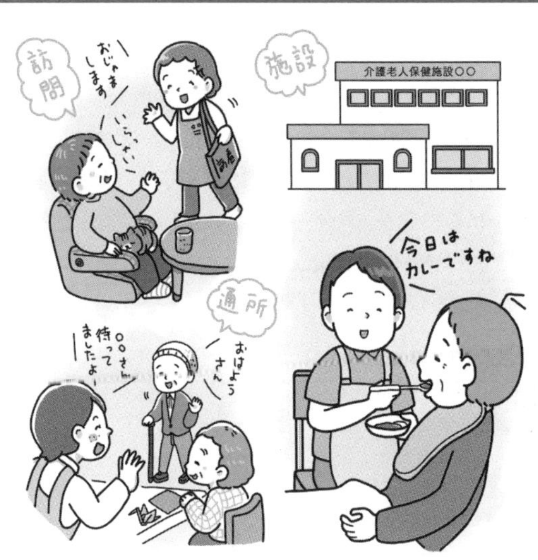

訪問
おじゃまします
いらっしゃい
施設
介護老人保健施設○○
今日はカレーですね
通所
○○さん待ってましたよ～
おはようさん

解説

介護保険制度を使って、介護サービスを受けようとするときは、要介護の状態にあるのか、どの程度の要介護状態なのか（要介護状態区分）について、保険者（市区町村）による「要介護認定」を受けるのでしたね。

介護給付は、入浴や食事などの日常生活動作について、介護が必要とされた場合に受けられるもので、要介護１～５に該当する人が介護サービスを受けたときに、かかった費用の９割が介護サービスを提供する事業者へ給付されます。

❶ 介護給付で利用可能な介護サービス

要介護度は、要支援１～２、要介護１～５と区分がありましたね。介護給付で利用可能な介護サービスは、要介護度に応じて上限額が決められています。要支援１～２の場合は、介護給付の対象となる介護サービスを使えないことがあります。

たとえば「介護老人福祉施設」に入所するには、原則、要介護３～５であって、自宅で生活することが困難な高齢者となります。要支援１～２や要介護１では利用できない

介護サービスとなります。一方で、通所リハビリテーション（デイケア）のように、要支援１～２、要介護１～５のいずれの場合も使える介護サービスもあります。区分に応じて利用できる時間数の上限が設定されています。

❷ 介護給付の種類

介護給付は、介護保険による給付、つまり介護保険のしくみにしたがって、介護サービスを提供した事業者への保険者からの支払いのことです。介護給付の種類は支払いの区分のことなので、事業者が提供する介護サービスの種類とは一致しません。

たとえば、介護給付のひとつに「居宅介護サービス費の支給」があります。これは居宅サービス事業者が提供するサービスであって、通所介護、通所リハビリテーション、短期入所生活介護、短期入所療養介護などの介護サービスに要した費用となります。ただし、通所介護、通所リハビリテーションについては、食事の費用やおむつ代など日常生活でも必要とされるようなものの費用は利用者の負担となるように、利用する介護サービスの種類によって給付の対象から除外されているものがあります。参考までに、下表に介護給付の種類を示しておきます。

参考　介護給付の種類（介護保険法第40条）

居宅介護サービス費の支給
特例居宅介護サービス費の支給
地域密着型介護サービス費の支給
特例地域密着型介護サービス費の支給
居宅介護福祉用具購入費の支給
居宅介護住宅改修費の支給
居宅介護サービス計画費の支給
特例居宅介護サービス計画費の支給
施設介護サービス費の支給
特例施設介護サービス費の支給
高額介護サービス費の支給
高額医療合算介護サービス費の支給
特定入所者介護サービス費の支給
特例特定入所者介護サービス費の支給

10 要介護1〜5の高齢者などが使える介護給付の居宅サービスにはなにがありますか？

介護保険法

Point

- 居宅サービスには事業者が訪問するもの、条件内で施設で受け入れるもの、居宅での療養上の管理及び指導、特定施設への入居、福祉用具の貸与や販売があります
- 介護支援専門員（ケアマネジャー）が種類と量をケアプランに盛り込みます

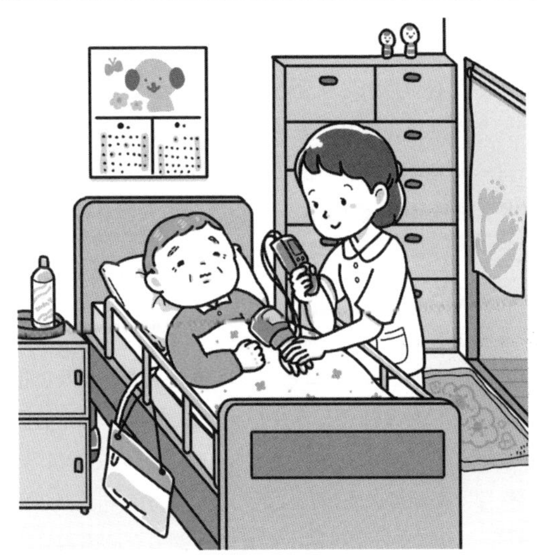

解説

介護保険のサービスを受けるには要介護認定が必要なのでしたね。要介護度（要支援1～2、要介護1～5）に応じて利用者の生活環境を考慮しながら、介護支援専門員（ケアマネジャー）が利用者と家族の意向を踏まえながら、提供される介護サービスの種類と量をケアプランに入れ込むのでしたね。ここでは要介護1～5の方が利用する介護給付のサービスについて考えてみましょう。

❶ 居宅サービス

自宅で生活する利用者を1）事業者が訪問して提供するサービス、2）一時的に施設へ受け入れて提供するサービスがあり、2）には、2-1）日中のみ施設に受け入れて提供するサービス、2-2）30日以内の短期間のみ施設に受け入れて提供するサービスがあります。

利用者の住居へ訪問するものとして、訪問介護（入浴・排せつ・食事などの介護や、

掃除・洗濯・買い物・調理などの日常生活上の世話)、訪問入浴介護（浴槽を提供して行われる入浴の介護)、訪問看護（看護師などにより行われる療養上の世話又は必要な診療の補助)、訪問リハビリテーション（心身の機能の維持回復を図り日常生活の自立を助けるために行われるリハビリテーション）があります。

日中施設に受け入れてサービスを提供するものとして、通所介護（施設において提供される入浴・排せつ・食事などの介護、健康状態の確認などの日常生活上の世話)、通所リハビリテーション（介護老人保健施設、介護医療院、病院、診療所に通わせ、心身の機能の維持回復を図り日常生活の自立を助けるために行われるリハビリテーション）があります。

30日以内の短期間のみ施設に受け入れてサービスを提供するものとして、短期入所生活介護（施設において提供される入浴・排せつ・食事などの介護、日常生活上の世話、機能訓練）と短期入所療養介護（介護老人保健施設、介護医療院、病院、診療所において提供される看護・医学的管理のもとで介護・機能訓練などの医療・日常生活上の世話）があります。短期入所療養介護は、医学的な管理のもとで行われる介護を提供します。

❷ 居宅サービス：その他

自宅で生活する利用者に提供する居宅サービスとして、その他にも居宅療養管理指導（医師、歯科医師、薬剤師、看護師などが行う療養上の管理及び指導：例１　薬剤師が行う服薬の指導、例２　看護師が行う歯科衛生の指導)、特定施設入居者生活介護（有料老人ホーム・養護老人ホーム・軽費老人ホームにおいて提供される、入浴、排せつ、食事等の介護、洗濯、掃除等の家事、生活などに関する相談及び助言、機能訓練、療養上の世話)、福祉用具貸与（日常生活上の便宜を図るための用具・要介護者等の機能訓練のための用具であって、日常生活の自立を助けるための福祉用具の貸与)、特定福祉用具販売（福祉用具のうち入浴・排せつのときに使用するポータブルトイレやシャワーチェアなどの販売）があります。

関係法令

●介護保険法

第８条　この法律において「居宅サービス」とは、訪問介護、訪問入浴介護、訪問看護、訪問リハビリテーション、居宅療養管理指導、通所介護、通所リハビリテーション、短期入所生活介護、短期入所療養介護、特定施設入居者生活介護、福祉用具貸与及び特定福祉用具販売をいい、「居宅サービス事業」とは、居宅サービスを行う事業をいう。

２　この法律において「訪問介護」とは、要介護者であって、居宅（老人福祉法（略）第20条の６に規定する軽費老人ホーム、同法第29条第１項に規定する有料老人ホーム（以下「有料老人ホーム」という。）その他の厚生労働省令で定める施設における居室を含む。以下同じ。）において介護を受けるもの（以下「居宅要介護者」という。）について、その者の居宅において介護福祉士その他政令で定める者により行われる入浴、排せつ、食事等の介護その他の日常生活上の世話であって、厚生労働省令で定めるもの（定期巡回・随時対応型訪問介護看護（第15項第２号に掲げるものに限る。）又は夜間対応型訪問介護に該当するものを除く。）をいう。

3　この法律において「訪問入浴介護」とは、居宅要介護者について、その者の居宅を訪問し、浴槽を提供して行われる入浴の介護をいう。

4　この法律において「訪問看護」とは、居宅要介護者（略）について、その者の居宅において看護師その他厚生労働省令で定める者により行われる療養上の世話又は必要な診療の補助をいう。

5　この法律において「訪問リハビリテーション」とは、居宅要介護者（略）について、その者の居宅において、その心身の機能の維持回復を図り、日常生活の自立を助けるために行われる理学療法、作業療法その他必要なリハビリテーションをいう。

6　この法律において「居宅療養管理指導」とは、居宅要介護者について、病院、診療所又は薬局（以下「病院等」という。）の医師、歯科医師、薬剤師その他厚生労働省令で定める者により行われる療養上の管理及び指導であって、厚生労働省令で定めるものをいう。

7　この法律において「通所介護」とは、居宅要介護者について、老人福祉法第５条の２第３項の厚生労働省令で定める施設又は同法第20の２の２に規定する老人デイサービスセンターに通わせ、当該施設において入浴、排せつ、食事等の介護その他の日常生活上の世話であって厚生労働省令で定めるもの及び機能訓練を行うこと（略）をいう。

8　この法律において「通所リハビリテーション」とは、居宅要介護者（略）について、介護老人保健施設、介護医療院、病院、診療所その他の厚生労働省令で定める施設に通わせ、当該施設において、その心身の機能の維持回復を図り、日常生活の自立を助けるために行われる理学療法、作業療法その他必要なリハビリテーションをいう。

9　この法律において「短期入所生活介護」とは、居宅要介護者について、老人福祉法第５条の２第４項の厚生労働省令で定める施設又は同法第20条の３に規定する老人短期入所施設に短期間入所させ、当該施設において入浴、排せつ、食事等の介護その他の日常生活上の世話及び機能訓練を行うことをいう。

10　この法律において「短期入所療養介護」とは、居宅要介護者（略）について、介護老人保健施設、介護医療院その他の厚生労働省令で定める施設に短期間入所させ、当該施設において看護、医学的管理の下における介護及び機能訓練その他必要な医療並びに日常生活上の世話を行うことをいう。

11　この法律において「特定施設」とは、有料老人ホームその他厚生労働省令で定める施設であって、第21項に規定する地域密着型特定施設でないものをいい、「特定施設入居者生活介護」とは、特定施設に入居している要介護者について、当該特定施設が提供するサービスの内容、これを担当する者その他厚生労働省令で定める事項を定めた計画に基づき行われる入浴、排せつ、食事等の介護その他の日常生活上の世話であって厚生労働省令で定めるもの、機能訓練及び療養上の世話をいう。

12　この法律において「福祉用具貸与」とは、居宅要介護者について福祉用具（心身の機能が低下し日常生活を営むのに支障がある要介護者等の日常生活上の便宜を図るための用具及び要介護者等の機能訓練のための用具であって、要介護者等の日常生活の自立を助けるためのものをいう。次項並びに次条第10項及び第11項において同じ。）のうち厚生労働大臣が定めるものの政令で定めるところにより行われる貸与をいう。

13　この法律において「特定福祉用具販売」とは、居宅要介護者について福祉用具のうち入浴又は排せつの用に供するものその他の厚生労働大臣が定めるもの（以下「特定福祉用具」という。）の政令で定めるところにより行われる販売をいう。

〈以降　略〉

11 要介護1～5の高齢者などが使える介護給付の施設サービスにはなにがありますか？

介護保険法

Point

- 介護福祉施設サービス、介護保健施設サービス、介護医療院サービスがあります
- 施設サービス計画に基づいて提供されます

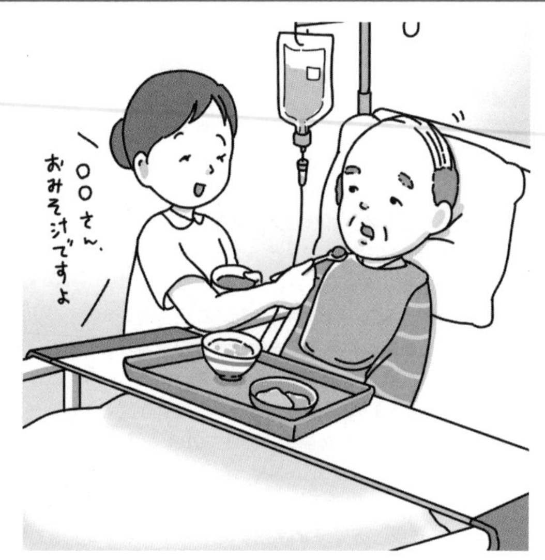

解説

施設に入所している（居住している）利用者に提供される「施設サービス」には、介護福祉施設サービス、介護保健施設サービス、介護医療院サービスがあります。これらの施設が提供するサービスの内容、これを担当する者、利用者と家族の生活に対する意向、援助の方針、施設サービスを提供する上での留意事項などを定めた計画（施設サービス計画）に基づいて提供されます。

❶ 介護福祉施設サービス

介護老人福祉施設に入所している利用者に対し、施設サービス計画に基づいて行われる入浴、排せつ、食事などの介護、その他の日常生活上の世話、機能訓練、健康管理及び療養上の世話のことです。

介護老人福祉施設とは、特別養護老人ホーム（入所定員が30人以上のものに限る）であって入所している利用者に対し、入浴、排せつ、食事等の介護その他の日常生活上の世話、機能訓練、健康管理及び療養上の世話を行うことを目的とする施設をいいます。

❷ 介護保健施設サービス

介護老人保健施設に入所している利用者に対し、施設サービス計画に基づいて行われる看護、医学的管理のもとで提供される介護・機能訓練、その他必要な医療・日常生活上の世話のことです。

介護老人保健施設とは、主に心身の機能の維持回復を図り、居宅で生活ができるようにするための支援が必要である者に対し、看護・医学的管理下の介護・機能訓練、その他必要な医療・日常生活上の世話を行うことを目的とした施設として、都道府県知事の許可を受けたものをいいます。

❸ 介護医療院サービス

介護医療院に入所する利用者に対し、施設サービス計画に基づいて行われる療養上の管理、看護、医学的管理の下における介護・機能訓練、その他必要な医療・日常生活上の世話のことです。

介護医療院とは、主に長期にわたり療養が必要である者に対し、施設サービス計画に基づいて、療養上の管理、看護、医学的管理下の介護・機能訓練、その他必要な医療・日常生活上の世話を行うことを目的とする施設として、都道府県知事の許可を受けたものをいいます。

関係法令

●介護保険法
第８条
〈第１項～第25項　略〉
26　この法律において「施設サービス」とは、介護福祉施設サービス、介護保健施設サービス及び介護医療院サービスをいい、「施設サービス計画」とは、介護老人福祉施設、介護老人保健施設又は介護医療院に入所している要介護者について、これらの施設が提供するサービスの内容、これを担当する者その他厚生労働省令で定める事項を定めた計画をいう。
27　この法律において「介護老人福祉施設」とは、老人福祉法第25条の５に規定する特別養護老人ホーム（入所定員が30人以上であるものに限る。以下この項において同じ。）であって、当該特別養護老人ホームに入所する要介護者に対し、施設サービス計画に基づいて、入浴、排せつ、食事等の介護その他の日常生活上の世話、機能訓練、健康管理及び療養上の世話を行うことを目的とする施設をいい、「介護福祉施設サービス」とは、介護老人福祉施設に入所する要介護者に対し、施設サービス計画に基づいて行われる入浴、排せつ、食事等の介護その他の日常生活上の世話、機能訓練、健康管理及び療養上の世話をいう。
28　この法律において「介護老人保健施設」とは、要介護者であって、主としてその心身の機能の維持回復を図り、居宅における生活を営むことができるようにするための支援が必要である者（その治療の必要の程度につき厚生労働省令で定めるものに限る。以下この項において単に「要介護者」という。）に対し、施設サービス計画に基づいて、看護、医学的管理の下における介護及び機能訓練その他必要な医療並びに日常生活上の世話を行うことを目的とする施設として、第94条第１項の都道府県知事の許可を受けたものをいい、「介護保健施設サービス」

とは、介護老人保健施設に入所する要介護者に対し、施設サービス計画に基づいて行われる看護、医学的管理の下における介護及び機能訓練その他必要な医療並びに日常生活上の世話をいう。

29　この法律において「介護医療院」とは、要介護者であって、主として長期にわたり療養が必要である者（その治療の必要の程度につき厚生労働省令で定めるものに限る。以下この項において単に「要介護者」という。）に対し、施設サービス計画に基づいて、療養上の管理、看護、医学的管理の下における介護及び機能訓練その他必要な医療並びに日常生活上の世話を行うことを目的とする施設として、第百七条第一項の都道府県知事の許可を受けたものをいい、「介護医療院サービス」とは、介護医療院に入所する要介護者に対し、施設サービス計画に基づいて行われる療養上の管理、看護、医学的管理の下における介護及び機能訓練その他必要な医療並びに日常生活上の世話をいう。

12 要支援1～2の高齢者などが使える予防給付のサービスにはなにがありますか？ 介護保険法

Point

● 予防給付に施設サービスはありません

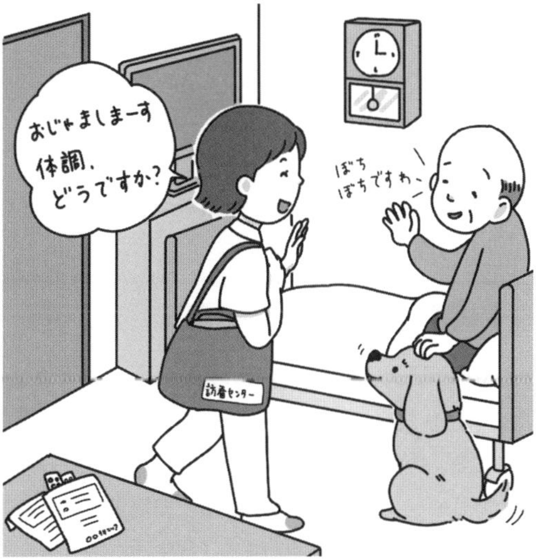

解説

介護給付のサービスには「居宅サービス」と「施設サービス」があるのでしたね。要支援１～２の方が利用できる予防給付のサービスについて考えてみましょう。

❶ 介護予防サービス

介護予防サービスとは、介護予防訪問入浴介護、介護予防訪問看護、介護予防訪問リハビリテーション、介護予防居宅療養管理指導、介護予防通所リハビリテーション、介護予防短期入所生活介護、介護予防短期入所療養介護、介護予防特定施設入居者生活介護、介護予防福祉用具貸与、特定介護予防福祉用具販売をいいます。サービス内容は、基本的に介護給付のサービスと同じです。

要介護１～５の方が利用する「居宅サービス」の名称のまえに、「介護予防」の文字を付けたものになります。要支援１～２の方は基本的に自宅で生活しており、介護が必要な程度が高くないので、介護給付のような「施設サービス」はありません。

❷ 事業者が訪問して提供するサービス

介護予防訪問入浴介護は、利用者の自宅を訪問し、事業者が持参した浴槽によって入浴の介護を行います。介護予防訪問看護は、看護師などが疾患のある利用者の自宅を訪問し、主治医の指示に基づいて療養上の世話・診療の補助を行います。介護予防訪問リハビリテーションは、(理学療法士、作業療法士、言語聴覚士などが利用者の自宅を訪問し、心身機能の維持回復や日常生活の自立に向けたリハビリテーションを行います。

❸ 日中のみ施設に受け入れて提供するサービス

介護予防通所リハビリテーションは、介護老人保健施設、介護医療院、病院、診療所に通わせ、心身の機能の維持回復を図り日常生活の自立を助けるために行われるリハビリテーションです。

介護予防通所リハビリテーションでは、生活機能を向上させるための「共通的サービス」に加え、「運動器の機能向上」「栄養改善」「口腔機能の向上」に関するサービスを組み合わせて受けることができます。

❹ 30日以内の短期間のみ施設に受け入れて提供するサービス

介護予防短期入所生活介護は、施設において提供される入浴・排せつ・食事などの介護、日常生活上の世話、機能訓練を行うことです。介護予防短期入所療養介護は、介護老人保健施設、介護医療院、病院、診療所において提供される看護・医学的管理の下における介護・機能訓練、その他必要な医療・日常生活上の支援を行うことです。

関係法令

●介護保険法

第8条の2　この法律において「介護予防サービス」とは、介護予防訪問入浴介護、介護予防訪問看護、介護予防訪問リハビリテーション、介護予防居宅療養管理指導、介護予防通所リハビリテーション、介護予防短期入所生活介護、介護予防短期入所療養介護、介護予防特定施設入居者生活介護、介護予防福祉用具貸与及び特定介護予防福祉用具販売をいい、「介護予防サービス事業」とは、介護予防サービスを行う事業をいう。

2　この法律において「介護予防訪問入浴介護」とは、要支援者であって、居宅において支援を受けるもの（以下「居宅要支援者」という。）について、その介護予防（身体上又は精神上の障害があるために入浴、排せつ、食事等の日常生活における基本的な動作の全部若しくは一部について常時介護を要し、又は日常生活を営むのに支障がある状態の軽減又は悪化の防止をいう。以下同じ。）を目的として、厚生労働省令で定める場合に、その者の居宅を訪問し、厚生労働省令で定める期間にわたり浴槽を提供して行われる入浴の介護をいう。

3　この法律において「介護予防訪問看護」とは、居宅要支援者（主治の医師がその治療の必要の程度につき厚生労働省令で定める基準に適合していると認めたものに限る。）について、その者の居宅において、その介護予防を目的として、看護師その他厚生労働省令で定める者により、厚生労働省令で定める期間にわたり行われる療養上の世話又は必要な診療の補助をいう。

4　この法律において「介護予防訪問リハビリテーション」とは、居宅要支援者（主治の医師がその治療の必要の程度につき厚生労働省令で定める基準に適合していると認めたものに限る。）について、その者の居宅において、その介護予防を目的として、厚生労働省令で定める期間にわたり行われる理学療法、作業療法その他必要なリハビリテーションをいう。
5　この法律において「介護予防居宅療養管理指導」とは、居宅要支援者について、その介護予防を目的として、病院等の医師、歯科医師、薬剤師その他厚生労働省令で定める者により行われる療養上の管理及び指導であって、厚生労働省令で定めるものをいう。
6　この法律において「介護予防通所リハビリテーション」とは、居宅要支援者（主治の医師がその治療の必要の程度につき厚生労働省令で定める基準に適合していると認めたものに限る。）について、介護老人保健施設、介護医療院、病院、診療所その他の厚生労働省令で定める施設に通わせ、当該施設において、その介護予防を目的として、厚生労働省令で定める期間にわたり行われる理学療法、作業療法その他必要なリハビリテーションをいう。
7　この法律において「介護予防短期入所生活介護」とは、居宅要支援者について、老人福祉法第5条の2第4項の厚生労働省令で定める施設又は同法第20条の3に規定する老人短期入所施設に短期間入所させ、その介護予防を目的として、厚生労働省令で定める期間にわたり、当該施設において入浴、排せつ、食事等の介護その他の日常生活上の支援及び機能訓練を行うことをいう。
8　この法律において「介護予防短期入所療養介護」とは、居宅要支援者（その治療の必要の程度につき厚生労働省令で定めるものに限る。）について、介護老人保健施設、介護医療院その他の厚生労働省令で定める施設に短期間入所させ、その介護予防を目的として、厚生労働省令で定める期間にわたり、当該施設において看護、医学的管理の下における介護及び機能訓練その他必要な医療並びに日常生活上の支援を行うことをいう。

13 要支援1～2の高齢者などが使える予防給付のサービスにはなにがありますか？（つづき） 介護保険法

Point

- 予防給付のサービスは基本的に自宅で居住している人に提供されますが、有料老人ホーム、養護老人ホーム、軽費老人ホームでは要支援の居住者に提供されます

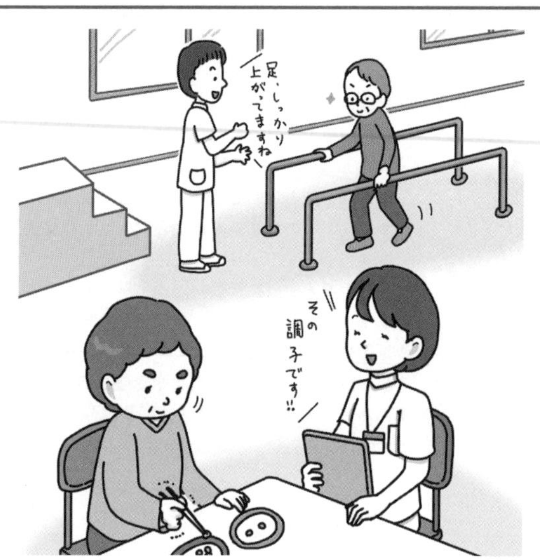

解説

介護予防給付のサービスは、基本的に利用者は自宅で居住しているのでしたね。ここでは、その他の介護予防給付のサービスについて説明します。

❶ 居宅療養管理指導

介護予防居宅療養管理指導は、医師、歯科医師、薬剤師、看護師などが行う療養上の管理及び指導です。介護予防特定施設入居者生活介護は、有料老人ホーム・養護老人ホーム・軽費老人ホームにおいて提供される、入浴、排せつ、食事等の介護、洗濯、掃除等の家事、生活などに関する相談及び助言、機能訓練、療養上の世話です。

❷ 福祉用具貸与、特定福祉用具販売

介護予防福祉用具貸与は、福祉用具のうち介護予防に資するものの貸与です。普通型電動車いす、車いす用テーブル、床板の高さが無段階調節できる機能のある電動ベッド、歩行器、歩行補助杖などが対象です。介護予防特定福祉用具販売は、福祉用具のうち介

護予防に資するものであって、入浴のときに使用する浴槽内手すり、排せつのときに使用する洋式便器の上に置いて高さを補う腰掛便座など、貸与になじまない用具の販売です。

❸ 特定施設入居者生活介護

介護予防特定施設入居者生活介護は、特定施設（介護専用型特定施設を除く、有料老人ホーム・養護老人ホーム・軽費老人ホーム）に入居している要支援者に提供される、入浴、排せつ、食事等の介護、洗濯、掃除等の家事、生活などに関する相談及び助言、機能訓練、療養上の世話です。介護予防を目的としたもので、特定施設が提供するサービスの内容、これを担当する者、利用者と家族の生活に対する意向、援助の方針、施設サービスを提供する上での留意事項などを定めた計画（施設サービス計画）に基づいて提供されます。

関係法令

●介護保険法

第８条の２　〈第１項～第４項　略〉

５　この法律において「介護予防居宅療養管理指導」とは、居宅要支援者について、その介護予防を目的として、病院等の医師、歯科医師、薬剤師その他厚生労働省令で定める者により行われる療養上の管理及び指導であって、厚生労働省令で定めるものをいう。

〈第６項～第８項　略〉

９　この法律において「介護予防特定施設入居者生活介護」とは、特定施設（介護専用型特定施設を除く。）に入居している要支援者について、その介護予防を目的として、当該特定施設が提供するサービスの内容、これを担当する者その他厚生労働省令で定める事項を定めた計画に基づき行われる入浴、排せつ、食事等の介護その他の日常生活上の支援であって厚生労働省令で定めるもの、機能訓練及び療養上の世話をいう。

10　この法律において「介護予防福祉用具貸与」とは、居宅要支援者について福祉用具のうちその介護予防に資するものとして厚生労働大臣が定めるものの政令で定めるところにより行われる貸与をいう。

11　この法律において「特定介護予防福祉用具販売」とは、居宅要支援者について福祉用具のうちその介護予防に資するものであって入浴又は排せつの用に供するものその他の厚生労働大臣が定めるもの（以下「特定介護予防福祉用具」という。）の政令で定めるところにより行われる販売をいう。

14 介護保険の地域密着型サービスとはなんですか？

介護保険法

Point

- 介護保険開始当初にはなかったサービスです
- 高齢者が住み慣れた地域で継続して生活するためのサービスなので、居住地以外の事業所は利用できません

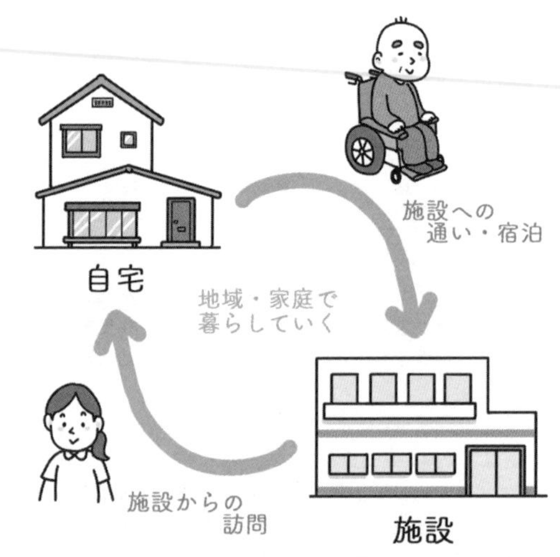

解説

地域密着型サービスとは、定期巡回・随時対応型訪問介護看護、夜間対応型訪問介護、地域密着型通所介護、認知症対応型通所介護、小規模多機能型居宅介護、認知症対応型共同生活介護、地域密着型特定施設入居者生活介護、地域密着型介護老人福祉施設入所者生活介護、複合型サービスをいいます。複合型サービスとは、訪問看護と小規模多機能型居宅介護の組合せにより提供される看護小規模多機能型居宅介護のことで、基本的に要介護１～５の認定を受けた方のみが利用できます。

介護保険制度が創設された当初にはなかったもので、高齢者が住み慣れた地域で継続して生活できるように、2005（平成17）年の法改正により始まったサービスです。原則として、居住している市区町村以外の施設・事業所の地域密着型サービスは利用できません。

❶ 定期巡回・随時対応型訪問介護看護

自宅で暮らす要介護者が、定期的な巡回訪問・随時通報を受けつつ、居宅において入浴、排せつ、食事などの介護、その他の日常生活上の世話（洗濯、掃除等の家事、生活等に関する相談及び助言など）を受けるとともに、保健師・看護師などが療養上の世話・必要な診療の補助を行います。療養上の世話・必要な診療の補助については、主治医がその治療の必要の程度について、病状が安定期にあり、居宅において看護師又は前条に規定する者が行う療養上の世話又は必要な診療の補助を要することと認めた居宅要介護者に限ります。

❷ 夜間対応型訪問介護

自宅で暮らす要介護者が、夜間における定期的な巡回訪問・随時通報を受けつつ、居宅において入浴、排せつ、食事などの介護、その他の日常生活上の世話（生活に関する相談・助言など）を受けることいいます。

❸ 地域密着型通所介護

自宅で暮らす要介護者が、地域密着型通所介護の施設（利用定員19人未満のデイサービスセンターなど）に通い、施設において入浴、排せつ、食事などの介護、その他の日常生活上の世話（生活に関する相談及び助言、健康状態の確認など）、機能訓練を受けることいいます。

❹ 認知症対応型通所介護

自宅で暮らす認知症の要介護者が、通所介護の施設（デイサービスセンターやグループホームなど）に通い、施設において入浴、排せつ、食事などの介護、その他の日常生活上の世話（生活に関する相談及び助言、健康状態の確認など）、機能訓練を受けることをいいます。このサービスは要支援１～２の認定を受けた方も利用できます。

関係法令

●介護保険法

第８条 〈第１項～第13項　略〉

14　この法律において「地域密着型サービス」とは、定期巡回・随時対応型訪問介護看護、夜間対応型訪問介護、地域密着型通所介護、認知症対応型通所介護、小規模多機能型居宅介護、認知症対応型共同生活介護、地域密着型特定施設入居者生活介護、地域密着型介護老人福祉施設入所者生活介護及び複合型サービスをいい、「特定地域密着型サービス」とは、定期巡回・随時対応型訪問介護看護、夜間対応型訪問介護、地域密着型通所介護、認知症対応型通所介護、小規模多機能型居宅介護及び複合型サービスをいい、「地域密着型サービス事業」とは、地域密着型サービスを行う事業をいう。

15　この法律において「定期巡回・随時対応型訪問介護看護」とは、次の各号のいずれかに該当するものをいう。

一　居宅要介護者について、定期的な巡回訪問により、又は随時通報を受け、その者の居宅において、介護福祉士その他第２項の政令で定める者により行われる入浴、排せつ、食事等の介護その他の日常生活上の世話であって、厚生労働省令で定めるものを行うとともに、看護師その他厚生労働省令で定める者により行われる療養上の世話又は必要な診療の補助を行うこと。ただし、療養上の世話又は必要な診療の補助にあっては、主治の医師がその治療の必要の程度につき厚生労働省令で定める基準に適合していると認めた居宅要介護者についてのものに限る。

二　居宅要介護者について、定期的な巡回訪問により、又は随時通報を受け、訪問看護を行う事業所と連携しつつ、その者の居宅において介護福祉士その他第２項の政令で定める者により行われる入浴、排せつ、食事等の介護その他の日常生活上の世話であって、厚生労働省令で定めるものを行うこと。

16　この法律において「夜間対応型訪問介護」とは、居宅要介護者について、夜間において、定期的な巡回訪問により、又は随時通報を受け、その者の居宅において介護福祉士その他第２項の政令で定める者により行われる入浴、排せつ、食事等の介護その他の日常生活上の世話であって、厚生労働省令で定めるもの（定期巡回・随時対応型訪問介護看護に該当するものを除く。）をいう。

17　この法律において「地域密着型通所介護」とは、居宅要介護者について、老人福祉法第５条の２第３項の厚生労働省令で定める施設又は同法第20条の２の２に規定する老人デイサービスセンターに通わせ、当該施設において入浴、排せつ、食事等の介護その他の日常生活上の世話であって厚生労働省令で定めるもの及び機能訓練を行うこと（利用定員が第７項の厚生労働省令で定める数未満であるものに限り、認知症対応型通所介護に該当するものを除く。）をいう。

18　この法律において「認知症対応型通所介護」とは、居宅要介護者であって、認知症であるものについて、老人福祉法第５条の２第３項の厚生労働省令で定める施設又は同法第20条の２の２に規定する老人デイサービスセンターに通わせ、当該施設において入浴、排せつ、食事等の介護その他の日常生活上の世話であって厚生労働省令で定めるもの及び機能訓練を行うことをいう。

●介護保険法施行規則

第17条の２　法第８条第15項第１号及び第２号の厚生労働省令で定める日常生活上の世話は、入浴、排せつ、食事等の介護、これらに付随して行われる調理、洗濯、掃除等の家事、生活等に関する相談及び助言その他の居宅要介護者に必要な日常生活上の世話とする。

15 介護保険の地域密着型サービスとはなんですか？（つづき）

介護保険法

Point

- 自宅で暮らす要介護者が通所、短期間の宿泊、自宅への訪問介護を組み合わせられるようにしたものが「小規模多機能型居宅介護」で、それに訪問看護を組み合わせたものを「看護小規模多機能型居宅介護」です

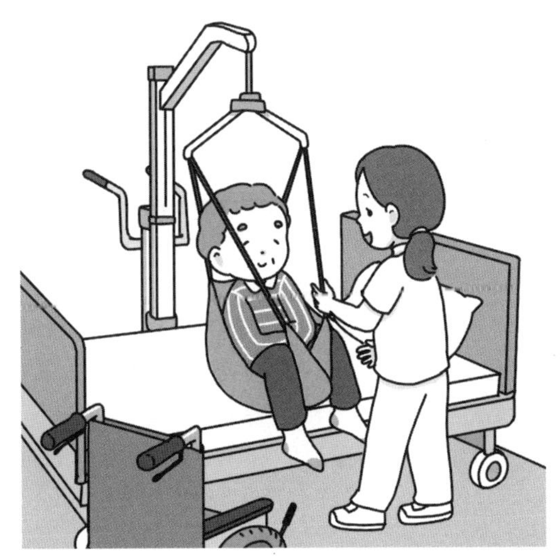

解説

❶ 小規模多機能型居宅介護

自宅で暮らす要介護者が、心身の状況、生活環境など応じて、利用者の選択に応じて、施設への通いを中心として、短期間の宿泊や利用者の自宅への訪問を組合せ、入浴、排せつ、食事などの介護、その他の日常生活上の世話（調理、洗濯、掃除などの家事、生活に関する相談及び助言、健康状態の確認など）、機能訓練を受けることいいます。要支援１～２の認定を受けた方も利用できます

❷ 認知症対応型共同生活介護

自宅で暮らす認知症の要介護者が、共同生活を営む住居（グループホーム）において、入浴、排せつ、食事などの介護、日常生活上の世話、機能訓練を受けることいいます。グループホームでは、共同生活住居に５～９人の利用者が、介護スタッフとともに共同生活を送ります。このサービスは要支援２の認定を受けた方も利用できます。

❸ 地域密着型特定施設入居者生活介護

指定を受けた入居定員30人未満の有料老人ホームや軽費老人ホームなどに入居している要介護者が、施設が提供するサービス内容、担当者、その他の事項（要介護者の健康上及び生活上の問題点、解決すべき課題、提供するサービスの目標及びその達成時期、サービスを提供する上での留意事項）について定めたサービス計画に基づいて行われる、入浴・排せつ・食事などの介護、その他の日常生活上の世話（洗濯・掃除などの家事、生活に関する相談及び助言など）、機能訓練、療養上の世話を受けることをいいます。

❹ 地域密着型介護老人福祉施設入居者生活介護

「要介護３～５の認定を受けた方」及び「居宅で日常生活を営むことが困難なやむを得ない理由のある要介護１～２の認定を受けた方」に対し、地域密着型施設サービス計画（施設が提供するサービスの内容、担当者、利用者・家族の生活に対する意向、援助の方針、健康上及び生活上の問題点及び解決すべき課題、提供するサービスの目標及びその達成時期、サービスを提供する上での留意事項を定めた計画）に基づいて、入浴・排せつ・食事などの介護、その他の日常生活上の世話、機能訓練、健康管理及び療養上の世話を行うことを目的とする施設（入居定員が30人未満の特別養護老人ホームなど）を地域密着型介護老人福祉施設といいます。そこに入居している要介護者に、地域密着型施設サービス計画に基づいて行われる、入浴・排せつ・食事などの介護、その他の日常生活上の世話、機能訓練、健康管理及び療養上の世話を地域密着型介護老人福祉施設入所者生活介護といいます。

❺ 複合型サービス：看護小規模多機能型居宅介護

「小規模多機能型居宅介護」とは、自宅で暮らす要介護者が、施設への通い、短期間の宿泊、自宅への訪問を組合せ、介護、日常生活上の世話、機能訓練を受けるサービスでしたね。これに「訪問看護」を組み合わせ、訪問看護サービスを受けられるようにしたものが看護小規模多機能型居宅介護です。

●介護保険法

第８条 〈第１項～第18項 略〉

19 この法律において「小規模多機能型居宅介護」とは、居宅要介護者について、その者の心身の状況、その置かれている環境等に応じて、その者の選択に基づき、その者の居宅において、又は厚生労働省令で定めるサービスの拠点に通わせ、若しくは短期間宿泊させ、当該拠点において、入浴、排せつ、食事等の介護その他の日常生活上の世話であって厚生労働省令で定めるもの及び機能訓練を行うことをいう。

20 この法律において「認知症対応型共同生活介護」とは、要介護者であって認知症であるもの（その者の認知症の原因となる疾患が急性の状態にある者を除く。）について、その共同生活を営むべき住居において、入浴、排せつ、食事等の介護その他の日常生活上の世話及び機能訓練を行うことをいう。

21 この法律において「地域密着型特定施設入居者生活介護」とは、有料老人ホームその他第11項の厚生労働省令で定める施設であって、その入居者が要介護者、その配偶者その他厚生労働省令で定める者に限られるもの（以下「介護専用型特定施設」という。）のうち、その入居定員が29人以下であるもの（以下この項において「地域密着型特定施設」という。）に入居している要介護者について、当該地域密着型特定施設が提供するサービスの内容、これを担当する者その他厚生労働省令で定める事項を定めた計画に基づき行われる入浴、排せつ、食事等の介護その他の日常生活上の世話であって厚生労働省令で定めるもの、機能訓練及び療養上の世話をいう。

22 この法律において「地域密着型介護老人福祉施設」とは、老人福祉法第20条の５に規定する特別養護老人ホーム（入所定員が29人以下であるものに限る。以下この項において同じ。）であって、当該特別養護老人ホームに入所する要介護者（厚生労働省令で定める要介護状態区分に該当する状態である者その他居宅において日常生活を営むことが困難な者として厚生労働省令で定めるものに限る。以下この項及び第27項において同じ。）に対し、地域密着型施設サービス計画（地域密着型介護老人福祉施設に入所している要介護者について、当該施設が提供するサービスの内容、これを担当する者その他厚生労働省令で定める事項を定めた計画をいう。以下この項において同じ。）に基づいて、入浴、排せつ、食事等の介護その他の日常生活上の世話、機能訓練、健康管理及び療養上の世話を行うことを目的とする施設をいい、「地域密着型介護老人福祉施設入所者生活介護」とは、地域密着型介護老人福祉施設に入所する要介護者に対し、地域密着型施設サービス計画に基づいて行われる入浴、排せつ、食事等の介護その他の日常生活上の世話、機能訓練、健康管理及び療養上の世話をいう。

●介護保険法施行規則

第17条の12 法第８条第23項の厚生労働省令で定めるサービスは、訪問看護及び小規模多機能型居宅介護の組合せにより提供されるサービス（以下「看護小規模多機能型居宅介護」という。）とする。

16 地域包括支援センターとはなにをするところですか？ 介護保険法

Point

- 介護予防ケアマネジメント事業、総合相談支援事業、権利擁護事業、包括的・継続的ケアマネジメント事業が主な業務です
- 目的は地域住民の保健医療の向上及び福祉の増進を包括的に支援することです

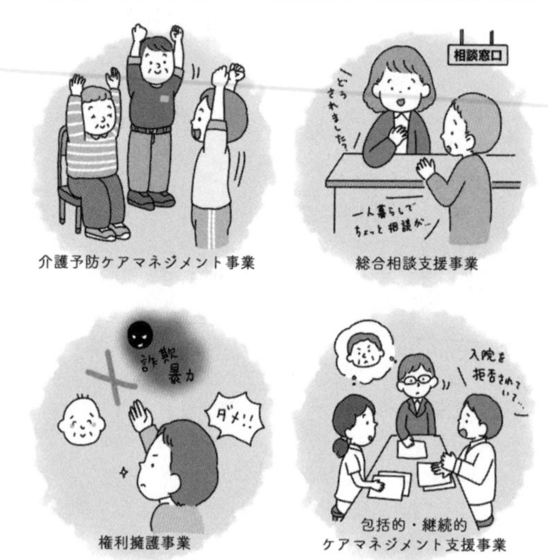
相談窓口
一人暮らしでちょっと相談が…
詐欺
暴力
ダメ!!
入院を拒否されていて…

介護予防ケアマネジメント事業　総合相談支援事業

権利擁護事業　包括的・継続的ケアマネジメント支援事業

解説

地域住民の心身の健康の保持及び生活の安定のために必要な援助を行うことにより、地域住民の保健医療の向上及び福祉の増進を包括的に支援することを目的として、地域において役割を担う中核的機関として設置されるものです。地域包括支援センターは、市町村が設置できますが、市区町村から委託を受けた者（医療法人、社会福祉法人、ＮＰＯ法人など）も設置できます。ここでは地域包括支援センターの主な４つの業務を考えてみましょう。

❶ 介護予防ケアマネジメント事業

要支援１～２の認定を受けた高齢者や要介護状態となるおそれの高い虚弱な状態にあると認められる高齢者が要介護状態になることを予防し、自立して生活できるように、介護予防サービスや介護予防・日常生活支援総合事業などで介護予防の支援をするものです。さらに、介護予防ケアプランを作成するなどしてサービス利用を支援します。

❷ 総合相談支援事業

地域の高齢者が、住み慣れた地域で安心してその人らしい生活を継続していくことができるように、必要な支援を把握し、適切なサービスや制度の利用方法を紹介するものです。介護支援専門員（ケアマネジャー）や地域の関係機関などと連携しながら支援を行います。

❸ 権利擁護事業について

権利擁護事業は、地域の住民や民生委員、介護支援専門員（ケアマネジャー）などの支援だけでは十分に問題が解決できないような困難な状況にある高齢者が、地域において、安心して生活できるよう、専門的・継続的な視点からの支援を行うものです。高齢者に対する詐欺や悪徳商法などの消費者被害への対応、高齢者虐待の早期発見と防止、成年後見制度（認知症や知的障害によって判断能力が不十分な人が、生活をするうえで不利益を被らないよう、本人の判断を他の者が補うことにより、適切な財産管理や契約行為の支援を行う制度）の手続き支援や促進などの業務があります。

❹ 包括的・継続的ケアマネジメント支援事業

地域の高齢者が住み慣れた地域で暮らし続けることができるよう、支援が必要な高齢者の状況や変化に応じた包括的・継続的ケアマネジメントを実現するため、地域における連携・協働の体制づくりや介護支援専門員（ケアマネジャー）に対する支援を行うものです。地域ケア会議の開催、介護支援専門員（ケアマネジャー）への個別相談、支援困難事例へのアドバイスなど、ケアマネジメントの支援をします。

関係法令

●介護保険法

第115条の46　地域包括支援センターは、第１号介護予防支援事業（居宅要支援被保険者に係るものを除く。）及び第115条の45第２項各号に掲げる事業（以下「包括的支援事業」という。）その他厚生労働省令で定める事業を実施し、地域住民の心身の健康の保持及び生活の安定のために必要な援助を行うことにより、その保健医療の向上及び福祉の増進を包括的に支援することを目的とする施設とする。

〈第２項以降　略〉

●介護保険法施行規則

第140条の64　法第115条の46第１項の厚生労働省令で定める事業は、次の各号に掲げるものとする。

一　第１号介護予防支援事業（居宅要支援被保険者に係るものに限る。）

二　法第115条の45第１項第２号に掲げる事業のうち、次に掲げるもの

イ　特定の被保険者（第１号被保険者に限る。）に対し行われる事業の対象となる者の把握を行う事業

ロ　介護予防に関する普及啓発を行う事業

ハ　介護予防に関する活動を行うボランティア等の人材の育成並びに介護予防に資する地域活動を行う組織の育成及び支援を行う事業
ニ　介護予防に関する事業に係る評価を行う事業
ホ　地域における介護予防に関する活動の実施機能を強化するためリハビリテーションに関する専門的知識及び経験を有する者が当該介護予防に関する活動の支援を行う事業
〈以降　略〉

17 介護保険事業計画はどのように立てられますか？ 介護保険法

Point

- 市町村は3年ごとに市町村介護保険事業計画を策定します
- 必要なサービスや事業費の見込みから不足を補い保険料を見積もります

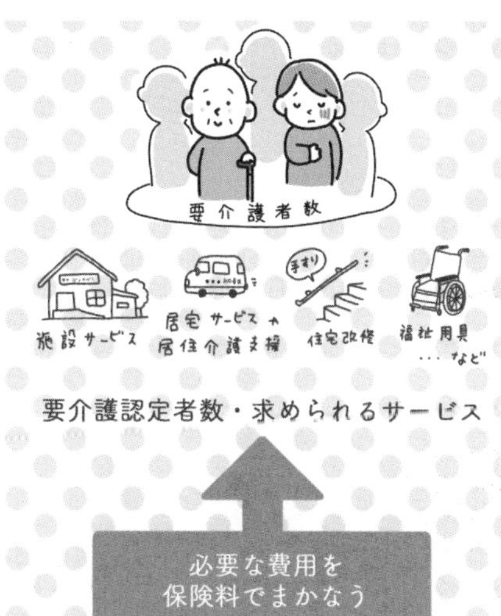

解説

介護認定を受けると具体的な介護サービスを受けるための計画（ケアプラン）を介護支援専門員（ケアマネジャー）が作成するのでしたね。ケアプランには具体的なサービスが記載されサービス業者が選定されます。もし、利用したい介護サービスが自分の居住している市区町村で利用できないと困りますよね。そうならないために市区町村は、住民に必要な介護保険サービスの見込みや目標などについて定めた、介護保険事業計画を３年ごとに定めることになっています。

❶ 現状の把握

介護保険制度を運営する保険者は市区町村でしたね。自治体（市区町村）ごとに必要になる介護保険サービスを確保しておかなければ、必要なサービスの提供が難しくなります。そこで、高齢者を取り巻く状況を把握するために、さまざまなデータを分析することになります。たとえば、人口、世帯数、要支援・要介護の認定者の推移や介護保険事業の状況（給付費、介護サービスの利用状況、受給率）です。これらから、自治体における介護保険事業の課題や住民に求められている介護保険サービスがみえてきます。

❷ 介護保険事業の見込み

要介護の認定者の推移や介護保険事業の状況（給付費、介護サービスの利用状況、受給率）から、介護保険サービス量の利用見込み、介護保険事業費の見込みが算出されます。さらに第一号被保険者の介護保険料が算定されてくるのです。このように順を追って考えると、自治体ごとに介護保険料が異なる理由がわかりますね。

❸ 市町村介護保険事業計画

介護保険事業に係る保険給付の円滑な実施に関する計画（市町村介護保険事業計画）を立てなければなりません。住民が日常生活を営んでいる地域（日常生活圏）ごとに、認知症対応型共同生活介護（認知症の人だけのケア付き住宅）の定員数、地域密着型特定施設入居者生活介護（有料老人ホーム、軽費老人ホーム（ケアハウス）、養護老人ホーム）の定員数、地域密着型介護老人福祉施設（定員が29人以下の特別養護老人ホーム）の定員数、その他の介護給付の対象となるサービスの種類ごとの見込み量、地域支援事業の見込み量を記載しなければなりません。その他、介護給付に要する費用の適正化に関する施策や、その目標に関する事項を記載します。

関係法令

●介護保険法

第117条　市町村は、基本指針に即して、３年を１期とする当該市町村が行う介護保険事業に係る保険給付の円滑な実施に関する計画（以下「市町村介護保険事業計画」という。）を定めるものとする。

２　市町村介護保険事業計画においては、次に掲げる事項を定めるものとする。

一　当該市町村が、その住民が日常生活を営んでいる地域として、地理的条件、人口、交通事情その他の社会的条件、介護給付等対象サービスを提供するための施設の整備の状況その他の条件を総合的に勘案して定める区域ごとの当該区域における各年度の認知症対応型共同生活介護、地域密着型特定施設入居者生活介護及び地域密着型介護老人福祉施設入所者生活介護に係る必要利用定員総数その他の介護給付等対象サービスの種類ごとの量の見込み

二　各年度における地域支援事業の量の見込み

三　被保険者の地域における自立した日常生活の支援、要介護状態等となることの予防又は要介護状態等の軽減若しくは悪化の防止及び介護給付等に要する費用の適正化に関し、市町村が取り組むべき施策に関する事項

四　前号に掲げる事項の目標に関する事項

〈第３項以降　略〉

18 介護保険の費用はだれが負担していますか？ 介護保険法

Point

- 介護保険財政は半分が保険料、残りは税金でまかなわれています
- 保険料負担を公平にするための調整交付金が市町村へ交付されます

介護保険の費用負担の割合

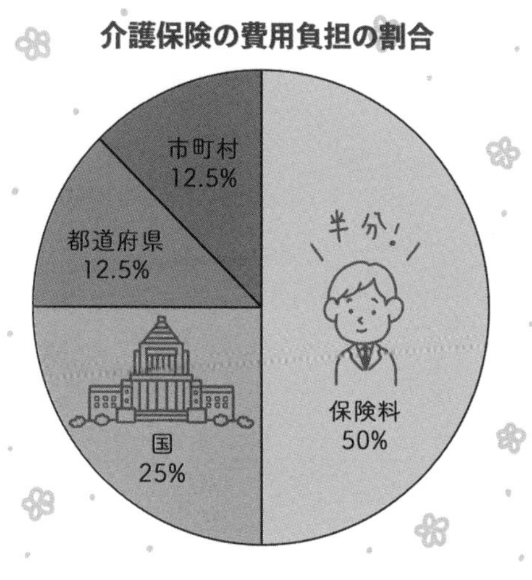

解説

介護保険制度は社会保険の１つでしたね。国民（被保険者）から納められた保険料をもとに市町村が保険者となって介護保険制度を運営しています。しかし、介護給付や予防給付に必要な費用のすべてを保険料で賄うとすると、被保険者の支払う保険料は非常に高額になってしまいます。

❶ 介護保険の財政

介護保険制度においては、保険者の財政運営を、国、都道府県、医療保険者、年金保険者が重層的に支える仕組みとなっています。

費用負担面では、被保険者から支払われる保険料で賄われるのは全体の50％で、残りの50％は税金で負担しています。税負担50％のうち、国が25％、都道府県が12.5％、市町村が12.5％となっています。

保険料の徴収は、市町村などの保険者が徴収するものもありますが、多くは公的医療保険の保険者、年金保険の保険者が医療保険・年金保険の保険料と合わせて介護保険料

を徴収しています。

❷ 調整交付金

税負担のうち国が負担する25%のなかに調整交付金が５%含まれています。これは介護保険の財政の調整を行うため、第一号被保険者の年齢階級別の分布状況、第一号被保険者の所得の分布状況などを考慮して、市区町村に対して交付するもので、市区町村の財政格差を是正する機能があります。第一号被保険者が利用する介護保険サービス量が多い自治体へ調整金を交付することにより、保険者の給付水準と被保険者の所得水準が同じであれば、保険料負担を同一になるように調整するものです。

関係法令

●介護保険法

第121条　国は、政令で定めるところにより、市町村に対し、介護給付及び予防給付に要する費用の額について、次の各号に掲げる費用の区分に応じ、当該各号に定める割合に相当する額を負担する。

一　介護給付（次号に掲げるものを除く。）及び予防給付（同号に掲げるものを除く。）に要する費用　100分の20

二　介護給付（介護保険施設及び特定施設入居者生活介護に係るものに限る。）及び予防給付（介護予防特定施設入居者生活介護に係るものに限る。）に要する費用　100分の15

〈略〉

第122条　国は、介護保険の財政の調整を行うため、第１号被保険者の年齢階級別の分布状況、第１号被保険者の所得の分布状況等を考慮して、政令で定めるところにより、市町村に対して調整交付金を交付する。

2　前項の規定による調整交付金の総額は、各市町村の前条第１項に規定する介護給付及び予防給付に要する費用の額（同条第２項の規定の適用がある場合にあっては、同項の規定を適用して算定した額。次項において同じ。）の総額の100分の５に相当する額とする。

〈略〉

第123条　都道府県は、政令で定めるところにより、市町村に対し、介護給付及び予防給付に要する費用の額について、次の各号に掲げる費用の区分に応じ、当該各号に定める割合に相当する額を負担する。

一　介護給付（次号に掲げるものを除く。）及び予防給付（同号に掲げるものを除く。）に要する費用　100分の12.5

二　介護給付（介護保険施設及び特定施設入居者生活介護に係るものに限る。）及び予防給付（介護予防特定施設入居者生活介護に係るものに限る。）に要する費用　100分の17.5

〈略〉

第124条　市町村は、政令で定めるところにより、その一般会計において、介護給付及び予防給付に要する費用の額の100分の12.5に相当する額を負担する。

〈以降　略〉

第9章

障害者や子ども、高齢者、生活困窮者の支援に関する法律・制度

身体障害者福祉法

知的障害者福祉法

精神保健福祉法

障害者の日常生活及び社会生活を総合的に支援するための法律（障害者総合支援法）ほか

児童福祉法

児童虐待の防止等に関する法律（児童虐待防止法）

高齢者虐待の防止、高齢者の養護者に対する支援等に関する法律（高齢者虐待防止法）

生活保護法

1 身体・知的・精神障害はどのように定義されていますか？

身体障害者福祉法、精神保健福祉法、障害者総合支援法

Point

- 身体障害と精神障害は法律により定義されています
- 知的障害の法的定義はありませんが社会的に認められています

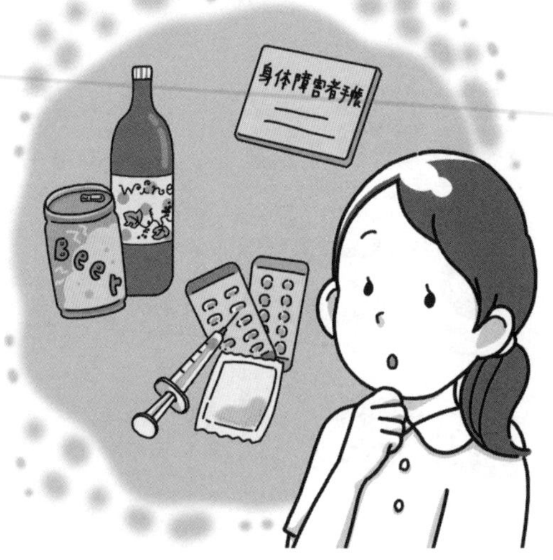

解説

そのことばの響きから、皆さんはどのようなイメージをおもちでしょうか。「障がい者」と表記することもあります。法令では障害者と表記されていて、身体障害者、知的障害者、精神障害者の福祉を図るために各々の法律が定められています。

❶ 身体障害

身体障害者福祉法の第４条に、「別表に掲げる身体上の障害がある18歳以上の者であつて、都道府県知事から身体障害者手帳の交付を受けたもの」とされています。別表には、視覚障害、聴覚障害、平衡機能の障害、音声機能、言語機能及びそしゃく機能の障害、肢体不自由など身体機能に関するものが挙げられています。

❷ 知的障害

知的障害者福祉法などの法律には明示的に定義されていません。医学領域では精神遅滞と表現される知的発達の障害で、発達期（おおむね18歳くらいまで）に発症し、概念

的、社会的、実用的な領域における知的機能と適応機能両面の欠陥を含む障害のことをいいます。

❸ 精神障害

精神保健及び精神障害者福祉に関する法律（精神保健福祉法）の第５条に、「統合失調症、精神作用物質による急性中毒又はその依存症、知的障害、精神病質その他の精神疾患を有する者」とされています。疾患名などが具体的に明記されています。

❹ 障害者総合支援法

身体障害、知的障害、精神障害を３障害ということがありますが、障害者の範囲に難病を抱えて生活している方なども含めたうえで、それらの方々が、個人として尊厳を保ちながら、安心して社会生活を営むことができるために、必要な障害福祉サービスなどの支援を受けられるように規定しているのが、「障害者の日常生活及び社会生活を総合的に支援するための法律（障害者総合支援法）」という法律です。

関係法令

●身体障害者福祉法

第１条　この法律は、障害者の日常生活及び社会生活を総合的に支援するための法律（略）と相まつて、身体障害者の自立と社会経済活動への参加を促進するため、身体障害者を援助し、及び必要に応じて保護し、もつて身体障害者の福祉の増進を図ることを目的とする。

第４条　この法律において、「身体障害者」とは、別表に掲げる身体上の障害がある18歳以上の者であつて、都道府県知事から身体障害者手帳の交付を受けたものをいう。

別表（第４条、第15条、第16条関係）

一　次に掲げる視覚障害で、永続するもの

1　両眼の視力（万国式試視力表によつて測つたものをいい、屈折異常がある者については、矯正視力について測つたものをいう。以下同じ。）がそれぞれ0.1以下のもの

2　一眼の視力が0.02以下、他眼の視力が0.6以下のもの

3　両眼の視野がそれぞれ10度以内のもの

4　両眼による視野の２分の１以上が欠けているもの

二　次に掲げる聴覚又は平衡機能の障害で、永続するもの〈以降　略〉

三　次に掲げる音声機能、言語機能又はそしやく機能の障害〈以降　略〉

四　次に掲げる肢体不自由

1　一上肢、一下肢又は体幹の機能の著しい障害で、永続するもの

〈略〉

4　両下肢のすべての指を欠くもの

5　一上肢のおや指の機能の著しい障害又はひとさし指を含めて一上肢の三指以上の機能の著しい障害で、永続するもの

6　１から５までに掲げるもののほか、その程度が１から５までに掲げる障害の程度以上であると認められる障害

五　心臓、じん臓又は呼吸器の機能の障害その他政令で定める障害で、永続し、かつ、日常生活

が著しい制限を受ける程度であると認められるもの

●知的障害者福祉法

第１条　この法律は、障害者の日常生活及び社会生活を総合的に支援するための法律（略）と相まつて、知的障害者の自立と社会経済活動への参加を促進するため、知的障害者を援助するとともに必要な保護を行い、もつて知的障害者の福祉を図ることを目的とする。

●精神保健福祉法

第５条　この法律で「精神障害者」とは、統合失調症、精神作用物質による急性中毒又はその依存症、知的障害、精神病質その他の精神疾患を有する者をいう。

●障害者の日常生活及び社会生活を総合的に支援するための法律

第１条　この法律は障害者基本法の基本的な理念にのっとり、身体障害者福祉法、知的障害者福祉法、精神保健及び精神障害者福祉に関する法律、児童福祉法その他障害者及び障害児の福祉に関する法律と相まって、障害者及び障害児が基本的人権を享有する個人としての尊厳にふさわしい日常生活又は社会生活を営むことができるよう、必要な障害福祉サービスに係る給付、地域生活支援事業その他の支援を総合的に行い、もって障害者及び障害児の福祉の増進を図るとともに、障害の有無にかかわらず国民が相互に人格と個性を尊重し安心して暮らすことのできる地域社会の実現に寄与することを目的とする。

第４条　この法律において「障害者」とは、身体障害者福祉法第４条に規定する身体障害者、知的障害者福祉法にいう知的障害者のうち18歳以上である者及び精神保健及び精神障害者福祉に関する法律第５条に規定する精神障害者（略）のうち18歳以上である者並びに治療方法が確立していない疾病その他の特殊の疾病であって政令で定めるものによる障害の程度が厚生労働大臣が定める程度である者であって18歳以上であるものをいう。

２　この法律において「障害児」とは、児童福祉法第４条第２項に規定する障害児をいう。

〈以降　略〉

2 障害をもつ人々を支える支援にはどのようなものがありますか？

障害者総合支援法

Point

- 自立支援給付は障害のある人に医療や福祉サービスなどの費用が給付されます
- 地域生活支援事業は各地域の状況に応じて地方自治体が柔軟に実施できます

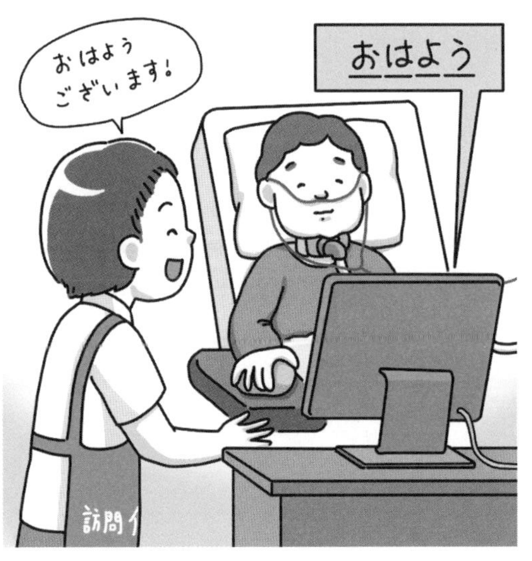

解説

障害者の支援は障害者の日常生活及び社会生活を総合的に支援するための法律（障害者総合支援法）のなかで規定されているのでしたね。障害をもちながら、この社会で生活していくためには、それぞれの障害の多様な特性・程度などに応じて、さまざまな支援が必要になることは、想像に難くないでしょう。障害者総合支援法が定める障害福祉サービスには「自立支援給付」と「地域生活支援事業」の２つがあります。

❶ 自立支援給付

自立支援給付は、利用するサービス費用の一部を行政が障害のある方へ個別に給付するものです。具体的には障害に関する医療や福祉サービス、福祉用具（補装具）などの費用が給付されます。自立支援給付の運用は全国一律の共通の枠組みで運用されています。

❷ 地域生活支援事業

地域生活支援事業は、全国一律の運用ルールが定められているのではなく、地方自治体が創意工夫により、各地域の利用者の状況に応じて柔軟に実施するものです。各地域で運用ルールを定めて実施したほうが実情に応じた対応を期待できる事業や、一般的な相談対応のように個別の給付には当たらない事業が含まれます。事業の実施主体は、都道府県の場合（市区町村域を越えて広域的な支援が必要な事業など）と市町村である場合（成年後見制度利用支援事業、移動支援事業など）があります。

❸ サービス利用対象者

身体障害者（身体に障害がある18歳以上の人で、都道府県知事から身体障害者手帳の交付を受けている人）、知的障害者（知的障害者福祉法にいう知的障害者のうち18歳以上の人）、精神障害者（統合失調症、精神作用物質による急性中毒、またはその依存症、知的障害、精神病質などの精神疾患を持つ18歳以上の人）のほかに、発達障害者（発達障害があるため、日常生活や社会生活に制限がある18歳以上の人）、難病患者（難病等があり、症状の変化などにより身体障害者手帳を取得できないが、一定の障害がある18歳以上の人）、障害児（身体障害、知的障害、発達障害を含んだ精神障害がある18歳未満の児童、または難病等があり一定の障害がある18歳未満の児童）が対象になっています。

関係法令

●障害者の日常生活及び社会生活を総合的に支援するための法律

第4条　この法律において「障害者」とは、身体障害者福祉法第4条に規定する身体障害者、知的障害者福祉法にいう知的障害者のうち18歳以上である者及び精神保健及び精神障害者福祉に関する法律第5条に規定する精神障害者（発達障害者支援法（平成16年法律第167号）第2条第2項に規定する発達障害者を含み、知的障害者福祉法にいう知的障害者を除く。以下「精神障害者」という。）のうち18歳以上である者並びに治療方法が確立していない疾病その他の特殊の疾病であって政令で定めるものによる障害の程度が厚生労働大臣が定める程度である者であって18歳以上であるものをいう。

2　この法律において「障害児」とは、児童福祉法第4条第2項に規定する障害児をいう。〈第3項、第4項　略〉

第77条　市町村は、厚生労働省令で定めるところにより、地域生活支援事業として、次に掲げる事業を行うものとする。

一　障害者等の自立した日常生活及び社会生活に関する理解を深めるための研修及び啓発を行う事業

二　障害者等、障害者等の家族、地域住民等により自発的に行われる障害者等が自立した日常生活及び社会生活を営むことができるようにするための活動に対する支援を行う事業

三　障害者等が障害福祉サービスその他のサービスを利用しつつ、自立した日常生活又は社会生活を営むことができるよう、地域の障害者等の福祉に関する各般の問題につき、障害者等、障害児の保護者又は障害者等の介護を行う者からの相談に応じ、必要な情報の提供及び

助言その他の厚生労働省令で定める便宜を供与するとともに、障害者等に対する虐待の防止及びその早期発見のための関係機関との連絡調整その他の障害者等の権利の擁護のために必要な援助を行う事業（次号に掲げるものを除く。）

四　障害福祉サービスの利用の観点から成年後見制度を利用することが有用であると認められる障害者で成年後見制度の利用に要する費用について補助を受けなければ成年後見制度の利用が困難であると認められるものにつき、当該費用のうち厚生労働省令で定める費用を支給する事業

五　障害者に係る民法（明治29年法律第89号）に規定する後見、保佐及び補助の業務を適正に行うことができる人材の育成及び活用を図るための研修を行う事業

六　聴覚、言語機能、音声機能その他の障害のため意思疎通を図ることに支障がある障害者等その他の日常生活を営むのに支障がある障害者等につき、意思疎通支援（手話その他厚生労働省令で定める方法により当該障害者等とその他の者の意思疎通を支援することをいう。以下同じ。）を行う者の派遣、日常生活上の便宜を図るための用具であって厚生労働大臣が定めるものの給付又は貸与その他の厚生労働省令で定める便宜を供与する事業

七　意思疎通支援を行う者を養成する事業

八　移動支援事業

九　障害者等につき、地域活動支援センターその他の厚生労働省令で定める施設に通わせ、創作的活動又は生産活動の機会の提供、社会との交流の促進その他の厚生労働省令で定める便宜を供与する事業

2　都道府県は、市町村の地域生活支援事業の実施体制の整備の状況その他の地域の実情を勘案して、関係市町村の意見を聴いて、当該市町村に代わって前項各号に掲げる事業の一部を行うことができる。〈第３項　略〉

第78条　都道府県は、厚生労働省令で定めるところにより、地域生活支援事業として、第77条第１項第３号、第６号及び第７号に掲げる事業のうち、特に専門性の高い相談支援に係る事業及び特に専門性の高い意思疎通支援を行う者を養成し、又は派遣する事業、意思疎通支援を行う者の派遣に係る市町村相互間の連絡調整その他の広域的な対応が必要な事業として厚生労働省令で定める事業を行うものとする。

2　都道府県は、前項に定めるもののほか、障害福祉サービス又は相談支援の質の向上のために障害福祉サービス若しくは相談支援を提供する者又はこれらの者に対し必要な指導を行う者を育成する事業その他障害者等が自立した日常生活又は社会生活を営むために必要な事業を行うことができる。

3 自立支援給付の種類と利用の手引きはどうなっていますか？

障害者総合支援法

Point

- 自立支援給付には介護給付、訓練等給付、計画相談支援給付、地域相談支援給付などがあります
- 介護給付は市区町村に申請し、決定後、サービス担当者会議が開かれます

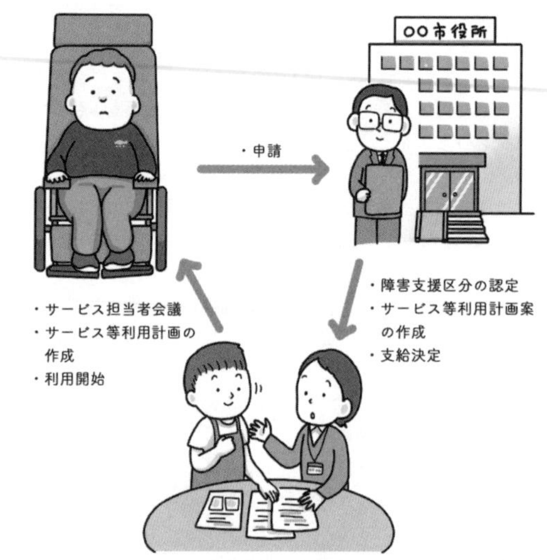

解説

自立支援給付は障害者の日常生活及び社会生活を総合的に支援するための法律（障害者総合支援法）が定める障害福祉サービスで、障害者の自己決定を尊重し利用者本位でのサービス提供を基本としています。利用者とサービスを提供する事業者は対等な関係としており、障害者が自らサービスを選択して、契約を交わした後にサービスを利用する仕組みです。

❶ 主な自立支援給付

介護給付（居宅介護や施設入所支援などの日常生活上必要な介護を受けるサービス）、訓練等給付（障害者が地域で生活を行うための訓練を提供するサービスで、機能訓練や生活訓練、就労に関する支援など）、計画相談支援給付（サービス事業者等との連絡調整等を行うとともに、サービス等利用計画の作成を行うサービス）、地域相談支援給付（障害者の地域生活への移行を進め、地域で安心して暮らすための相談支援で、地域移

行支援、地域定着支援がある）などがあります。

❷ 自立支援給付の利用手続き（例：介護給付の支給）

ここでは、介護給付費の支給決定を例に説明します。

介護給付の支給を受けようとする障害者または障害児の保護者は、居住地のある市区町村の障害福祉担当窓口に申請をします。申請を受けた市区町村は申請者に面接をして、心身の状況や生活環境などについて調査を行います。

市区町村による調査結果などから障害支援区分（非該当または区分１～６）が認定されます。障害支援区分の認定と並行して、市区町村から福祉サービスの利用等に関する計画（サービス等利用計画、障害児支援利用計画）の案を提出するように求められます。

障害支援区分、申請者の状況、介護者の状況、サービス利用の意向などを踏まえて、サービスの支給が決定され、受給者証が申請者に通知されます。さらに、申請者が利用しようとするサービスの担当者が出席するサービス担当者会議が開催され、適切なサービス提供のあり方や方向性が話し合われます。

市町村による支給決定やサービス担当者会議での協議をもとに最終的なサービス等利用計画が作成され、サービス事業者との利用契約を締結しサービス利用が開始されます。

関係法令

●障害者の日常生活及び社会生活を総合的に支援するため法律

第６条　自立支援給付は、介護給付費、特例介護給付費、訓練等給付費、特例訓練等給付費、特定障害者特別給付費、特例特定障害者特別給付費、地域相談支援給付費、特例地域相談支援給付費、計画相談支援給付費、特例計画相談支援給付費、自立支援医療費、療養介護医療費、基準該当療養介護医療費、補装具費及び高額障害福祉サービス等給付費の支給とする。

第19条　介護給付費、特例介護給付費、訓練等給付費又は特例訓練等給付費（以下「介護給付費等」という。）の支給を受けようとする障害者又は障害児の保護者は、市町村の介護給付費等を支給する旨の決定（以下「支給決定」という。）を受けなければならない。

第20条　支給決定を受けようとする障害者又は障害児の保護者は、厚生労働省令で定めるところにより、市町村に申請をしなければならない。

２　市町村は、前項の申請があったときは、次条第１項及び第22条第１項の規定により障害支援区分の認定及び同項に規定する支給要否決定を行うため、厚生労働省令で定めるところにより、当該職員をして、当該申請に係る障害者等又は障害児の保護者に面接をさせ、その心身の状況、その置かれている環境その他厚生労働省令で定める事項について調査をさせるものとする。この場合において、市町村は、当該調査を第51条の14第１項に規定する指定一般相談支援事業者その他の厚生労働省令で定める者（以下この条において「指定一般相談支援事業者等」という。）に委託することができる。

第21条　市町村は、前条第１項の申請があったときは、政令で定めるところにより、市町村審査会が行う当該申請に係る障害者等の障害支援区分に関する審査及び判定の結果に基づき、障害支援区分の認定を行うものとする。

4 自立支援医療とはどのようなものですか？

障害者総合支援法

Point

- 自立支援医療には育成医療、更生医療、精神通院医療の３つがあります
- 所得に応じて利用者の負担額が設定されています

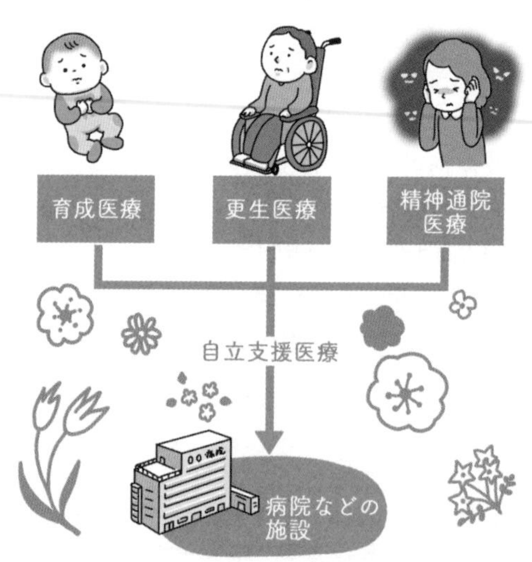

解説

障害福祉サービスにはいろいろな名称がありますが、すべて暗記するのは現実的ではありません。「自立支援給付」と「地域生活支援事業」、そして自立支援給付のなかに「介護給付」「訓練等給付」「計画相談支援給付」「地域相談支援給付」がありましたね。そして介護給付を例に、給付を受けるための手続きを学びました。ここでは、「自立支援医療」を学びましょう。

❶ 自立支援医療

自立支援給付のひとつに「自立支援医療の給付」があります。自立支援医療とは、心身の状態の軽減を図り、自立した日常生活・社会生活を営むために必要な医療のことで、育成医療（身体障害のある児童に対して行われる生活の能力を得るために必要な医療）、更生医療（身体障害者に対して行われる更生のための医療）、精神通院医療（精神障害者に対して行われる定期的な通院医療）の３つがあります。自立支援医療費の支給を受けようとする障害者または障害児の保護者は、地方自治体（市区町村または都道府県）

に申請をします。育成医療と更生医療の実施主体は市区町村、精神通院医療は都道府県・指定都市です。

地方自治体が支給認定をしたときは、都道府県知事が指定する医療機関のなかから申請者の希望を参考にして、自立支援医療を受ける医療機関を定めます。また、支給認定の有効期間、指定自立支援医療機関の名称などを記載した自立支援医療受給者証を交付します。

❷ 自立支援医療の利用者負担

医療保険による保険診療の自己負担額（窓口負担）は３割でしたね。

自立支援医療の利用者負担額は過大なものにならないよう、所得に応じて負担額を設定しています。

関係法令

●障害者の日常生活及び社会生活を総合的に支援するための法律施行規則

第５条 〈第１項～第23項　略〉

24　この法律において「自立支援医療」とは、障害者等につき、その心身の障害の状態の軽減を図り、自立した日常生活又は社会生活を営むために必要な医療であって政令で定めるものをいう。〈以降　略〉

第36条　法第54条第１項本文に規定する厚生労働省令で定める自立支援医療の種類は、次の各号に掲げるものとする。

一　育成医療（令第１条の２第１号に規定する育成医療をいう。以下同じ。）

二　更生医療（令第１条の２第２号に規定する更生医療をいう。以下同じ。）

三　精神通院医療

第58条　３　自立支援医療費の額は、１月につき、第１号に掲げる額（当該指定自立支援医療に食事療養（健康保険法第63条第２項第１号に規定する食事療養をいう。以下この項において同じ。）が含まれるときは、当該額及び第２号に掲げる額の合算額、当該指定自立支援医療に生活療養（同条第２項第２号に規定する生活療養をいう。以下この項において同じ。）が含まれるときは、当該額及び第３号に掲げる額の合算額）とする。

一　同一の月に受けた指定自立支援医療（食事療養及び生活療養を除く。）につき健康保険の療養に要する費用の額の算定方法の例により算定した額から、当該支給認定障害者等の家計の負担能力、障害の状態その他の事情をしん酌して政令で定める額（当該政令で定める額が当該算定した額の100分の10に相当する額を超えるときは、当該相当する額）を控除して得た額

二　当該指定自立支援医療（食事療養に限る。）につき健康保険の療養に要する費用の額の算定方法の例により算定した額から、健康保険法第85条第２項に規定する食事療養標準負担額、支給認定障害者等の所得の状況その他の事情を勘案して厚生労働大臣が定める額を控除した額

三　当該指定自立支援医療（生活療養に限る。）につき健康保険の療養に要する費用の額の算定方法の例により算定した額から、健康保険法第85条の２第２項に規定する生活療養標準負担額、支給認定障害者等の所得の状況その他の事情を勘案して厚生労働大臣が定める額を控除した額

5 児童の権利に関する条約は日本の法律に影響を与えましたか？

児童福祉法

Point

- 児童の権利に関する条約は国連で採択され、日本は1994年に批准しました
- 児童福祉法の第１条で条約の精神にのっとるとうたわれています

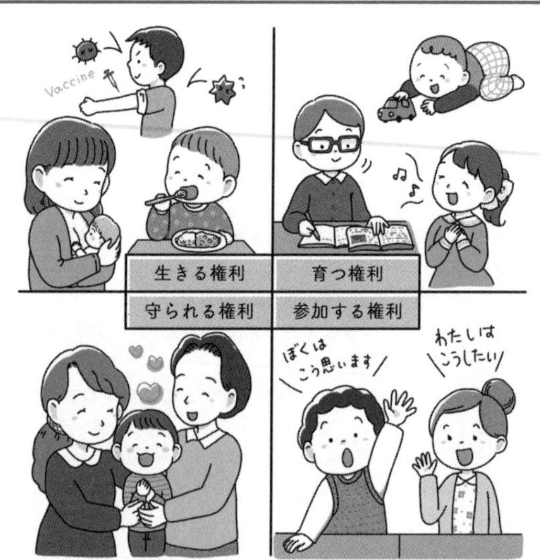
Vaccine
生きる権利
育つ権利
守られる権利
参加する権利
ぼくはこう思います
わたしはこうしたい

解説

児童という言葉を聞いたことがありますか。児童とは、18歳に満たない者をいいます。さらに、児童は、乳児（満１歳に満たない者）、幼児（満１歳から小学校就学前までの者）、少年（小学校就学から満18歳に達するまでの者）に分けられます。

児童福祉法は、児童が良好な環境に生まれ、心身ともに健やかに育成されるよう、保育、母子保護、児童虐待防止対策を含む、すべての児童の福祉を支援する法律です。

❶ 児童の権利に関する条約

1989年に「児童の権利に関する条約」は国際連合で採択され、1990年に国際条約として発効しました。日本は1994年４月に批准（国家が条約に拘束されることに同意する手続きのことで、日本では国会の承認を要する）し、同年５月に発効しました。

児童を権利主体と位置づけ、おとなと同じく、一人の人間としての権利を認めています。おとなへと成長する途中にあり、弱い立場にある児童には保護や配慮が必要であることから、児童特有の権利についても定めています。

条約の定める権利には、生きる権利（住む場所や食べ物があり、医療を受けられるなど命が守られること）、育つ権利（勉強したり遊んだりして、もって生まれた能力を十分に伸ばしながら成長できること）、守られる権利（紛争に巻きこまれず、暴力や搾取、有害な労働などから守られること）、参加する権利（自由に意見を表したり、団体を作ったりできること）の４つの権利が定められています。

❷ 児童福祉法の理念

児童の権利に関する条約の批准を踏まえて、第１条には「全て児童は、児童の権利に関する条約の精神にのっとり、適切に養育されること、その生活を保障されること、愛され、保護されること、その心身の健やかな成長及び発達並びにその自立が図られることその他の福祉を等しく保障される権利を有する」と定めています。さらに、第２条には「全て国民は、児童が良好な環境において生まれ、かつ、社会のあらゆる分野において、児童の年齢及び発達の程度に応じて、その意見が尊重され、その最善の利益が優先して考慮され、心身ともに健やかに育成されるよう努めなければならない」と国民の努力義務が規定され、同条第２項には「児童の保護者は、児童を心身ともに健やかに育成することについて第一義的責任を負う」と保護者の責任を規定しています。

関係法令

●児童福祉法

第１条　全て児童は、児童の権利に関する条約の精神にのつとり、適切に養育されること、その生活を保障されること、愛され、保護されること、その心身の健やかな成長及び発達並びにその自立が図られることその他の福祉を等しく保障される権利を有する。

第２条　全て国民は、児童が良好な環境において生まれ、かつ、社会のあらゆる分野において、児童の年齢及び発達の程度に応じて、その意見が尊重され、その最善の利益が優先して考慮され、心身ともに健やかに育成されるよう努めなければならない。

２　児童の保護者は、児童を心身ともに健やかに育成することについて第一義的責任を負う。

３　国及び地方公共団体は、児童の保護者とともに、児童を心身ともに健やかに育成する責任を負う。

第４条　この法律で、児童とは、満18歳に満たない者をいい、児童を左のように分ける。

一　乳児　満１歳に満たない者

二　幼児　満１歳から、小学校就学の始期に達するまでの者

三　少年　小学校就学の始期から、満18歳に達するまでの者

〈略〉

第６条　この法律で、保護者とは、親権を行う者、未成年後見人その他の者で、児童を現に監護する者をいう。

6 児童相談所の役割とはなんですか？

児童福祉法

Point

- 専門的な知識・技術により市町村の福祉業務を支援します
- 家庭からの相談を受けたり、家庭から児童を離して保護する機能をもちます

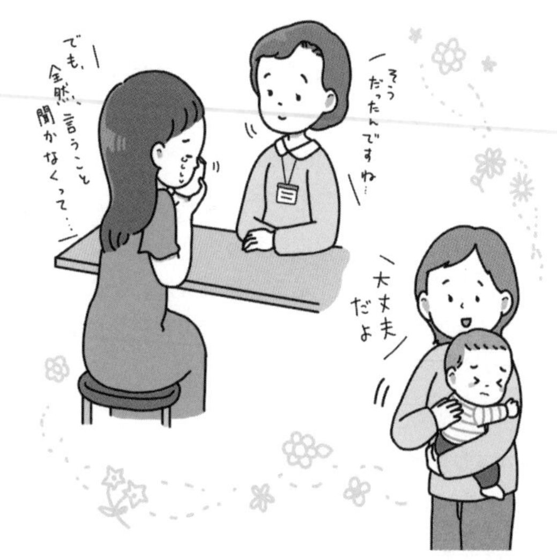

でも、全然、言うこと聞かなくって……
そうだったんですね…
大丈夫だよ

解説

児童福祉法の規定に基づき、都道府県・指定都市に必ず１つ以上設置されています。児童（満18歳に満たない者）及びその家庭に関する問題についての相談、児童及びその保護者の指導など、児童の福祉に関する業務を行っています。児童相談所の業務について考えてみましょう。

❶ 市町村を援助する機能

市町村は、児童や妊産婦の福祉に関し必要な実情の把握に努めることとされています。地域で暮らしている児童や妊産婦に、最低限の幸福と社会的援助が提供されているかどうかを把握することが求められています。そして、児童や妊産婦に福祉に関する必要な情報の提供を行うこと、児童や妊産婦の家庭からの相談に応ずること、必要な調査及び指導を行うこと、児童や妊産婦の家庭などに必要な支援を行うことになっています。

これらの業務のうち専門的な知識及び技術を必要とするものについては、児童相談所

の技術的援助及び助言を求めなければならず、医学的、心理学的、教育学的、社会学的及び精神保健上の判定を必要とする場合には、児童相談所の判定を求めなければなりません。市区町村からの求めに応じて、児童相談所が市区町村の福祉業務を援助するのです。

❷ 児童相談所の相談業務など

児童に関する家庭からの相談のうち、専門的な知識及び技術を必要とするものに応じます（相談業務）。必要に応じて子どもの家庭、地域状況、生活歴や発達、性格、行動等について、調査、医学的・心理学的・教育学的・社会学的・精神保健上の判定を行います（判定業務）。調査、判定に基づき援助指針（援助方針）を定め、健康・心身の発達に関する指導を行うなど、児童の援助を行います（援助業務）。

❸ 一時保護機能など

必要に応じて児童を家庭から離して一時保護する機能を持ちます。さらに、児童の権利の保護の観点から、一時保護の解除後の家庭環境の調整、一時保護した児童の状況の把握などにより児童の安全を確保します。

❹ 措置機能

要保護児童（保護者のない児童、保護者に監護させることが不適当であると認められる児童）を発見したときは、福祉事務所、児童相談所に通告しなければならないことになっています。児童相談所は、通告を受けた要保護児童や保護者に対して、児童福祉司、児童委員などから必要な指導をさせます。または、要保護児童を小規模住居型児童養育事業（家庭で暮らせない子どもたちを養育者の家庭に迎え入れて養育する家庭養護のこと）や里親に委託する、児童福祉施設（児童養護施設など）に入所させるなどして養育・保護します。

関係法令

●児童福祉法

第11条　都道府県は、この法律の施行に関し、次に掲げる業務を行わなければならない。

一　第10条第１項各号に掲げる市町村の業務の実施に関し、市町村相互間の連絡調整、市町村に対する情報の提供、市町村職員の研修その他必要な援助を行うこと及びこれらに付随する業務を行うこと。

二　児童及び妊産婦の福祉に関し、主として次に掲げる業務を行うこと。

イ　各市町村の区域を超えた広域的な見地から、実情の把握に努めること。

ロ　児童に関する家庭その他からの相談のうち、専門的な知識及び技術を必要とするものに応ずること。

ハ　児童及びその家庭につき、必要な調査並びに医学的、心理学的、教育学的、社会学的及び精神保健上の判定を行うこと。

ニ　児童及びその保護者につき、ハの調査又は判定に基づいて心理又は児童の健康及び心身の発達に関する専門的な知識及び技術を必要とする指導その他必要な指導を行うこと。

ホ　児童の一時保護を行うこと。

ヘ　児童の権利の保護の観点から、一時保護の解除後の家庭その他の環境の調整、当該児童の状況の把握その他の措置により当該児童の安全を確保すること。

ト　里親に関する次に掲げる業務を行うこと。

〈略〉

三　前２号に掲げるもののほか、児童及び妊産婦の福祉に関し、広域的な対応が必要な業務並びに家庭その他につき専門的な知識及び技術を必要とする支援を行うこと

第12条　都道府県は、児童相談所を設置しなければならない。

２　児童相談所は、児童の福祉に関し、主として前条第１項第１号に掲げる業務（市町村職員の研修を除く。）並びに同項第２号（イを除く。）及び第３号に掲げる業務並びに障害者の日常生活及び社会生活を総合的に支援するための法律第22条第２項及び第３項並びに第26条第１項に規定する業務を行うものとする。

３　都道府県は、児童相談所が前項に規定する業務のうち第28条第１項各号に掲げる措置を採ることその他の法律に関する専門的な知識経験を必要とするものについて、常時弁護士による助言又は指導の下で適切かつ円滑に行うため、児童相談所における弁護士の配置又はこれに準ずる措置を行うものとする。

〈略〉

第25条　要保護児童を発見した者は、これを市町村、都道府県の設置する福祉事務所若しくは児童相談所又は児童委員を介して市町村、都道府県の設置する福祉事務所若しくは児童相談所に通告しなければならない。ただし、罪を犯した満14歳以上の児童については、この限りでない。この場合においては、これを家庭裁判所に通告しなければならない。

〈第２項　略〉

第26条　児童相談所長は、第25条第１項の規定による通告を受けた児童、第25条の７第１項第１号若しくは第２項第１号、前条第１号又は少年法（昭和23年法律第168号）第６条の６第１項若しくは第18条第１項の規定による送致を受けた児童及び相談に応じた児童、その保護者又は妊産婦について、必要があると認めたときは、次の各号のいずれかの措置を採らなければならない。

一　次条の措置を要すると認める者は、これを都道府県知事に報告すること。

二　児童又はその保護者を児童相談所その他の関係機関若しくは関係団体の事業所若しくは事務所に通わせ当該事業所若しくは事務所において、又は当該児童若しくはその保護者の住所若しくは居所において、児童福祉司若しくは児童委員に指導させ、又は市町村、都道府県以外の者の設置する児童家庭支援センター、都道府県以外の障害者の日常生活及び社会生活を総合的に支援するための法律第５条第18項に規定する一般相談支援事業若しくは特定相談支援事業（次条第１項第２号及び第34条の７において「障害者等相談支援事業」という。）を行う者その他当該指導を適切に行うことができる者として厚生労働省令で定めるものに委託して指導させること。

三　児童及び妊産婦の福祉に関し、情報を提供すること、相談（専門的な知識及び技術を必要とするものを除く。）に応ずること、調査及び指導（医学的、心理学的、教育学的、社会学

的及び精神保健上の判定を必要とする場合を除く。）を行うことその他の支援（専門的な知識及び技術を必要とするものを除く。）を行うことを要すると認める者（次条の措置を要すると認める者を除く。）は、これを市町村に送致すること。

四　第25条の７第１項第２号又は前条第２号の措置が適当であると認める者は、これを福祉事務所に送致すること。

〈以降　略〉

第27条　都道府県は、前条第１項第１号の規定による報告又は少年法第18条第２項の規定による送致のあつた児童につき、次の各号のいずれかの措置を採らなければならない。

一　児童又はその保護者に訓戒を加え、又は誓約書を提出させること。

二　児童又はその保護者を児童相談所その他の関係機関若しくは関係団体の事業所若しくは事務所に通わせ当該事業所若しくは事務所において、又は当該児童若しくはその保護者の住所若しくは居所において、児童福祉司、知的障害者福祉司、社会福祉主事、児童委員若しくは当該都道府県の設置する児童家庭支援センター若しくは当該都道府県が行う障害者等相談支援事業に係る職員に指導させ、又は市町村、当該都道府県以外の者の設置する児童家庭支援センター、当該都道府県以外の障害者等相談支援事業を行う者若しくは前条第１項第２号に規定する厚生労働省令で定める者に委託して指導させること。

三　児童を小規模住居型児童養育事業を行う者若しくは里親に委託し、又は乳児院、児童養護施設、障害児入所施設、児童心理治療施設若しくは児童自立支援施設に入所させること。

四　家庭裁判所の審判に付することが適当であると認める児童は、これを家庭裁判所に送致すること。

〈第２項以降　略〉

第33条　児童相談所長は、必要があると認めるときは、第26条第１項の措置を採るに至るまで、児童の安全を迅速に確保し適切な保護を図るため、又は児童の心身の状況、その置かれている環境その他の状況を把握するため、児童の一時保護を行い、又は適当な者に委託して、当該一時保護を行わせることができる。

〈第２項以降　略〉

国家試験にChallenge！

問題 児童相談所について正しいのはどれか。２つ選べ。

（第106回看護師　午前83問）

（１）国が設置する。

（２）児童福祉司が配置されている。

（３）母親を一時保護する機能を持つ。

（４）知的障害に関する相談を受ける。

（５）児童の保健について正しい衛生知識の普及を図る。

解答　正答　（２）、（４）

7 児童相談所による里親制度と養子縁組とはなんですか？

児童福祉法

Point

- 家庭で暮らせない児童が家庭同様の環境で養育される仕組みです
- 児童相談所では、里親・養親の相談にのり、情報提供などの支援を行います

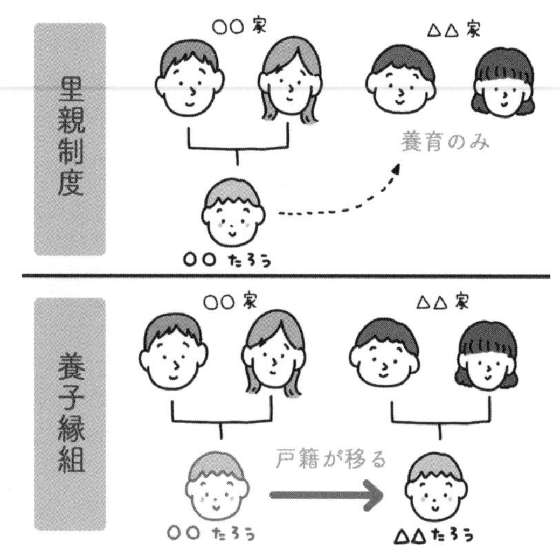

解説

児童相談所の業務には里親制度と養子縁組に関することがあります。厳しい事情にある児童に家庭での養育を提供する制度です。

❶ 里親に関する業務

里親とは、さまざまな理由により家庭で暮らせない児童を自分の家庭に迎え入れ、温かい家庭のぬくもりの中で生活できるよう、愛情を持って養育する者のことです。里親制度は、里親になることを希望する者に児童の養育をお願いする制度です。児童相談所は、里親に関する普及啓発を行います。また、里親の相談に応じ、必要な情報の提供、助言、研修その他の援助を行います。

要保護児童の養護を里親へ委託するときに、里親の選定、里親と児童との間の調整を行い、実際に里親に委託しようとする児童、保護者、里親の意見を聴いて、児童の養育内容などについて、児童の養育に関する計画を作成します。

❷ 養子縁組に関する業務

養子縁組と里親制度は、保護を必要としている子どもに家庭での養育を提供するための制度です。里親制度は、育てられない親の代わりに一時的に家庭内で子どもを預かって養育しますが、里親と子どもに法的な親子関係はなく、実親が親権者です。里親には、里親手当や養育費が自治体から支給されます。

養子縁組は民法に基づいて法的な親子関係を成立させるしくみで、養親が子の親権者となります。養子縁組には、普通養子縁組と特別養子縁組の2種類あり、普通養子縁組は成人にも広く使われますが、特別養子縁組は特に保護を必要としている児童が、実子に近い安定した家庭を得るためのしくみです。

生みの親が養育できない子どもは、養子縁組、里親、小規模住居型児童養育事業（ファミリーホーム）などの、家庭と同様の養育環境で、継続的に養育されます。

児童を養子とする養子縁組に関する者（児童、父母など）に対して、相談に応じ、必要な情報の提供、助言その他の援助を行うことが児童相談所の業務となっています。

❸ その他

これまで述べてきた業務のほか、児童及び妊産婦の福祉に関し、広域的な対応が必要な業務、家庭について専門的な知識及び技術を必要とする支援を行います。

また、障害者の日常生活及び社会生活を総合的に支援するための法律に規定されている、介護給付費・訓練等給付費などの支給をするかどうかの決定（支給要否決定）は市区町村の業務ですが、支給要否決定を行うにあたり、必要があるときは児童相談所の意見を聴くことができることとされています。さらに、市区町村の求めに応じ、介護給付費・訓練等給付費などの支給決定、障害支援区分の認定、支給決定の変更、支給決定の取消しなどに関して市区町村に対する必要な援助を行います。

関係法令

●児童福祉法

第11条　都道府県は、この法律の施行に関し、次に掲げる業務を行わなければならない。

〈第１号　略〉

二　児童及び妊産婦の福祉に関し、主として次に掲げる業務を行うこと。〈イ～ヘ　略〉

ト　里親に関する次に掲げる業務を行うこと。

（１）　里親に関する普及啓発を行うこと。

（２）　里親につき、その相談に応じ、必要な情報の提供、助言、研修その他の援助を行うこと。

（３）　里親と第27条第１項第３号の規定により入所の措置が採られて乳児院、児童養護施設、児童心理治療施設又は児童自立支援施設に入所している児童及び里親相互の交流の場を提供すること。

（４）　第27条第１項第３号の規定による里親への委託に資するよう、里親の選定及び里親と児童との間の調整を行うこと。

（5） 第27条第１項第３号の規定により里親に委託しようとする児童及びその保護者並びに里親の意見を聴いて、当該児童の養育の内容その他の厚生労働省令で定める事項について当該児童の養育に関する計画を作成すること。

チ 養子縁組により養子となる児童、その父母及び当該養子となる児童の養親となる者、養子縁組により養子となつた児童、その養親となつた者及び当該養子となつた児童の父母（民法（明治29年法律第89号）第817条の２第１項に規定する特別養子縁組（第33条の６の２において「特別養子縁組」という。）により親族関係が終了した当該養子となつた児童の実方の父母を含む。）その他の児童を養子とする養子縁組に関する者につき、その相談に応じ、必要な情報の提供、助言その他の援助を行うこと。

〈第３号以降 略〉

第45条の２ 厚生労働大臣は、里親の行う養育について、基準を定めなければならない。この場合において、その基準は、児童の身体的、精神的及び社会的な発達のために必要な生活水準を確保するものでなければならない。

２ 里親は、前項の基準を遵守しなければならない。

●里親が行う養育に関する最低基準

（平成14年厚生労働省令第116号）

児童福祉法第45条第１項の規定に基づき、里親が行う養育に関する最低基準を次のように定める。

第１条 児童福祉法（以下「法」という。）第27条第１項第３号の規定により里親に委託された児童（以下「委託児童」という。）について里親が行う養育に関する最低基準（以下「最低基準」という。）は、この省令の定めるところによる。

第４条 里親が行う養育は、委託児童の自主性を尊重し、基本的な生活習慣を確立するとともに、豊かな人間性及び社会性を養い、委託児童の自立を支援することを目的として行われなければならない。

２ 里親は、前項の養育を効果的に行うため、都道府県（指定都市及び児童相談所設置市を含む。）が行う研修を受け、その資質の向上を図るように努めなければならない。

第５条 里親は、委託児童に対し、自らの子若しくは他の児童と比して、又は委託児童の国籍、信条若しくは社会的身分によって、差別的な養育をしてはならない。

第６条 里親は、委託児童に対し、児童虐待の防止等に関する法律（略）第２条に規定する児童虐待その他当該委託児童の心身に有害な影響を与える行為をしてはならない。

第７条 里親は、委託児童に対し、学校教育法（略）の規定に基づく義務教育のほか、必要な教育を受けさせるよう努めなければならない。

第８条 里親は、常に委託児童の健康の状況に注意し、必要に応じて健康保持のための適切な措置を採らなければならない。

8 児童虐待対策にはどのようなものがありますか？

児童福祉法、児童虐待の防止等に関する法律

Point

- 市区町村職員が乳児家庭の全戸訪問を行い、育児に関する相談や情報提供などを行います
- 児童相談所は調査の結果、緊急保護を行うことができます

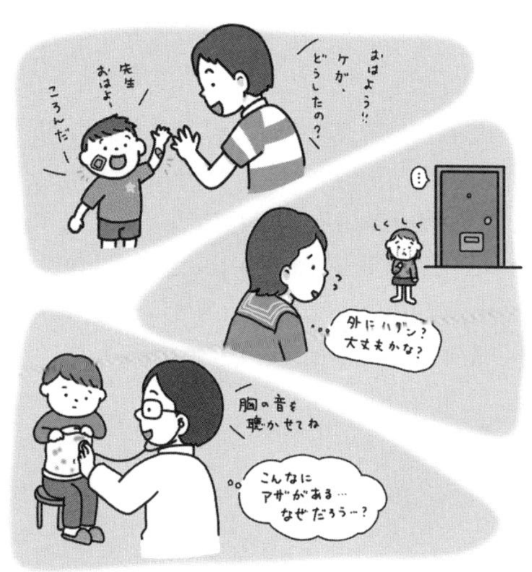

おはよう!! ケガ、どうしたの？
先生 おはよ、
ころんだ
…
しくしく
外にハダシ？ 大丈夫かな？
胸の音を 聴かせてね
こんなに アザがある… なぜだろう…？

解説

すべての子どもは、健やかな成長・発達や自立が図られることなどを保障される権利があります。現状は、深刻な児童虐待事件が後を絶たず、児童相談所への児童虐待に関する相談対応件数も増加を続けています。子どもの健やかな成長に影響を及ぼす児童虐待の防止は社会全体で取り組むべき重要な課題です。

❶ 児童虐待とは

児童虐待とは、保護者が面倒を見ている児童に対して行う、身体的虐待（殴る、蹴る、投げ落とす、激しく揺さぶる、やけどを負わせるなど）、性的虐待（子どもへの性的行為、性的行為を見せるなど）、ネグレクト（家に閉じ込める、食事を与えない、自動車の中に放置する、病気でも病院に診せないなど）、心理的虐待（言葉による脅し、無視、子どもの目の前で家族に対して暴力をふるうなど）をいいます。いうまでもなく、児童虐待をしてはいけません。

❷ 児童虐待の発生予防

産前産後の心身の不調や妊娠・出産・子育てに関する支援を必要としている家庭に適切な支援が届かずに、児童虐待に至ってしまうことのないよう、妊娠・出産・子育てに関する相談がしやすい体制の整備や、地域の子育て支援サービスがあります。たとえば、生後4ヶ月までの乳児のいるすべての家庭を市区町村の職員（保健師、助産師など）が訪問する、乳児家庭全戸訪問事業があります。すべての乳児のいる家庭を訪問することにより、育児に関する不安や悩みの傾聴・相談、子育て支援に関する情報提供、乳児及びその保護者の心身の様子・養育環境の把握、支援が必要な家庭に対するサービスの検討、関係機関との連絡調整などを行います。

❸ 児童虐待発生時の対応

学校、児童福祉施設、病院などの職員など（例：医師、保健師、助産師、看護師）は、児童虐待を発見しやすいことを自覚し、虐待を受けていると思われる児童を発見したら、福祉事務所、児童相談所に通告しなければなりません。通告を受けた児童相談所は、情報収集、実地調査によって、子どもの安全確認と通告内容の事実確認、緊急保護の要否の判断を行います。緊急保護が必要な場合には、一時保護所に入所させるか、児童養護施設や乳児院、病院などに一時保護を委託します。

関係法令

●児童福祉法

第６条の３〈第１項〜第３項　略〉

４　この法律で、乳児家庭全戸訪問事業とは、一の市町村の区域内における原則として全ての乳児のいる家庭を訪問することにより、厚生労働省令で定めるところにより、子育てに関する情報の提供並びに乳児及びその保護者の心身の状況及び養育環境の把握を行うほか、養育についての相談に応じ、助言その他の援助を行う事業をいう。

〈第５項以降　略〉

●児童虐待の防止等に関する法律

第２条　この法律において、「児童虐待」とは、保護者（親権を行う者、未成年後見人その他の者で、児童を現に監護するものをいう。以下同じ。）がその監護する児童（18歳に満たない者をいう。以下同じ。）について行う次に掲げる行為をいう。

一　児童の身体に外傷が生じ、又は生じるおそれのある暴行を加えること。

二　児童にわいせつな行為をすること又は児童をしてわいせつな行為をさせること。

三　児童の心身の正常な発達を妨げるような著しい減食又は長時間の放置、保護者以外の同居人による前２号又は次号に掲げる行為と同様の行為の放置その他の保護者としての監護を著しく怠ること。

四　児童に対する著しい暴言又は著しく拒絶的な対応、児童が同居する家庭における配偶者に対する暴力（配偶者（婚姻の届出をしていないが、事実上婚姻関係と同様の事情にある者を含む。）の身体に対する不法な攻撃であって生命又は身体に危害を及ぼすもの及びこれに準ずる心身に有害な影響を及ぼす言動をいう。）その他の児童に著しい心理的外傷を与える言動を行うこと。
第５条　学校、児童福祉施設、病院、都道府県警察、婦人相談所、教育委員会、配偶者暴力相談支援センターその他児童の福祉に業務上関係のある団体及び学校の教職員、児童福祉施設の職員、医師、歯科医師、保健師、助産師、看護師、弁護士、警察官、婦人相談員その他児童の福祉に職務上関係のある者は、児童虐待を発見しやすい立場にあることを自覚し、児童虐待の早期発見に努めなければならない。
〈以降　略〉
第６条　児童虐待を受けたと思われる児童を発見した者は、速やかに、これを市町村、都道府県の設置する福祉事務所若しくは児童相談所又は児童委員を介して市町村、都道府県の設置する福祉事務所若しくは児童相談所に通告しなければならない。
〈第２項、第３項　略〉
第８条　市町村又は都道府県の設置する福祉事務所が第６条第１項の規定による通告を受けたときは、市町村又は福祉事務所の長は、必要に応じ近隣住民、学校の教職員、児童福祉施設の職員その他の者の協力を得つつ、当該児童との面会その他の当該児童の安全の確認を行うための措置を講ずるとともに、必要に応じ次に掲げる措置を採るものとする。
一　児童福祉法第25条の７第１項第１号若しくは第２項第１号又は第25条の８第１号の規定により当該児童を児童相談所に送致すること。
二　当該児童のうち次条第１項の規定による出頭の求め及び調査若しくは質問、第９条第１項の規定による立入り及び調査若しくは質問又は児童福祉法第33条第１項若しくは第２項の規定による一時保護の実施が適当であると認めるものを都道府県知事又は児童相談所長へ通知すること。
２　児童相談所が第６条第１項の規定による通告又は児童福祉法第25条の７第１項第１号若しくは第２項第１号若しくは第25条の８第１号の規定による送致を受けたときは、児童相談所長は、必要に応じ近隣住民、学校の教職員、児童福祉施設の職員その他の者の協力を得つつ、当該児童との面会その他の当該児童の安全の確認を行うための措置を講ずるとともに、必要に応じ次に掲げる措置を採るものとする。
一　児童福祉法第33条第１項の規定により当該児童の一時保護を行い、又は適当な者に委託して、当該一時保護を行わせること。
二　児童福祉法第26条第１項第３号の規定により当該児童のうち第６条第１項の規定による通告を受けたものを市町村に送致すること。
〈以降　略〉
３　前２項の児童の安全の確認を行うための措置、市町村若しくは児童相談所への送致又は一時保護を行う者は、速やかにこれを行うものとする。

国家試験にChallenge!

問題 児童虐待の防止等に関する法律で、親の虐待によって負傷した児童を発見した際の通告先として規定されているのはどれか。2つ選べ。（第101回看護師　午前83問）

（1）警察署　（2）福祉事務所
（3）家庭裁判所　（4）児童相談所
（5）教育委員会

解答 正答　（2）、（4）

9 高齢者の虐待にはどのような対策がありますか？

高齢者虐待の防止、高齢者の養護者に対する支援等に関する法律

Point

- 市町村は虐待を受けた高齢者の保護と同時に介護負担軽減など養護者への支援を行います
- 養介護施設従事者等による高齢者虐待が認められた場合、行政（市区町村、都道府県から）事業者に指導が行われます

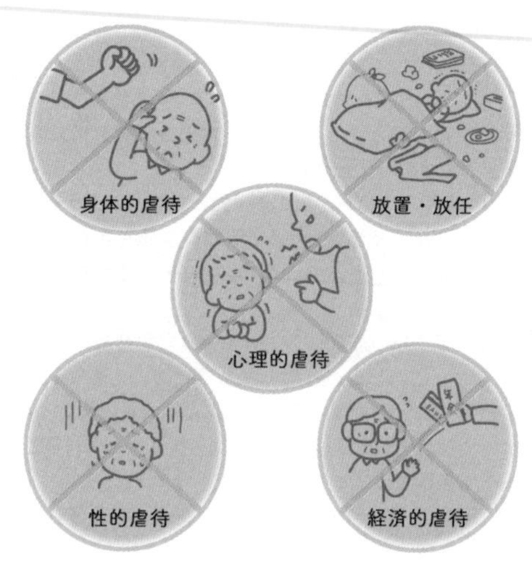
身体的虐待
放置・放任
心理的虐待
性的虐待
経済的虐待

解説

権利利益を侵害される状態や生命、健康、生活が損なわれるような状態に置かれている高齢者が尊厳をもって生きていくために高齢者虐待の防止のための支援は重要です。家族や施設職員などによる高齢者虐待を防止し、高齢者の権利利益を擁護するための規定が、高齢者虐待防止法に定められています。

❶ 高齢者虐待とは

身体的虐待（高齢者の身体に外傷が生じる暴行、生じるおそれのある暴行を加えること）、介護・世話の放棄・放任（高齢者を衰弱させるような著しい減食、長時間の放置など、養護を著しく怠ること）、心理的虐待（高齢者に対する著しい暴言、著しく拒絶的な対応など、高齢者に著しい心理的外傷を与える言動を行うこと）、性的虐待（高齢者にわいせつな行為をすること、高齢者をしてわいせつな行為をさせること）、経済的

虐待（高齢者の財産を不当に処分すること、高齢者から不当に財産上の利益を得ること）をいいます。

❷ 養護者による高齢者虐待の防止、養護者に対する支援

高齢者の面倒を見ている家族や親族を養護者といいます。養護者による高齢者虐待を受けたと思われる高齢者を発見したら、市区町村に通報しなければなりません。市区町村は、養護者による高齢者虐待の防止、通報・届出の受理、養護者による虐待を受けた高齢者の保護、養護者に対する支援などを行います。養護者による高齢者虐待の主な発生要因は、介護疲れ・介護ストレスとなっていることから、介護保険サービスの利用を勧めるなど、養護者等の介護負担・ストレスの軽減を図る支援が必要な場合もあります。

❸ 養介護施設従事者等による高齢者虐待の防止

高齢者虐待防止法では、高齢者の福祉・介護サービス業務に従事する者による高齢者虐待の防止について規定されています。「養介護施設従事者等」の範囲は介護保険施設等の入所施設や介護保険居宅サービス事業者など、老人福祉法や介護保険法で規定されている高齢者向け福祉・介護サービスの業務に従事する職員すべてとなります。養介護施設従事者等による高齢者虐待を発見した場合、これを市区町村に通報しなければなりません。通報を受けた市区町村は、都道府県に報告し、老人福祉法・介護保険法に基づく権限（たとえば、介護保険法第23条）を行使し、事業者等に対して事実確認などを行います。高齢者虐待が認められた場合には、市区町村・都道府県は指導を行い、改善を図るようにします。

養介護施設	養介護事業
老人福祉施設、有料老人ホーム（老人福祉法）や地域密着型介護老人福祉施設、介護老人福祉施設、介護老人保健施設、介護医療院・地域包括支援センター（介護保険法）	老人居宅生活支援事業（老人福祉法）や居宅サービス事業、地域密着型サービス事業、居宅介護支援事業、介護予防サービス事業、地域密着型介護予防サービス事業、介護予防支援事業（介護保険法）

関係法令

●高齢者虐待の防止、高齢者の養護者に対する支援等に関する法律

第２条〈第１項、第２項　略〉

３　この法律において「高齢者虐待」とは、養護者による高齢者虐待及び養介護施設従事者等による高齢者虐待をいう。

４　この法律において「養護者による高齢者虐待」とは、次のいずれかに該当する行為をいう。

一　養護者がその養護する高齢者について行う次に掲げる行為

イ　高齢者の身体に外傷が生じ、又は生じるおそれのある暴行を加えること。

ロ　高齢者を衰弱させるような著しい減食又は長時間の放置、養護者以外の同居人によるイ、ハ又はニに掲げる行為と同様の行為の放置等養護を著しく怠ること。

ハ　高齢者に対する著しい暴言又は著しく拒絶的な対応その他の高齢者に著しい心理的外傷を与える言動を行うこと。

ニ　高齢者にわいせつな行為をすること又は高齢者をしてわいせつな行為をさせること。

二　養護者又は高齢者の親族が当該高齢者の財産を不当に処分することその他当該高齢者から不当に財産上の利益を得ること。

5　この法律において「養介護施設従事者等による高齢者虐待」とは、次のいずれかに該当する行為をいう。

一　養介護施設の業務に従事する者が、当該養介護施設に入所し、その他当該養介護施設を利用する高齢者について行う次に掲げる行為

イ　高齢者の身体に外傷が生じ、又は生じるおそれのある暴行を加えること。

ロ　高齢者を衰弱させるような著しい減食又は長時間の放置その他の高齢者を養護すべき職務上の義務を著しく怠ること。

ハ　高齢者に対する著しい暴言又は著しく拒絶的な対応その他の高齢者に著しい心理的外傷を与える言動を行うこと。

ニ　高齢者にわいせつな行為をすること又は高齢者をしてわいせつな行為をさせること。

ホ　高齢者の財産を不当に処分することその他当該高齢者から不当に財産上の利益を得ること。

第14条　市町村は、第6条に規定するもののほか、養護者の負担の軽減のため、養護者に対する相談、指導及び助言その他必要な措置を講ずるものとする。

2　市町村は、前項の措置として、養護者の心身の状態に照らしその養護の負担の軽減を図るため緊急の必要があると認める場合に高齢者が短期間擁護を受けるために必要となる居室を確保するための措置を講ずるものとする。

第21条　養介護施設従事者等は、当該養介護施設従事者等がその業務に従事している養介護施設又は養介護事業（当該養介護施設の設置者若しくは当該養介護事業を行う者が設置する養介護施設又はこれらの者が行う養介護事業を含む。）において業務に従事する養介護施設従事者等による高齢者虐待を受けたと思われる高齢者を発見した場合は、速やかに、これを市町村に通報しなければならない。

〈略〉

4　養介護施設従事者等による高齢者虐待を受けた高齢者は、その旨を市町村に届け出ることができる。

国家試験にChallenge!

問題 養護者による虐待を受けたと思われる高齢者を発見した者が、高齢者虐待の防止、高齢者の養護者に対する支援等に関する法律〈高齢者虐待防止法〉に基づき通報する先として正しいのはどれか。（第107回看護師　午前60問）

（1）市町村　　（2）警察署

（3）消防署　　（4）訪問看護事業所

解答 正答（1）

10 生活保護とはどのような制度ですか？

日本国憲法、生活保護法

Point

- 憲法で保障された「健康で文化的な最低限度の生活」を守るしくみです
- 世帯員や親族の支援が生活保護に優先します

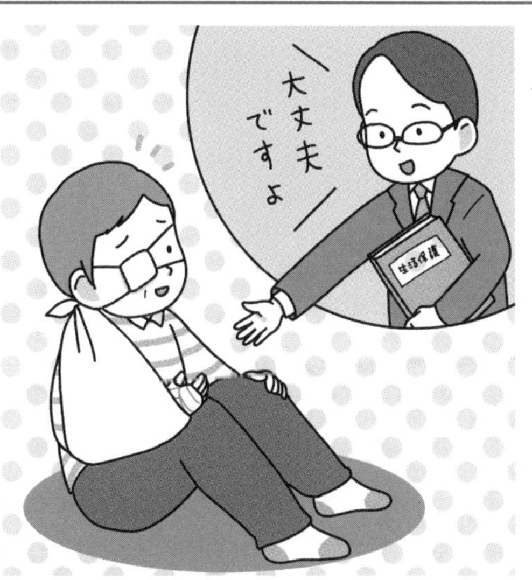

解説

生きていれば、いろいろなことがあります。ある日突然、収入がなくなり生活に困窮することもあります。そんなときに、困窮の程度に応じて必要な保護を行い、健康で文化的な最低限度の生活を保障するしくみが生活保護制度です。

❶ 日本国憲法第25条

日本国憲法第25条には「すべて国民は、健康で文化的な最低限度の生活を営む権利を有する。」と謳われています。つまり、経済的に困った状況に陥っても、最低限度の生活を送る権利を国が守るということです。その権利を具体的に示した法令が、生活保護法です。

❷ 生活保護法

生活保護法第１条には「国が生活に困窮するすべての国民に対し、その困窮の程度に応じ、必要な保護を行い、その最低限度の生活を保障するとともに、その自立を助長することを目的とする。」と規定されています。人によって困窮の受け止め方は違ってきますが、国が定める基準に応じて、経済的支援などを行うことによって最低限度の生活を保障するとともに、自立して生活できることを助長することを目的としています。

❸ 生活保護を受けるための要件

生活保護は世帯単位で行い、世帯員全員が、その利用し得る資産、能力などを、最低限度の生活の維持のために活用することが前提となります。

たとえば、預貯金、生活に利用されていない土地・家屋などの資産を売却するなどして生活費に充てても困窮する、働くことが可能であって能力に応じて働いて収入を得ても困窮するということでなければ、生活保護の対象とはならないということです。

また、扶養義務者の扶養は、生活保護法による保護に優先するとされていて、直系血族および兄弟姉妹は、お互いに経済的援助を行う義務があるので、まずは親族から支援を受けることになります。扶養義務とは、自分の収入では生活を成立させることができない親族がいる場合に、仕送りや現物支給などによって経済的な援助を行う義務をいいます。扶養義務者は、扶養を請求された場合には、協議または家庭裁判所の判断により、一定の経済的援助を行わなければなりません。

そのうえで、世帯の収入と厚生労働大臣の定める基準で計算される最低生活費を比較して、収入が最低生活費に満たない場合に、生活保護が適用されます。

関係法令

●日本国憲法
第25条　すべて国民は、健康で文化的な最低限度の生活を営む権利を有する。

●生活保護法
第１条　この法律は、日本国憲法第25条に規定する理念に基き、国が生活に困窮するすべての国民に対し、その困窮の程度に応じ、必要な保護を行い、その最低限度の生活を保障するとともに、その自立を助長することを目的とする。
第４条　保護は、生活に困窮する者が、その利用し得る資産、能力その他あらゆるものを、その最低限度の生活の維持のために活用することを要件として行われる。
２　民法（明治29年法律第89号）に定める扶養義務者の扶養及び他の法律に定める扶助は、すべてこの法律による保護に優先して行われるものとする。
３　前２項の規定は、急迫した事由がある場合に、必要な保護を行うことを妨げるものではない。
●民法
第877条　直系血族及び兄弟姉妹は、互いに扶養をする義務がある。
〈第２項、第３項　略〉
第879条　扶養の程度又は方法について、当事者間に協議が調わないとき、又は協議をすることができないときは、扶養権利者の需要、扶養義務者の資力その他一切の事情を考慮して、家庭裁判所が、これを定める。

11 生活保護制度はどのように運用されますか？

生活保護法

Point

- 自らの申請により、適否や程度が決められます
- 保護は生活扶助など8種類あり、そのうち医療扶助は現物支給になります

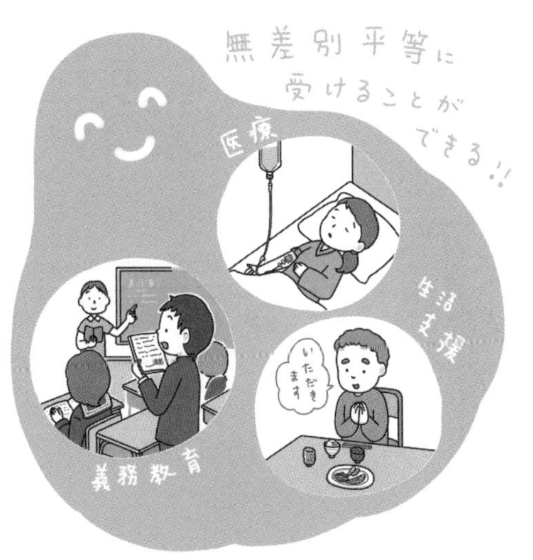

無差別平等に
受けることが
できる!!
医療
生活支援
いただきます
義務教育

解説

生活保護は、生活保護法に定める要件を満たす限り、国民は無差別平等に受けることができます。そして、生活保護法により保障される最低限度の生活は、健康で文化的な生活水準を維持することができるものでなければならないのです。具体的には、どのように運用されるのか考えてみましょう。

❶ 保護の原則

生活保護は、行政の窓口（福祉事務所）への申請に基づいて開始されます。自らが保護の申請手続きをしなければ保護を受けられません（申請保護の原則）。要保護者（保護を必要とする状態にある者）の生活の不足を補うだけの保護を行うものであって、要保護者の年齢別、性別、世帯構成別、所在地域別など、必要な事情を考慮した最低限度の生活の需要を満たすに十分なもので、これを超えないものでなければなりません（基準及び程度の原則）。また、要保護者の年齢別、性別、健康状態など、実際の必要性を考慮して、有効かつ適切に行うものとされています（必要即応の原則）。さらに、世帯

を単位として生活保護を受けられるかどうか、どの程度の保護を受けられるかを決めることになります（世帯単位の原則）。

❷ 保護の種類・範囲

生活保護は、生活扶助（食費、被服費、光熱費など）、教育扶助（学用品費など）、住宅扶助（家賃、地代など）、医療扶助、介護扶助、出産扶助、生業扶助（生業費、技能習得費、就職支度費）、葬祭扶助の８種類となります。「働きによる収入の減少・喪失」「傷病による」「貯金等の減少・喪失」が保護開始の主な理由となっています（生活保護の被保護者調査（平成30年度確定値））。

❸ 医療扶助

医療扶助は、困窮のため最低限度の生活を維持することのできない者に対して、診察、薬剤・治療材料、医学的処置（手術などの治療、施術など）、居宅における療養上の管理・療養に伴う世話などの看護、病院又は診療所への入院などの療養に伴う世話などの看護、移送（通院などに係る交通費など）を現物支給します。なお、生活保護受給者に対して医療給付を行おうとする医療機関等（病院、診療所、薬局、訪問看護事業所など）は、生活保護法による指定を受ける必要があります。

関係法令

●生活保護法

第２条　すべて国民は、この法律の定める要件を満たす限り、この法律による保護（以下「保護」という。）を、無差別平等に受けることができる。

第７条　保護は、要保護者、その扶養義務者又はその他の同居の親族の申請に基いて開始するものとする。但し、要保護者が急迫した状況にあるときは、保護の申請がなくても、必要な保護を行うことができる。

第８条　保護は、厚生労働大臣の定める基準により測定した要保護者の需要を基とし、そのうち、その者の金銭又は物品で満たすことのできない不足分を補う程度において行うものとする。

２　前項の基準は、要保護者の年齢別、性別、世帯構成別、所在地域別その他保護の種類に応じて必要な事情を考慮した最低限度の生活の需要を満たすに十分なものであつて、且つ、これをこえないものでなければならない。

第９条　保護は、要保護者の年齢別、性別、健康状態等その個人又は世帯の実際の必要の相違を考慮して、有効且つ適切に行うものとする。

第11条　保護の種類は、次のとおりとする。

一　生活扶助
二　教育扶助
三　住宅扶助
四　医療扶助
五　介護扶助
六　出産扶助

七　生業扶助
八　葬祭扶助
2　前項各号の扶助は、要保護者の必要に応じ、単給又は併給として行われる。

第15条　医療扶助は、困窮のため最低限度の生活を維持することのできない者に対して、左に掲げる事項の範囲内において行われる。
一　診察
二　薬剤又は治療材料
三　医学的処置、手術及びその他の治療並びに施術
四　居宅における療養上の管理及びその療養に伴う世話その他の看護
五　病院又は診療所への入院及びその療養に伴う世話その他の看護
六　移送

第49条　厚生労働大臣は、国の開設した病院若しくは診療所又は薬局について、都道府県知事は、その他の病院若しくは診療所（これらに準ずるものとして政令で定めるものを含む。）又は薬局について、この法律による医療扶助のための医療を担当させる機関を指定する。

国家試験にChallenge！

問題 生活保護法で扶助として定められていないのはどれか。

（第102回看護師　午後78問）

（1）教　育　（2）医　療　（3）授　産　（4）住　宅　（5）葬　祭

解答 正答（3）

問題 生活保護法に基づき保護を決定するのはどれか。

（第104回看護師　午前32問）

（1）保健センター　（2）福祉事務所
（3）保健所　（4）病　院

解答 正答（2）

12 生活保護で介護や出産も支援されますか？

生活保護法

Point

- 介護保険の要介護者、要支援者にはサービスが現物給付されます
- 分べん介助や衛生材料などが現金給付されます

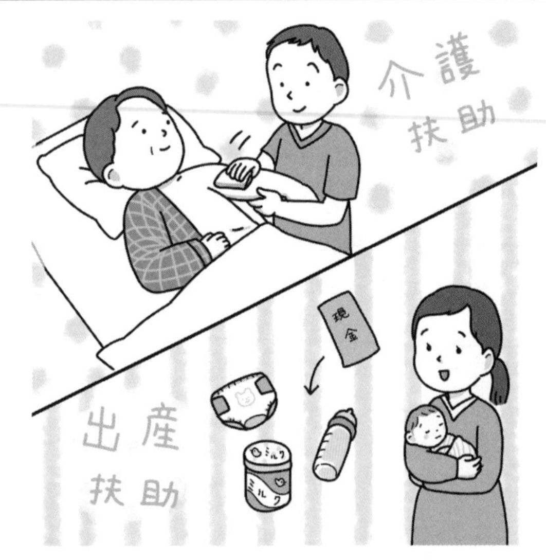

解説

生活保護には、生活扶助、教育扶助、住宅扶助、医療扶助のほかに、介護扶助、出産扶助、生業扶助（生業費、技能習得費、就職支度費）、葬祭扶助がありましたね。

❶ 介護扶助

介護扶助は、困窮のため最低限度の生活を維持することのできない要介護者（介護保険法第７条第３項）に対して、居宅介護支援計画に基づく居宅介護、福祉用具、住宅改修、施設介護、移送（通所などに係る交通費など）について現物給付されます。

困窮のため最低限度の生活を維持することのできない要支援者（介護保険法第７条第４項）に対して、介護予防支援計画に基づく介護予防、介護予防福祉用具、介護予防住宅改修、介護予防・日常生活支援（介護予防支援計画、介護保険法第115条の45第１項第１号ニに規定する第１号介護予防支援事業による援助に相当する援助に基づき行うもの）、移送（通所などに係る交通費など）について現物給付されます。

困窮のため最低限度の生活を維持することのできない居宅要支援被保険者等（介護保

険法第115条の45第１項第１号に規定する居宅要支援被保険者等）に相当する者に対して、介護予防・日常生活支援（介護予防支援計画、介護保険法第115条の45第１項第１号ニに規定する第１号介護予防支援事業による援助に相当する援助に基づき行うもの）、移送（通所などに係る交通費など）について現物支給されます。なお、生活保護受給者に対して介護給付を行おうとする施設（地域密着型介護老人福祉施設、介護老人福祉施設、介護老人保健施設、介護医療院など）、居宅介護事業者、福祉用具販売事業者、介護予防事業者などは、生活保護法による指定を受ける必要があります。

❷ 出産扶助

出産扶助は、困窮のため最低限度の生活を維持することのできない者に対して、分べんの介助、分べん前後の処置、脱脂綿、ガーゼなどの衛生材料について、現金給付されます。ただし、必要があるときは現物給付され、助産の給付は指定を受けた助産師に委託して行われます。

関係法令

●生活保護法

第34条の２　介護扶助は、現物給付によつて行うものとする。ただし、これによることができないとき、これによることが適当でないとき、その他保護の目的を達するために必要があるときは、金銭給付によつて行うことができる。

２　前項に規定する現物給付のうち、居宅介護、福祉用具の給付、施設介護、介護予防、介護予防福祉用具及び介護予防・日常生活支援（第15条の２第７項に規定する介護予防・日常生活支援をいう。第54条の２第１項において同じ。）の給付は、介護機関（その事業として居宅介護を行う者及びその事業として居宅介護支援計画（第15条の２第３項に規定する居宅介護支援計画をいう。第54条の２第１項及び別表第２において同じ。）を作成する者、その事業として介護保険法第８条第13項に規定する特定福祉用具販売を行う者（第54条の２第１項及び別表第２において「特定福祉用具販売事業者」という。）、地域密着型介護老人福祉施設、介護老人福祉施設、介護老人保健施設及び介護医療院、その事業として介護予防を行う者及びその事業として介護予防支援計画（第15条の２第６項に規定する介護予防支援計画をいう。第54条の２第１項及び別表第２において同じ。）を作成する者、その事業として同法第８条の２第11項に規定する特定介護予防福祉用具販売を行う者（第54条の２第１項及び別表第２において「特定介護予防福祉用具販売事業者」という。）並びに介護予防・日常生活支援事業者（その事業として同法第115条の45第１項第１号に規定する第１号事業を行う者をいう。以下同じ。）をいう。以下同じ。）であつて、第54条の２第１項の規定により指定を受けたもの（同条第２項本文の規定により同条第１項の指定を受けたものとみなされたものを含む。）にこれを委託して行うものとする。

３　前条第５項及び第６項の規定は、介護扶助について準用する。

第35条　出産扶助は、金銭給付によつて行うものとする。但し、これによることができないとき、これによることが適当でないとき、その他保護の目的を達するために必要があるときは、現物給付によつて行うことができる。

第10章

精神障害者の保健・医療・福祉に関する法律・制度

精神保健及び精神障害者福祉に関する法律
（精神保健福祉法）

1 精神保健福祉法成立にいたる経緯はどのようなものですか？

精神保健及び精神障害者福祉に関する法律

Point

- 戦前は精神科病院の設置が進まず医療が不足していました
- 戦後、精神障害者の人権に関する問題が提起され法改正がされました

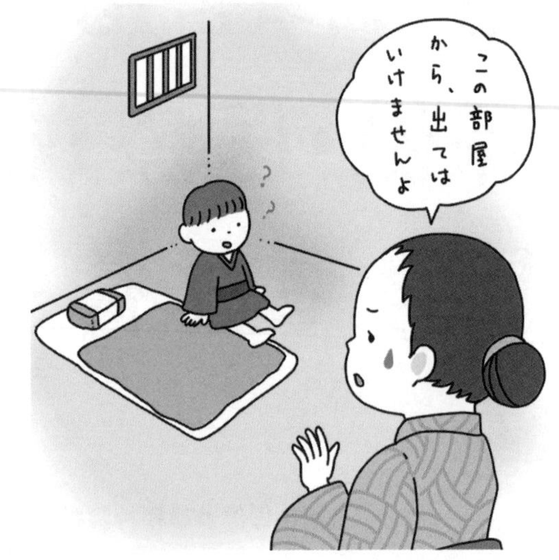

解説

「精神保健及び精神障害者福祉に関する法律」が精神保健福祉法の正式名称です。①精神障害者の医療及び保護を行うこと、②精神障害者の社会復帰の促進・自立と社会経済活動への参加の促進のために必要な援助を行うこと、③精神疾患の発生の予防・国民の精神的健康の保持及び増進に努めることによって、精神障害者の福祉の増進及び国民の精神保健の向上を図ることを目的とした法律です。

❶ 制定の経緯1：明治初期～精神病院法

明治初期（1870年頃）までは精神疾患には加持祈祷（病気・災難などを祓う祈り）に頼るしかない状況でした。1875（明治8）年に日本初の精神病院が設置され（当時は「癲狂院（てんきょういん）」と呼ばれていました）、当時の医学校でも精神病学が教えられるようになりました。

1900（明治33）年には「精神病者監護法」が施行され、配偶者・親権者などの親族が精神障害者の監護（監督し保護すること）を行うこととされました。この頃は、精神

病院の設置は不十分で、私宅監置（自宅や敷地内の小屋などに閉じ込めて監禁すること）が広く行われていました。1919（大正８）年に「精神病院法」が制定され公的精神病院の設置等が定められましたが、実際には病院設置は進まず病床が不足した状況でした。

❷ 制定の経緯２：精神病者監護法、精神病院法の廃止～精神保健法

戦後、日本国憲法が成立し「精神病者監護法」、「精神病院法」は廃止され、精神障害者に適切な医療・保護の機会を提供するため「精神衛生法」が1950（昭和25）年に制定されました。

駐日アメリカ大使が統合失調症の少年に刺傷された「ライシャワー事件」（1964（昭和39）年）を受けて、通院公費負担制度の創設、在宅精神障害者の訪問指導・相談事業の強化などの法改正（1965（昭和40）年）が行われ、その後、精神科病院における人権侵害事件（1984年、宇都宮病院事件）を契機に精神障害者の人権擁護を求める声が高まり、1987年には精神障害者の人権に配慮した医療・保護の確保と精神障害者の社会復帰の促進を図るため、任意入院制度の創設、精神医療審査会の創設などの法改正が行われ、名称が「精神保健法」へと改められました。

❸ 制定の経緯３：「精神保健法」から「精神保健福祉法」へ

1993（平成５）年に「障害者基本法」が成立し、精神障害者が障害者基本法の対象として明確に位置づけられました。これを踏まえ、精神保健法は「精神保健及び精神障害者福祉に関する法律」（「精神保健福祉法」と略されます）に改正されました（1995（平成７）年）。1999（平成11）年の法改正で精神障害者地域生活支援センター、ホームヘルプサービス、ショートステイなどの福祉サービスが規定され、障害者自立支援法（現在の障害者総合支援法）が成立（2005（平成17）年）したことに伴い、市町村を中心として３障害（精神、身体、知的）を一元化したサービスが提供されることになりました。

関係法令

●精神保健及び精神障害者福祉に関する法律

第１条　この法律は、精神障害者の医療及び保護を行い、障害者の日常生活及び社会生活を総合的に支援するための法律（平成17年法律第123号）と相まつてその社会復帰の促進及びその自立と社会経済活動への参加の促進のために必要な援助を行い、並びにその発生の予防その他国民の精神的健康の保持及び増進に努めることによつて、精神障害者の福祉の増進及び国民の精神保健の向上を図ることを目的とする。

2 精神科病院への任意入院とはどういうことですか？

精神保健及び精神障害者福祉に関する法律

Point

- 任意入院とは精神障害者自らの意思で入院することです
- 病院は入院中の処遇や申し出により退院できることを書面で知らせます

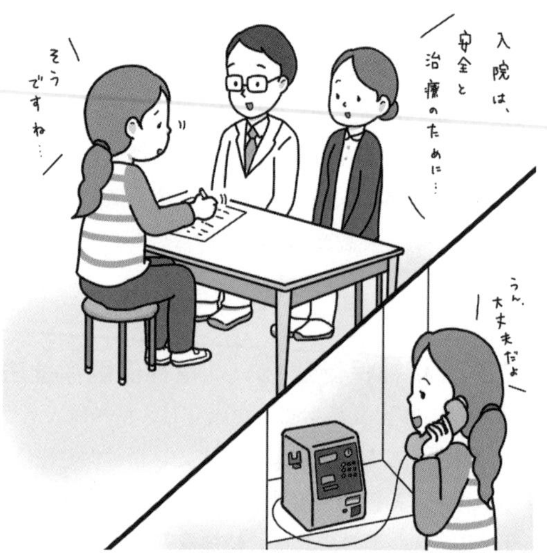
入院は、
安全と治療のために…
そうですね…
うん、大丈夫だよ

解説

1984（昭和59）年に入院中の患者が看護職員によって暴行を受け死亡する宇都宮病院事件が起こり、精神障害者の人権が守られていないことに対して国内外から批判を浴びました。これが契機となり1987（昭和62）年に精神衛生法が改正され精神保健法になりました。この法律では精神障害者の人権擁護・精神障害者の社会復帰の促進がうたわれ、本人の同意に基づく入院が明確化され、任意入院の制度が創設されました。

❶ そもそも入院とは

一般的に、疾病・傷害の治療や検査などのために一定期間、病院の病床に宿泊し治療を受けることをいいます。主治医や家族の意見を聴くにしても、入院の必要を自分の意思で判断することになると思います。入院するかどうかは本人が選ぶ（任意）ことになります。

❷ 精神保健福祉法の任意入院

「精神科病院の管理者は、精神障害者を入院させる場合においては、本人の同意に基づいて入院が行われるように努めなければならない」（第20条）と規定されており、しかも「精神障害者が自ら入院する場合においては、精神障害者に対して第38条の４の規定による退院等の請求に関することその他厚生労働省令で定める事項を書面で知らせ、当該精神障害者から自ら入院する旨を記載した書面を受けなければならない」（第21条）とされています。退院等の請求に関することとは、精神科病院に入院中の者または家族は、その病院のある都道府県知事に対して「入院中の者を退院させる、あるいは病院の管理者に対し、その者を退院させることを命じることを求めることができる」というもので、その他厚生労働省令で定める事項とは、患者の同意に基づく入院であること、法第36条に規定する行動の制限に関する事項（精神科病院の管理者は、医療又・保護に欠くことのできない限度において、入院中の行動について必要な制限を行うことができるが、信書の発受の制限、行政機関の職員との面会の制限などは行うことができないこと）、処遇に関する事項、退院の申出により退院できることなどで、これらのことを入院する者に書面で知らせたうえで、自分の意思で入院することを記載した文書を取得することを求めています。

関係法令

●精神保健及び精神障害者福祉に関する法律

第20条　精神科病院の管理者は、精神障害者を入院させる場合においては、本人の同意に基づいて入院が行われるように努めなければならない。

第21条　精神障害者が自ら入院する場合においては、精神科病院の管理者は、その入院に際し、当該精神障害者に対して第38条の４の規定による退院等の請求に関することその他厚生労働省令で定める事項を書面で知らせ、当該精神障害者から自ら入院する旨を記載した書面を受けなければならない。

２　精神科病院の管理者は、自ら入院した精神障害者（以下「任意入院者」という。）から退院の申出があつた場合においては、その者を退院させなければならない。

〈第３項以降　略〉

第36条　精神科病院の管理者は、入院中の者につき、その医療又は保護に欠くことのできない限度において、その行動について必要な制限を行うことができる。

２　精神科病院の管理者は、前項の規定にかかわらず、信書の発受の制限、都道府県その他の行政機関の職員との面会の制限その他の行動の制限であつて、厚生労働大臣があらかじめ社会保障審議会の意見を聴いて定める行動の制限については、これを行うことができない。

３　第１項の規定による行動の制限のうち、厚生労働大臣があらかじめ社会保障審議会の意見を聴いて定める患者の隔離その他の行動の制限は、指定医が必要と認める場合でなければ行うことができない。

3 精神科病院の退院請求、処遇、行動制限とはどういうことですか？

精神保健及び精神障害者福祉に関する法律

Point

● 任意入院では、医師が入院継続と判断しても退院請求ができます

● 入院中の隔離や身体拘束は指定医が認めなければできません

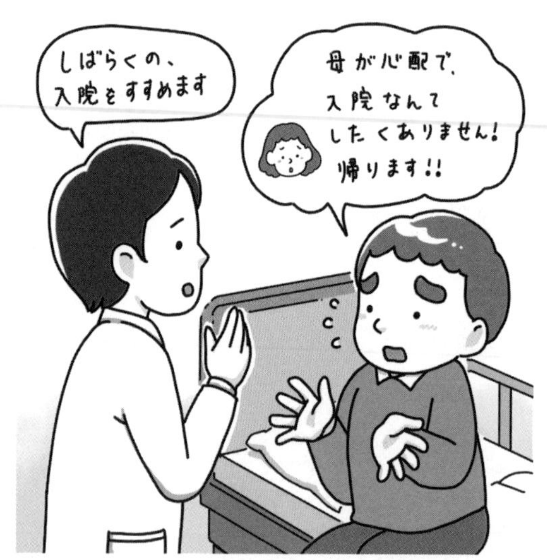

しばらくの、
入院をすすめます
母が心配で、
入院なんて
したくありません！
帰ります!!

解説

精神保健福祉法に定める任意入院では、一般的な入院とは違うところがありましたね。本人の意思による入院であることが原則ですが、精神科病院へ退院・処遇の改善を請求すること、入院中の行動制限・処遇に関する事項、退院の申し出により退院できることなどを、精神科病院の管理者は、患者に書面で知らせたうえで、患者が自分の意思で入院することを記載した文書を取得しなければならないのでしたね。

❶ 退院の請求

任意入院した患者から退院の申し出があった場合は、退院させなければなりません（法第21条第２項）。しかし、指定医（厚生労働大臣の指定する精神保健指定医のこと）による診察の結果、任意入院者の医療・保護のため入院を継続する必要があるときは、72時間に限り退院させないことができる（法第21条第３項）、とされています。これは、任意入院した患者の自由を一部制限しても、入院が必要と判断された場合の措置になります。患者さんから見ると自分の意思に反した入院となる可能性があります。こういっ

た場合でも、患者・家族の権利として、精神科病院を所管する都道府県知事に退院請求ができるのです（法第38条の４）。

❷ 入院中の処遇・行動制限

精神科病院に入院中の患者の行動について必要な制限を行うことができることになっています。ただし、医療・保護に不可欠な範囲に限られています（法第36条）。たとえば、院外へ電話をかける時間を制限したり、病棟の外へ出られないように施錠をしたりすることがあります。しかし、信書（例：手紙）の発受の制限、都道府県などの行政機関の職員との面会の制限は行うことができません（法第36条第２項）。また、行動の制限のうち、患者の隔離（内側から患者本人の意思によっては出ることができない部屋の中へ一人だけ入室させることによりその患者を他の患者から遮断する行動の制限）、身体拘束は、指定医が必要と認める場合でなければ行うことができません（法第36条第３項）。看護師の判断で、患者の隔離や身体拘束を行うことは法に抵触することになります。

関係法令

●精神保健及び精神障害者福祉に関する法律

第21条　精神障害者が自ら入院する場合においては、精神科病院の管理者は、その入院に際し、当該精神障害者に対して第38条の４の規定による退院等の請求に関することその他厚生労働省令で定める事項を書面で知らせ、当該精神障害者から自ら入院する旨を記載した書面を受けなければならない。

２　精神科病院の管理者は、自ら入院した精神障害者（以下「任意入院者」という。）から退院の申出があつた場合においては、その者を退院させなければならない。

３　前項に規定する場合において、精神科病院の管理者は、指定医による診察の結果、当該任意入院者の医療及び保護のため入院を継続する必要があると認めたときは、同項の規定にかかわらず、72時間を限り、その者を退院させないことができる。

〈第４項以降　略〉

第36条　精神科病院の管理者は、入院中の者につき、その医療又は保護に欠くことのできない限度において、その行動について必要な制限を行うことができる。

２　精神科病院の管理者は、前項の規定にかかわらず、信書の発受の制限、都道府県その他の行政機関の職員との面会の制限その他の行動の制限であつて、厚生労働大臣があらかじめ社会保障審議会の意見を聴いて定める行動の制限については、これを行うことができない。

３　第１項の規定による行動の制限のうち、厚生労働大臣があらかじめ社会保障審議会の意見を聴いて定める患者の隔離その他の行動の制限は、指定医が必要と認める場合でなければ行うことができない。

第38条の４　精神科病院に入院中の者又はその家族等（その家族等がない場合又はその家族等の全員がその意思を表示することができない場合にあつては、その者の居住地を管轄する市町村長）は、厚生労働省令で定めるところにより、都道府県知事に対し、当該入院中の者を退院させ、又は精神科病院の管理者に対し、その者を退院させることを命じ、若しくはその者の処遇の改善のために必要な措置を採ることを命じることを求めることができる。

国家試験にChallenge!

問題 精神科病院の閉鎖病棟に入院中の患者宛てに厚みのある封筒が届いた。差出人は記載されていなかった。
当日の看護師の対応で適切なのはどれか。 （第106回看護師 午前81問）

（1）患者に渡さず破棄する。

（2）患者による開封に立ち会う。

（3）開封せず患者の家族に転送する。

（4）看護師が開封して内容を確認してから患者に渡す。

（5）退院まで開封せずにナースステーションで保管する。

解答 正答 （2）

問題 精神保健及び精神障害者福祉に関する法律により、病院の管理者が精神科病院に入院中の者に対して制限できるのはどれか。2つ選べ （第103回看護師 午後89問）

（1）手紙の発信

（2）弁護士との面会

（3）任意入院患者の開放処遇

（4）信書の中の異物の受け渡し

（5）人権擁護に関する行政機関の職員との電話

解答 正答 （3）、（4）

4 精神科病院への措置入院とはどのようなことですか？

精神保健及び精神障害者福祉に関する法律

Point

- 自傷他害のおそれのある精神障害者を本人の意思とかかわりなく入院させることです
- 措置入院には２人以上の精神保健指定医の一致した診察が必要です

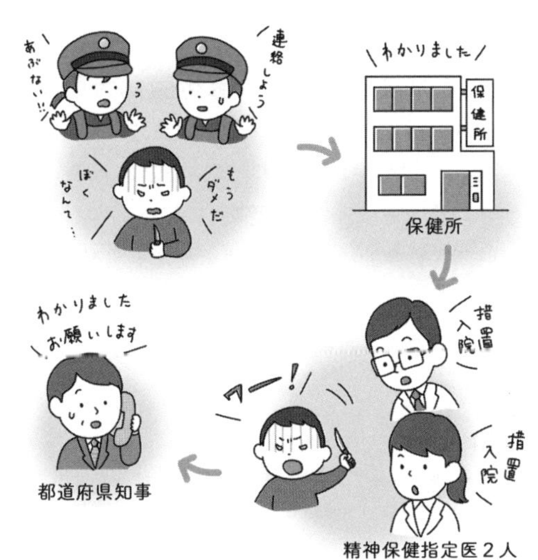

あぶない!!
連絡しよう
ぼくなんて…
もうダメだ
わかりました
保健所
保健所
措置入院
わかりましたお願いします
ワー！
措置入院
都道府県知事
精神保健指定医２人

解説

これまで「措置」という表現を使用してきましたが、「発生した事象について何らかの判断をし、解決するために取り計らうこと」といった意味で使用しています。ここでは、精神科病院への「措置入院」について一緒に考えてみましょう。

❶ 措置入院とは

都道府県知事は、精神保健指定医による診察の結果、診察を受けた者が精神障害者であり、医療・保護のために入院させなければ「自分自身を傷つける」または「他人に害を及ぼしてしまう」おそれがある（「自傷他害のおそれがある」といいます）と認めたときは、精神科病院などに入院させることができます。これを措置入院といいます。

たとえば、警察官が職務中に、異常な挙動などから、精神障害のために自傷他害のおそれがあると認められる者を発見したときは、最寄りの保健所長を経て都道府県知事に通報しなければなりません。通報を受けた都道府県知事は精神保健指定医に診断させることになります。

２人以上の精神保健指定医の診察の結果、精神障害者であり、医療・保護のために入院させなければ、精神障害のために自傷他害のおそれがあると各指定医の診察の結果が一致した場合に限り、都道府県知事は入院させます。ここに、本人の入院への意思確認の必要はありません。

都道府県知事は、本人へ、①入院措置をとること、任意入院と同様に②「第38条の４の規定による退院等の請求に関することその他厚生労働省令で定める事項」について、書面で知らせなければならないことになっています。都道府県知事が入院させた精神障害者の入院に要する費用は、都道府県が負担します。

❷ 法律第28条の２の規定に基づき厚生労働大臣が定める基準

措置入院の判断には、指定医の診察結果が重要な意味を持ちます。指定医の判定基準は、①「自殺企図等、自己の生命・身体を害する自傷行為」、②「殺人、傷害、暴行、性的問題行動、侮辱、器物破損、強盗、恐喝、窃盗、詐欺、放火などの他者の生命、身体、貞操、名誉、財産、社会的法益などに害を及ぼす他害行為など、原則として、刑罰法令に触れる程度の行為」を引き起こすおそれがあると、既往歴・現病歴に関連する事実行為等を考慮して認めた場合となります。

関係法令

●精神保健及び精神障害者福祉に関する法律

第23条　警察官は、職務を執行するに当たり、異常な挙動その他周囲の事情から判断して、精神障害のために自身を傷つけ又は他人に害を及ぼすおそれがあると認められる者を発見したときは、直ちに、その旨を、最寄りの保健所長を経て都道府県知事に通報しなければならない。

第27条　都道府県知事は、第22条から前条までの規定による申請、通報又は届出のあつた者について調査の上必要があると認めるときは、その指定する指定医をして診察をさせなければならない。

〈第２項以降　略〉

第28条の２　第27条第１項又は第２項の規定により診察をした指定医は、厚生労働大臣の定める基準に従い、当該診察をした者が精神障害者であり、かつ、医療及び保護のために入院させなければその精神障害のために自身を傷つけ又は他人に害を及ぼすおそれがあるかどうかの判定を行わなければならない。

第29条　都道府県知事は、第27条の規定による診察の結果、その診察を受けた者が精神障害者であり、かつ、医療及び保護のために入院させなければその精神障害のために自身を傷つけ又は他人に害を及ぼすおそれがあると認めたときは、その者を国等の設置した精神科病院又は指定病院に入院させることができる。

２　前項の場合において都道府県知事がその者を入院させるには、その指定する２人以上の指定医の診察を経て、その者が精神障害者であり、かつ、医療及び保護のために入院させなければその精神障害のために自身を傷つけ又は他人に害を及ぼすおそれがあると認めることについて、各指定医の診察の結果が一致した場合でなければならない。

３　都道府県知事は、第１項の規定による措置を採る場合においては、当該精神障害者に対し、当該入院措置を採る旨、第38条の４の規定による退院等の請求に関することその他厚生労働省令で定める事項を書面で知らせなければならない。

4　国等の設置した精神科病院及び指定病院の管理者は、病床（略）に既に第１項又は次条第１項の規定により入院をさせた者がいるため余裕がない場合のほかは、第１項の精神障害者を入院させなければならない。

第30条　第29条第１項及び第29条の２第１項の規定により都道府県知事が入院させた精神障害者の入院に要する費用は、都道府県が負担する。

2　国は、都道府県が前項の規定により負担する費用を支弁したときは、政令の定めるところにより、その４分の３を負担する。

第38条の４　精神科病院に入院中の者又はその家族等（その家族等がない場合又はその家族等の全員がその意思を表示することができない場合にあつては、その者の居住地を管轄する市町村長）は、厚生労働省令で定めるところにより、都道府県知事に対し、当該入院中の者を退院させ、又は精神科病院の管理者に対し、その者を退院させることを命じ、若しくはその者の処遇の改善のために必要な措置を採ることを命じることを求めることができる。

国家試験にChallenge!

問題 ２人以上の精神保健指定医による診察結果の一致が要件となる入院形態はどれか。
（第106回看護師　午後56問）

（1）応急入院　　（2）措置入院
（3）医療保護入院　　（4）緊急措置入院

解答　正答（2）

問題 精神保健及び精神障害者福祉に関する法律〈精神保健福祉法〉に規定された入院形態で、精神保健指定医2名以上により、精神障害者であり、かつ、医療及び保護のために入院させなければその精神障害のために自身を傷つけ又は他人に害を及ぼすおそれがあると診察の結果が一致した場合に適用されるのはどれか。　（第110回看護師　午後81問）

（1）応急入院　　（2）措置入院
（3）任意入院　　（4）医療保護入院
（5）緊急措置入院

解答　正答（2）

5 精神科病院への医療保護入院とはどういうものですか？

精神保健及び精神障害者福祉に関する法律

Point

- 医療保護のため入院が必要な精神障害者が本人の意思で入院できないときに家族等の同意で入院させることです
- 「家族等」には配偶者、親権者、扶養義務者のほかに後見人、保佐人も含まれます

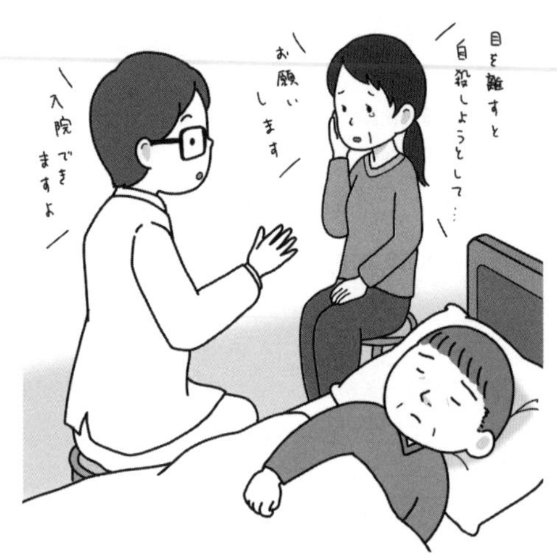

目を離すと自殺しようとして…
お願いします
入院できますよ

解説

任意入院は、本人の意思による入院であって、加えて、退院・処遇の改善を請求する権利、行動制限・処遇に関する事項などを記載した文書の交付などが必要でした。措置入院は、精神保健指定医による診察の結果、精神障害者であり、医療・保護のために入院させなければ自傷他害のおそれがあると認めたときに、都道府県知事の権限で入院させることでしたね。

ここでは、医療保護入院について考えてみましょう。

❶ 医療保護入院

精神保健指定医による診察の結果、精神障害者であって、医療・保護のため入院の必要があるが、患者の意思で任意入院できる状態にないと判定された者について、家族等の同意があるときは入院させることができます。これを医療保護入院といいます。措置入院と同じように、患者本人の同意は必要ありません（法第33条）。

❷ 移送

医療保護入院の必要のある患者が自宅から外出せずに受診できる状況にない場合は、家族などが、保健所に相談し保健所の職員が事前調査を行います。つぎに、精神保健指定医が患者宅に赴いて本人を診察し、必要ならば医療保護入院とすることができます。入院決定後に保健所などの行政機関が病院への搬送を行います。これを医療保護入院のための移送といいます（法第34条第１項）。

❸ 家族等

医療保護入院にあたり患者本人に代わり同意をする「家族等」とは、精神障害者の配偶者、親権者（子の利益のために監護・教育を行い、子の財産を管理する権限を持ち、その義務を負う者）、扶養義務者、後見人（親権者がいない未成年者、精神障害のために十分な判断力を持たないと認められる者の財産管理や身上監護などを行う者）または保佐人（財産上の重要な法律行為について同意権・取消権を持ち、特定の法律行為について代理権を持つ者）をいいます。ただし、家族であっても「行方の知れない者」「この精神障害者に対して訴訟をしている者」「家庭裁判所で免ぜられた法定代理人、保佐人又は補助人」「心身の故障により前項の規定による同意又は不同意の意思表示を適切に行うことができない者」「未成年者」は、医療保護入院の同意をする「家族等」から除外されます（法第33条第２項）。

関係法令

●精神保健及び精神障害者福祉に関する法律

第33条　精神科病院の管理者は、次に掲げる者について、その家族等のうちいずれかの者の同意があるときは、本人の同意がなくてもその者を入院させることができる。

一　指定医による診察の結果、精神障害者であり、かつ、医療及び保護のため入院の必要がある者であつて当該精神障害のために第20条の規定による入院が行われる状態にないと判定されたもの

二　第34条第１項の規定により移送された者

2　前項の「家族等」とは、当該精神障害者の配偶者、親権を行う者、扶養義務者及び後見人又は保佐人をいう。ただし、次の各号のいずれかに該当する者を除く。

一　行方の知れない者

二　当該精神障害者に対して訴訟をしている者又はした者並びにその配偶者及び直系血族

三　家庭裁判所で免ぜられた法定代理人、保佐人又は補助人

四　心身の故障により前項の規定による同意又は不同意の意思表示を適切に行うことができない者として厚生労働省令で定めるもの

五　未成年者

〈第３項以降　略〉

第34条　都道府県知事は、その指定する指定医による診察の結果、精神障害者であり、かつ、直ちに入院させなければその者の医療及び保護を図る上で著しく支障がある者であつて当該精

神障害のために第20条の規定による入院が行われる状態にないと判定されたものにつき、その家族等のうちいずれかの者の同意があるときは、本人の同意がなくてもその者を第33条第1項の規定による入院をさせるため第33条の７第１項に規定する精神科病院に移送することができる。
〈第２項以降　略〉

国家試験にChallenge！

問題 医療保護入院で正しいのはどれか。

（第109回看護師　午後69問）

（１）入院の期間は72時間に限られる。
（２）患者の家族等の同意で入院させることができる。
（３）２人以上の精神保健指定医による診察の結果で入院となる。
（４）精神障害のために他人に害を及ぼすおそれが明らかな者が対象である。

解答 正答（２）

6 精神保健指定医、精神科病院、精神科救急医療体制の規定はなんですか？

精神保健及び精神障害者福祉に関する法律

Point

- 精神保健指定医は措置入院、医療保護入院の判定などを行いますが、指定されるには臨床経験など条件があります
- 都道府県は精神科病院を設置し、精神障害の救急医療体制を整備する（努力）義務があります

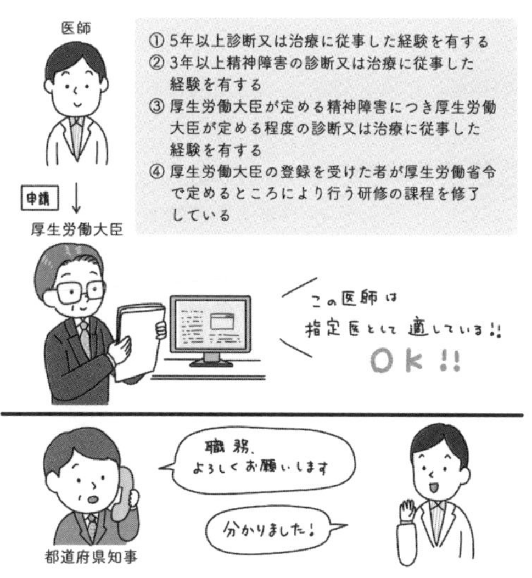

医師
① 5年以上診断又は治療に従事した経験を有する
② 3年以上精神障害の診断又は治療に従事した経験を有する
③ 厚生労働大臣が定める精神障害につき厚生労働大臣が定める程度の診断又は治療に従事した経験を有する
④ 厚生労働大臣の登録を受けた者が厚生労働省令で定めるところにより行う研修の課程を修了している
申請
厚生労働大臣
この医師は指定医として適している!!
OK!!
職務、よろしくお願いします
分かりました！
都道府県知事

解説

これまで「精神保健指定医」「精神科病院」という言葉を使用してきましたが、いずれも精神保健福祉法で定められたものです。ここでは、これらに加えて精神科救急医療体制について考えてみましょう。

❶ 精神保健指定医

厚生労働大臣は、「５年以上診断又は治療に従事した経験を有すること」「３年以上精神障害の診断又は治療に従事した経験を有すること」「法令で定められた研修の課程を修了していること」などの要件を備えた医師のうち、法第19条の４に規定する職務（患者の入院を継続する必要があるかどうかの判定、医療保護入院を必要とするかどうかの判定、行動の制限を必要とするかどうかの判定、一時退院させて経過を見ることが適当かどうかの判定など）を行うのに必要な知識及び技能を有すると認められる者を、申請

に基づき、精神保健指定医（「指定医」と略することもあります）に指定します。

指定医は、上記の職務のほか、公務員として、「措置入院を必要とするかどうかの判定」「措置入院患者の移送のときに行動の制限を必要とするかどうかの判定」「措置入院を継続する必要があるかどうかの判定」「医療保護入院のための移送を必要とするかどうかの判定」などの職務を行います。指定医は、勤務する医療施設の業務に支障がある場合などのやむを得ない理由がある場合を除いて、これらの職務を行うよう都道府県知事から求めがあつた場合には、これに応じなければなりません。

❷ 精神科病院

都道府県は、精神科病院を設置しなければなりません。都道府県知事は、措置入院患者を入院させ、適切な治療を行うことができる病院を指定病院として指定することができます。これらの病院には常時勤務する指定医を置かなければなりません。

❸ 精神科救急医療の確保

都道府県は、精神障害の救急医療が適切かつ効率的に提供されるように、夜間・休日に精神障害の医療を必要とする精神障害者、医療保護入院の同意をする家族等などの関係者からの相談に応ずること、精神障害の救急医療を提供する医療施設相互間の連携を確保することなど、地域の実情に応じた体制の整備を図る努力義務があります。このための体制整備のために、精神科病院などの精神科医療を提供する施設の管理者、指定医などの関係者に都道府県知事は協力を求めることができます。

関係法令

●精神保健及び精神障害者福祉に関する法律

第18条　厚生労働大臣は、その申請に基づき、次に該当する医師のうち第19条の４に規定する職務を行うのに必要な知識及び技能を有すると認められる者を、精神保健指定医（以下「指定医」という。）に指定する。

一　５年以上診断又は治療に従事した経験を有すること。

二　３年以上精神障害の診断又は治療に従事した経験を有すること。

三　厚生労働大臣が定める精神障害につき厚生労働大臣が定める程度の診断又は治療に従事した経験を有すること。

四　厚生労働大臣の登録を受けた者が厚生労働省令で定めるところにより行う研修（申請前１年以内に行われたものに限る。）の課程を修了していること。

〈第２項、第３項　略〉

第19条の４　指定医は、第21条第３項及び第29条の５の規定により入院を継続する必要があるかどうかの判定、第33条第１項及び第33条の７第１項の規定による入院を必要とするかどうか及び第20条の規定による入院が行われる状態にないかどうかの判定、第36条第３項に規定する行動の制限を必要とするかどうかの判定、第38条の２第１項（同条第２項において準用する場合を含む。）に規定する報告事項に係る入院中の者の診察並びに第40条の規定により一時退院させて経過を見ることが適当かどうかの判定の職務を行う。

2　指定医は、前項に規定する職務のほか、公務員として、次に掲げる職務を行う。

一　第29条第１項及び第29条の２第１項の規定による入院を必要とするかどうかの判定

二　第29条の２の２第３項（第34条第４項において準用する場合を含む。）に規定する行動の制限を必要とするかどうかの判定

三　第29条の４第２項の規定により入院を継続する必要があるかどうかの判定

四　第34条第１項及び第３項の規定による移送を必要とするかどうかの判定

五　第38条の３第３項（同条第６項において準用する場合を含む。）及び第38条の５第４項の規定による診察

六　第38条の６第１項の規定による立入検査、質問及び診察

七　第38条の７第２項の規定により入院を継続する必要があるかどうかの判定

八　第45条の２第４項の規定による診察

3　指定医は、その勤務する医療施設の業務に支障がある場合その他やむを得ない理由がある場合を除き、前項各号に掲げる職務を行うよう都道府県知事から求めがあつた場合には、これに応じなければならない。

第19条の７　都道府県は、精神科病院を設置しなければならない。ただし、次条の規定による指定病院がある場合においては、その設置を延期することができる。

〈第２項　略〉

第19条の８　都道府県知事は、国、都道府県並びに都道府県又は都道府県及び都道府県以外の地方公共団体が設立した地方独立行政法人（以下「国等」という。）以外の者が設置した精神科病院であつて厚生労働大臣の定める基準に適合するものの全部又は一部を、その設置者の同意を得て、都道府県が設置する精神科病院に代わる施設（以下「指定病院」という。）として指定することができる。

第19条の11　都道府県は、精神障害の救急医療が適切かつ効率的に提供されるように、夜間又は休日において精神障害の医療を必要とする精神障害者又はその第33条第２項に規定する家族等その他の関係者からの相談に応ずること、精神障害の救急医療を提供する医療施設相互間の連携を確保することその他の地域の実情に応じた体制の整備を図るよう努めるものとする。

2　都道府県知事は、前項の体制の整備に当たつては、精神科病院その他の精神障害の医療を提供する施設の管理者、当該施設の指定医その他の関係者に対し、必要な協力を求めることができる。

国家試験にChallenge！

問題 精神保健指定医について正しいのはどれか。

（第110回看護師　午前63問）

（１）医療法で規定されている。

（２）都道府県知事が指定する。

（３）障害年金の支給判定を行う。

（４）精神科病院入院患者の行動制限にかかわる医学的判定を行う。

解答　正答（４）

7 精神医療審査会にはどのような責任がありますか？

精神保健及び精神障害者福祉に関する法律

Point

- 入院患者に関する定期報告や退院請求、処遇改善請求の審査を行い、入院不要者を退院させます
- 委員は精神保健福祉医療や法律の学識経験者から都道府県知事が任命します

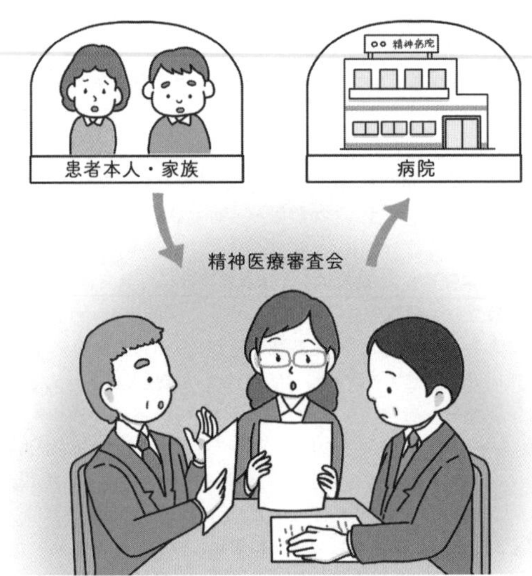

解説

精神科の医療においては、さまざまな入院形態（任意入院、措置入院、医療保護入院など）があり、身体科の入院とは異なるしくみがありましたね。特に、患者さんの同意のない入院では退院の要望が出されることがありますが、どのように対応すればいいのでしょうか。ここで各都道府県におかれている精神医療審査会が機能することになります。

❶ 定期の報告

措置入院者・医療保護入院者を入院させている病院の管理者は、症状、病名、病状・状態像の経過の概要、処遇に関する事項、生活歴及び現病歴、治療方針、診察年月日及び診察した指定医の氏名などの事項（報告事項）を、定期的に最寄りの保健所長を経て都道府県知事に報告しなければなりません。

❷ 精神医療審査会の審査

都道府県知事は、定期の報告事項を精神医療審査会に通知して、入院中の者が入院の必要があるかどうかの審査を行わせます。入院不要の審査結果であれば、精神科病院の管理者は入院中の者を退院させなければなりません。

また、精神科病院に入院中の者・家族等は、「退院の請求」、「入院中の処遇の改善」を都道府県知事に求めることができます。都道府県知事は、入院の必要性があるかどうか、入院中の処遇が適当かどうかについて審査を行わせます。こちらも審査の結果、入院不要ならば退院させなければならず、処遇の改善が必要ならば必要な措置を採らなければなりません。

精神医療審査会が審査をするにあたり、必要があるときは①入院中の者に対して意見を求め、②審査会委員（指定医に限る）に診察させ、③入院中の精神科病院の管理者などの報告・意見を求め、診療録などの提出を求め、出頭させて審問することができます。

❸ 精神医療審査会の委員

精神医療審査会の責任は重いですね。この重責を担う委員は、精神障害者の医療に関し学識経験を有する者（精神保健指定医に限る）、精神障害者の保健又は福祉に関し学識経験を有する者、法律に関し学識経験を有する者を都道府県知事が任命することになっています。

関係法令

●精神保健及び精神障害者福祉に関する法律

第12条　第38条の３第２項（同条第６項において準用する場合を含む。）及び第38条の５第２項の規定による審査を行わせるため、都道府県に、精神医療審査会を置く。

第13条　精神医療審査会の委員は、精神障害者の医療に関し学識経験を有する者（第18条第１項に規定する精神保健指定医である者に限る。）、精神障害者の保健又は福祉に関し学識経験を有する者及び法律に関し学識経験を有する者のうちから、都道府県知事が任命する。

２　委員の任期は、２年（委員の任期を２年を超え３年以下の期間で都道府県が条例で定める場合にあつては、当該条例で定める期間）とする。

第38条の３　〈第１項　略〉

２　精神医療審査会は、前項の規定により審査を求められたときは、当該審査に係る入院中の者についてその入院の必要があるかどうかに関し審査を行い、その結果を都道府県知事に通知しなければならない。

〈第３項以降　略〉

第38条の５　〈第１項　略〉

２　精神医療審査会は、前項の規定により審査を求められたときは、当該審査に係る者について、その入院の必要があるかどうか、又はその処遇が適当であるかどうかに関し審査を行い、その結果を都道府県知事に通知しなければならない。

第11章

地域の健康と母子の健康に関する法律・制度

地域保健法
母子保健法
学校保健安全法

1 地域保健法の立法目的と理念はなんですか？

地域保健法

Point

- 地域保健法の立法目的は、地域住民の健康の保持と増進です
- 地域特性の理解が地域の保健活動を展開するうえで重要です

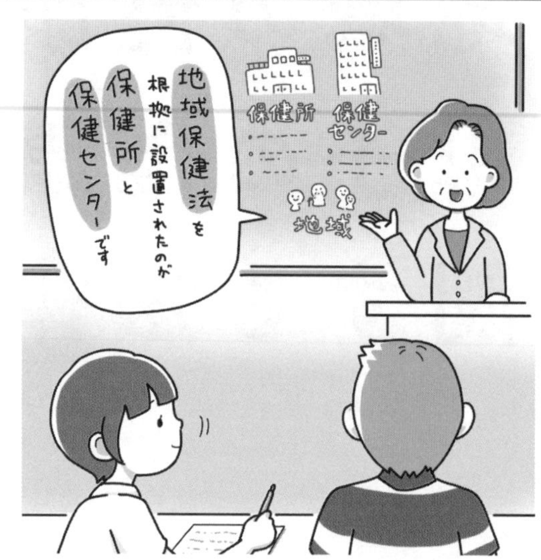

地域保健法を根拠に設置されたのが保健所と保健センターです
保健所
保健センター
地域

解説

地域保健という言葉を聞いたことはありますよね。しかしこの意味を端的に説明することは難しいのではないでしょうか。あらためて考えてみますと、「地域」の「保健(health)」とはなんでしょう。少し不思議な感じがしませんか。

❶ 地域保健

地域社会という考え方があります。これは地理的環境を共有し共同体感覚をもつ集団を表しています。共通の環境要因が健康課題の発生などに大きく関与し、健康課題の解決のための資源や行動規範が地域社会の文化に依存していることから、地域の保健活動をどのように展開するのかを考えるときの重要な要素になります。

❷ 行政区

都道府県、二次保健医療圏、市町村など保健医療政策を実施する単位のことです。この行政区の地域保健施策の決定権は首長（都道府県知事、市長、町長、村長など）にあ

ります。実際に地域保健活動を展開するには、対象地域の理解が必要不可欠です。

❸ 地域保健法の立法目的

地域保健法では、『地域保健対策の推進に関する基本指針』や地域保健対策の推進に関し基本となる事項（保健所や保健センターの設置など）を定めることによって、母子保健法などの他の法令とともに、地域住民の健康の保持及び増進に寄与することを目的として定められたものです。

関係法令

●地域保健法

第１条　この法律は、地域保健対策の推進に関する基本指針、保健所の設置その他地域保健対策の推進に関し基本となる事項を定めることにより、母子保健法（略）その他の地域保健対策に関する法律による対策が地域において総合的に推進されることを確保し、もつて地域住民の健康の保持及び増進に寄与することを目的とする。

第２条　地域住民の健康の保持及び増進を目的として国及び地方公共団体が講ずる施策は、我が国における急速な高齢化の進展、保健医療を取り巻く環境の変化等に即応し、地域における公衆衛生の向上及び増進を図るとともに、地域住民の多様化し、かつ、高度化する保健、衛生、生活環境等に関する需要に適確に対応することができるように、地域の特性及び社会福祉等の関連施策との有機的な連携に配慮しつつ、総合的に推進されることを基本理念とする。

国家試験にChallenge！

問題 法律とその内容の組合せで正しいのはどれか。

（第107回看護師　午前30問）

（１）児童福祉法 — 受胎調節の実地指導

（２）地域保健法 — 市町村保健センターの設置

（３）健康増進法 — 医療安全支援センターの設置

（４）学校保健安全法 — 特定給食施設における栄養管理

解答　正答（２）

2 保健所の役割はなんですか？

地域保健法

Point

- 保健所の役割（業務）には、疾病の予防、衛生の向上、栄養の改善などがあります
- 都道府県が設置する保健所では、市町村の地域保健対策を援助します
- 保健所は都道府県、政令指定都市、中核都市、特別区に設置することができます

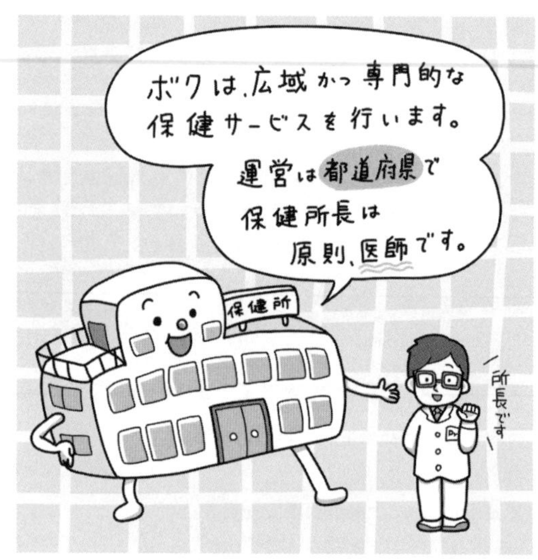

ボクは、広域かつ専門的な
保健サービスを行います。
運営は都道府県で
保健所長は
原則、医師です。
保健所
所長です

解説

保健所は全国どこにでもある衛生行政を担う行政機関の１つです。都道府県や人口規模の大きな政令指定都市、中核都市、特別区に設置することができます。

❶ 保健所の役割

保健所は、実に多くの役割を担っています。地域保健法には14もの事業が記載されていますが、いくつか挙げておくと、「地域保健に関する思想の普及及び向上に関する事項」には、たとえば生活習慣病の予防を目的とした生活習慣の改善を図るため、健康日本21（21世紀における国民健康づくり運動）を推進することが含まれ、「医事及び薬事に関する事項」には、医療機関・薬局の開設の届出などの医療法に関する業務や医療関係免許（医師、歯科医師、保健師、看護師、薬剤師など）の申請受付窓口業務があり、「母性及び乳幼児並びに老人の保健に関する事項」には、妊婦健康診査や介護予防事業に関することが含まれます。このような地域の保健医療に関する業務のほかにも、環境衛生

に関する業務や災害発生時等の健康危機管理に関する業務についても保健所が担っています。

さらに都道府県が設置する保健所は、所管区域の市町村の地域保健対策の実施について、市町村間の調整を行い、必要に応じて市町村に対して技術的な助言や市町村職員に対する研修などの援助を行います。

関係法令

●地域保健法

第5条　保健所は、都道府県、地方自治法（略）第252条の19第1項の指定都市、同法第252条の22第1項の中核市その他の政令で定める市又は特別区が、これを設置する。

2　都道府県は、前項の規定により保健所を設置する場合においては、保健医療に係る施策と社会福祉に係る施策との有機的な連携を図るため、医療法（略）第30条の4第2項第14号に規定する区域及び介護保険法（略）第118条第2項第1号に規定する区域を参酌して、保健所の所管区域を設定しなければならない。

第6条　保健所は、次に掲げる事項につき、企画、調整、指導及びこれらに必要な事業を行う。

一　地域保健に関する思想の普及及び向上に関する事項
二　人口動態統計その他地域保健に係る統計に関する事項
三　栄養の改善及び食品衛生に関する事項
四　住宅、水道、下水道、廃棄物の処理、清掃その他の環境の衛生に関する事項
五　医事及び薬事に関する事項
六　保健師に関する事項
七　公共医療事業の向上及び増進に関する事項
八　母性及び乳幼児並びに老人の保健に関する事項
九　歯科保健に関する事項
十　精神保健に関する事項
十一　治療方法が確立していない疾病その他の特殊の疾病により長期に療養を必要とする者の保健に関する事項
十二　エイズ、結核、性病、伝染病その他の疾病の予防に関する事項
十三　衛生上の試験及び検査に関する事項
十四　その他地域住民の健康の保持及び増進に関する事項

第8条　都道府県の設置する保健所は、前2条に定めるもののほか、所管区域内の市町村の地域保健対策の実施に関し、市町村相互間の連絡調整を行い、及び市町村の求めに応じ、技術的助言、市町村職員の研修その他必要な援助を行うことができる。

国家試験にChallenge！

問題 保健所の設置主体で正しいのはどれか。

（第105回看護師　午前9問）

（1）国　　（2）都道府県
（3）社会福祉法人　　（4）独立行政法人

解答　正答（2）

3 市町村保健センターの役割はなんですか？

地域保健法

Point

- 市町村保健センターの役割は、地域の住民に対する健康相談、保健指導、健康診査などの事業です
- すべての自治体に設置されてはおらず、市町村によっては市役所等で対応しています

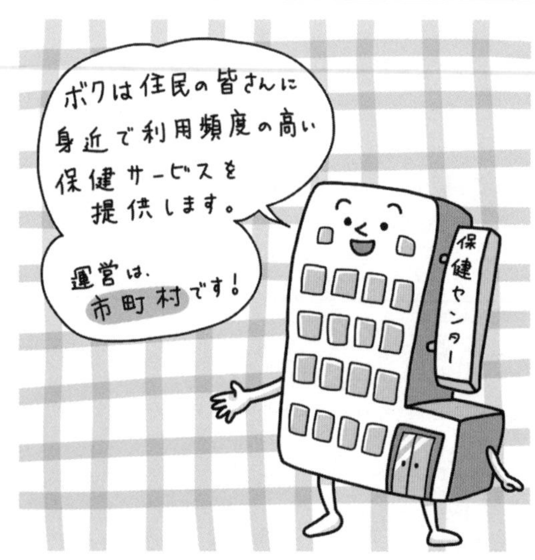

ボクは住民の皆さんに
身近で利用頻度の高い
保健サービスを
提供します。
運営は、
市町村です！
保健センター

解説

保健所は衛生行政を担う行政機関でしたね。特に都道府県が設置する保健所は複数の市町村を所管して市町村の地域保健対策の援助をするのでしたね。市町村は、保健センターを設置することができます。

❶ 市町村保健センターの設置

地域の住民に対し、健康相談、保健指導、健康診査などの事業を行うことを目的とする施設を保健センターといいますが、すべての市町村に保健センターという施設が設置されているわけではありません。市町村によって、人口規模、地域の健康課題、課題解決のために活用できる資源は異なります。そのため、保健センターという施設（組織）を設置するか、市役所・町村役場の部署（たとえば、健康増進課、母子保健課など）で地域住民への直接サービスに対応することもあります。

関係法令

●地域保健法

第18条　市町村は、市町村保健センターを設置することができる。

2　市町村保健センターは、住民に対し、健康相談、保健指導及び健康診査その他地域保健に関し必要な事業を行うことを目的とする施設とする。

国家試験にChallenge!

問題 市町村保健センターの業務はどれか。

（第103回看護師　午前8問）

（1）廃棄物の処理　（2）人口動態統計調査

（3）看護師免許申請の受理　（4）地域住民の健康づくり

解答　正答　（4）

問題 市町村保健センターの業務はどれか。

（第100回看護師　午後9問）

（1）専門的で広域的な健康課題への対応　（2）地域住民に密着した健康相談

（3）看護師免許申請の受理　（4）病気の治療

解答　正答　（2）

4 母子保健法の目的はなんですか？

母子保健法

Point

- 母子保健法の目的は、母親（妊産婦を含む）と乳児・幼児の健康の保持と増進を図り、国民の保健を向上させることです

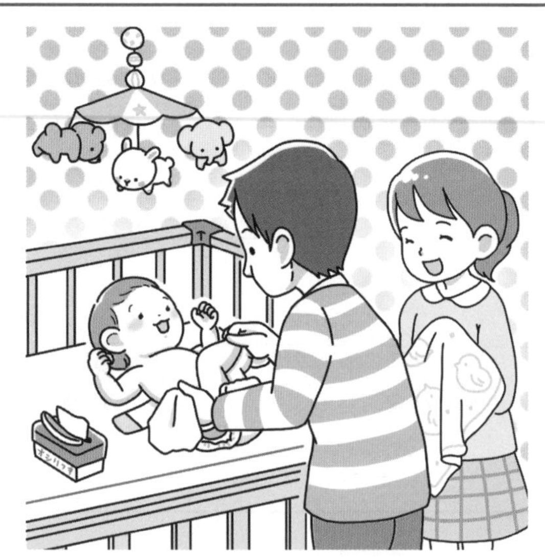

解説

地域保健法は、地域保健対策の推進に関し基本となる事項を定めることによって、母子保健法などの他の法令とともに、地域住民の健康の保持および増進に寄与することを目的とした法律でしたね。母子保健法は、地域住民のうち特に母親（妊産婦を含む）と乳児・幼児を主な対象としていて、母親（妊産婦を含む）と乳児・幼児の健康の保持・増進を図るための法律です。

❶ 母性の尊重と保護

母子保健法第２条には「母性は、すべての児童がすこやかに生まれ、かつ、育てられる基盤であることにかんがみ、尊重され、かつ、保護されなければならない。」と規定されています。「母性」とは、生物学的に妊娠、出産、授乳といった生殖機能を備えているという意味に加え、生まれた子どもが健康に発達するように守り育てるという性質や機能も含まれています。育児は母親の役割であるといった固定概念がなくなりつつある現代では、子どもを守り育てる役割は父親や祖父母も担うことが珍しくないですね。

❷ 母子保健法の目的

母性、乳児、幼児の健康の保持・増進を図るために、母子保健に関する知識の普及、母性並びに乳児および幼児に対する保健指導、健康診査、医療（未熟児に対する養育医療）などについて定めることによって、国民保健の向上に寄与することを目的としています。その対象は母親（妊産婦を含む）と乳児・幼児となりますが、母親を含む保護者の努力義務規定や国・地方公共団体の責務についても規定されています。

関係法令

●母子保健法

第１条　この法律は、母性並びに乳児及び幼児の健康の保持及び増進を図るため、母子保健に関する原理を明らかにするとともに、母性並びに乳児及び幼児に対する保健指導、健康診査、医療その他の措置を講じ、もつて国民保健の向上に寄与することを目的とする。

第２条　母性は、すべての児童がすこやかに生まれ、かつ、育てられる基盤であることにかんがみ、尊重され、かつ、保護されなければならない。

第３条　乳児及び幼児は、心身ともに健全な人として成長してゆくために、その健康が保持され、かつ、増進されなければならない。

第４条　母性は、みずからすすんで、妊娠、出産又は育児についての正しい理解を深め、その健康の保持及び増進に努めなければならない。

２　乳児又は幼児の保護者は、みずからすすんで、育児についての正しい理解を深め、乳児又は幼児の健康の保持及び増進に努めなければならない。

国家試験にChallenge!

問題 母子保健法が規定するのはどれか。

（第100回看護師　午前71問）

（１）不妊手術　　（２）産前産後の休業

（３）出産育児一時金　　（４）新生児訪問指導

解答　正答（４）

5 妊産婦・新生児・未熟児の定義はなんですか？

母子保健法

Point

- 母子保健法における妊産婦とは、妊娠中または出産後１年以内の女子をいいます
- 母子保健法における新生児とは、出生後28日を経過しない乳児をいいます
- 母子保健法における未熟児とは、身体の発育が未熟のまま出生した乳児をいいます

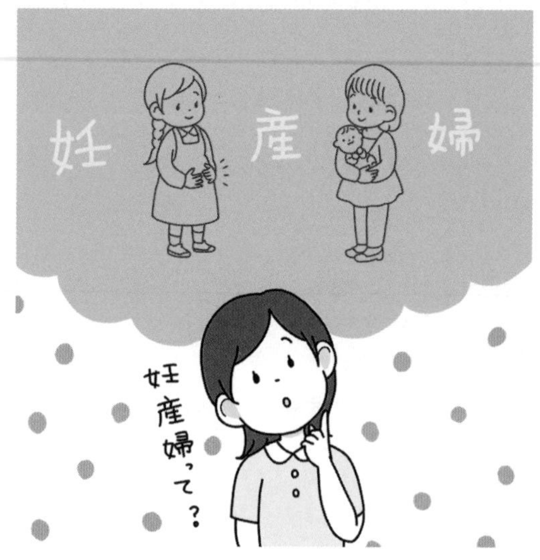

解説

「妊産婦、新生児、未熟児」、これらの言葉を聞いたことがない人はいないでしょう。これらの言葉は一般的な意味で使われますが、母子保健法の中では法律の用語として定義されています。

❶ 妊産婦

母子保健法において「妊産婦」とは、「妊娠中又は出産後１年以内の女子」をいいます。ここでは妊婦と産婦を合わせて表現しています。医学的には、分娩徴候が表れてから分娩が完全に終わるまでを産婦ということがありますが、母子保健法で規定する訪問指導や健康診査の対象範囲として、「妊娠中又は出産後１年以内の女子」としているのです。

❷ 新生児

母子保健法において「新生児」とは、「出生後28日を経過しない乳児」をいいます。

一般的に生後４週、生後28日未満を新生児期ということと同様ですね。

❸ 未熟児

母子保健法において「未熟児」とは、「体の発育が未熟のまま出生した乳児」であって、正常児が出生時に有する諸機能を得るに至るまでのものをいいます。医学的には、胎在期間と出生後に認められる身体的特徴によって診断されますが、母子保健法では、法定の訪問指導や療育医療の対象範囲として「身体の発育が未熟のまま出生した乳児であって、正常児が出生時に有する諸機能を得るに至るまでのもの」としているのです。

関係法令

●母子保健法

第６条　この法律において「妊産婦」とは、妊娠中又は出産後１年以内の女子をいう。

２　この法律において「乳児」とは、１歳に満たない者をいう。

３　この法律において「幼児」とは、満１歳から小学校就学の始期に達するまでの者をいう。

４　この法律において「保護者」とは、親権を行う者、未成年後見人その他の者で、乳児又は幼児を現に監護する者をいう。

５　この法律において「新生児」とは、出生後28日を経過しない乳児をいう。

６　この法律において「未熟児」とは、身体の発育が未熟のまま出生した乳児であつて、正常児が出生時に有する諸機能を得るに至るまでのものをいう。

6 新生児訪問指導は生後いつまでですか？

母子保健法、児童福祉法

Point

- 新生児訪問指導は生後28日以内に保健師や助産師が保護者を訪問します
- 新生児訪問を断ることも可能です

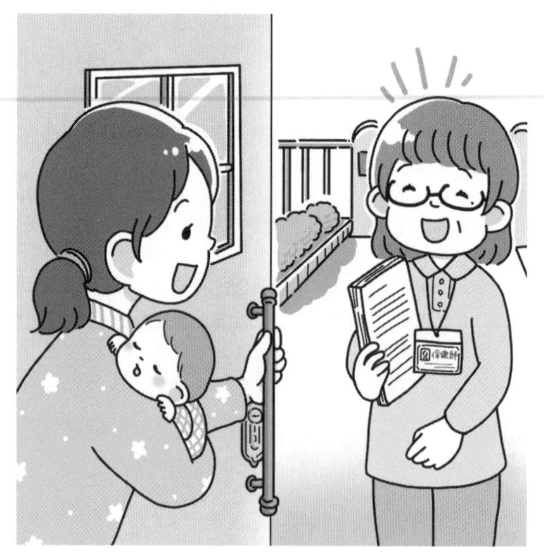

解説

新生児とは出生後28日を経過しない乳児をいいましたね。この間に、市町村などの自治体の職員（助産師、保健師が対応することが多いです）が新生児のいる家庭を訪問し、新生児の発育状況のほか、栄養状態や生活環境を確認します。

❶ 保健指導の実施

市町村は、乳児の保護者に対して、育児について必要な保健指導を行うこととされています。実際には、自治体職員である助産師、保健師などの保健指導を受けることになります。この乳児が新生児であって、医師、保健師、助産師等の職員に新生児の保護者を訪問させ、必要な指導を行わせることを新生児訪問指導といいます。

❷ 新生児訪問の手続き

子どもが生まれたら14日以内に出生届を出します。このときに母子健康手帳を持参するよう求められますが、同時に出生通知票を提出するように求められます。この出生通知票に基づき新生児訪問の連絡がきます。新生児訪問は強制力のあるものではないので訪問を断ることも可能です。

❸ その他の訪問事業

上記のほかに、児童福祉法に規定されている、乳児家庭全戸訪問事業（こんにちは赤ちゃん事業）という訪問事業があります。生後４カ月以内の赤ちゃんがいる家庭に、助産師、保健師、看護師などが訪問し、子育てに必要な情報提供や子育ての相談を実施し、乳児の養育環境の把握を行います。継続して支援が必要と考えられる場合は、適切なサービス提供へとつなぐことになっています。

関係法令

●戸籍法

第49条　出生の届出は、14日以内（国外で出生があつたときは、３箇月以内）にこれをしなければならない。

２　届書には、次の事項を記載しなければならない。

一　子の男女の別及び嫡出子又は嫡出でない子の別

二　出生の年月日時分及び場所

三　父母の氏名及び本籍、父又は母が外国人であるときは、その氏名及び国籍

四　その他法務省令で定める事項

３　医師、助産師又はその他の者が出産に立ち会つた場合には、医師、助産師、その他の者の順序に従つてそのうちの１人が法務省令・厚生労働省令の定めるところによつて作成する出生証明書を届書に添付しなければならない。〈以降　略〉

●母子保健法

第10条　市町村は、妊産婦若しくはその配偶者又は乳児若しくは幼児の保護者に対して、妊娠、出産又は育児に関し、必要な保健指導を行い、又は医師、歯科医師、助産師若しくは保健師について保健指導を受けることを勧奨しなければならない。

第11条　市町村長は、前条の場合において、当該乳児が新生児であつて、育児上必要があると認めるときは、医師、保健師、助産師又はその他の職員をして当該新生児の保護者を訪問させ、必要な指導を行わせるものとする。ただし、当該新生児につき、第19条の規定による指導が行われるときは、この限りでない。

２　前項の規定による新生児に対する訪問指導は、当該新生児が新生児でなくなつた後においても、継続することができる。

●児童福祉法

第21条の９　市町村は、児童の健全な育成に資するため、その区域内において、放課後児童健全育成事業、子育て短期支援事業、乳児家庭全戸訪問事業、養育支援訪問事業、地域子育て支援拠点事業、一時預かり事業、病児保育事業及び子育て援助活動支援事業並びに次に掲げる事業であつて主務省令で定めるもの（以下「子育て支援事業」という。）が着実に実施されるよう、必要な措置の実施に努めなければならない。

〈略〉

第21条の10の３　市町村は、乳児家庭全戸訪問事業又は養育支援訪問事業の実施に当たつては、母子保健法に基づく母子保健に関する事業との連携及び調和の確保に努めなければならない。

7 母子の健康診査については、どのように定められていますか？

母子保健法

Point

- 市町村は１歳６か月児健診と３歳児健診を行わなければなりません
- 必要に応じて、妊産婦や乳幼児の健康診査も行います

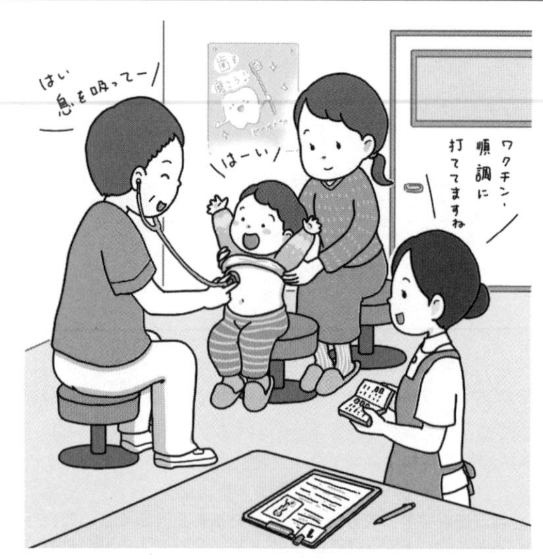

はい
息を吸ってー
はーい
ワクチン、順調に打ってますね

解説

母子保健活動の実施主体は市町村などの自治体であって、自治体職員の助産師、保健師が対応することが多いのでしたね。乳幼児の健康状態の把握、疾病の早期発見を目的として、市町村は①満１歳６か月を超え満２歳に達しない幼児、②満３歳を超え満４歳に達しない幼児に対し、健康診査（乳幼児健診）を行わなければなりません。これらの乳幼児健診のほかに、多くの自治体では３～４か月児健診、９～10か月児健診が行われています。

❶ 満１歳６か月を超え満２歳に達しない幼児に対する健康診査

一般的に１歳６か月児健診といわれているもので、身体発育状況、栄養状態、脊柱及び胸郭の疾病及び異常の有無、皮膚の疾病の有無、歯及び口腔の疾病及び異常の有無、四肢運動障害の有無、精神発達の状況、言語障害の有無、予防接種の実施状況、育児上問題となる事項、その他の疾病及び異常の有無について行います。

❷ 満３歳を超え満４歳に達しない幼児に対する健康診査

一般的に３歳児健診といわれているもので、１歳６か月児健診の健康診査項目に加えて、眼の疾病及び異常の有無、耳、鼻及び咽頭の疾病及び異常の有無について行います。

上記①、②の法定健診のほか、市町村は必要に応じて、妊産婦の健康診査や３～４か月児健診、９～10か月児健診、２歳児歯科健診、６～７か月児健診、５歳児健診などの乳幼児の健康診査を行い、健康診査を受けることを勧奨しています。

関係法令

●母子保健法

第12条　市町村は、次に掲げる者に対し、厚生労働省令の定めるところにより、健康診査を行わなければならない。

一　満１歳６か月を超え満２歳に達しない幼児

二　満３歳を超え満４歳に達しない幼児

〈第２項以降　略〉

第13条　前条の健康診査のほか、市町村は、必要に応じ、妊産婦又は乳児若しくは幼児に対して、健康診査を行い、又は健康診査を受けることを勧奨しなければならない。

〈第２項　略〉

国家試験にChallenge！

問題 乳幼児健康診査を規定しているのはどれか。

（第108回看護師　午前59問）

（１）母子保健法

（２）児童福祉法

（３）次世代育成支援対策推進法

（４）児童虐待の防止等に関する法律

解答　正答（１）

8 母子健康手帳とはどのようなものですか？ 母子保健法

Point

- 妊娠の届出をした者に対して、市町村が交付します
- 妊産婦や乳幼児が健康診査や保健指導を受けたときは必要な事項の記載を受けます

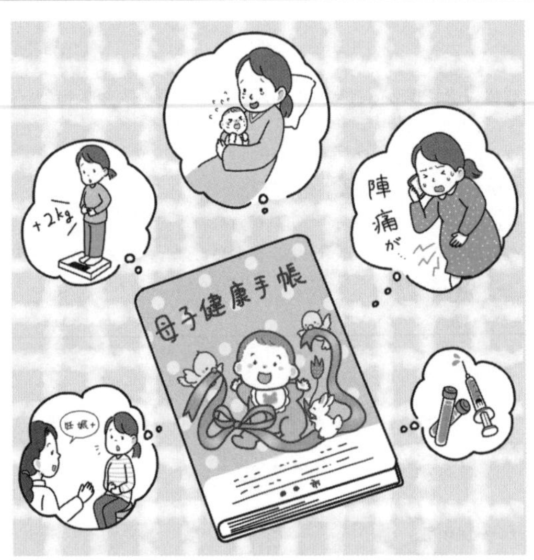

解説

みなさんは自分の母子健康手帳を見たことがあるかもしれません。市町村が交付するもので、妊娠の経過、出産後の児の発育・発達、育児について、母子の健康状態や予防接種の記録が記載されています。妊婦健康診査や乳児健康診査などの健診券を合わせて交付する市町村もあるようです。

❶ 妊娠の届出と母子健康手帳

妊娠したら、速やかに、市町村長に妊娠の届出をしなければなりません。届出の項目は、氏名、年齢、職業、居住地、妊娠月数などです。

妊娠の届出をした者に対して、市町村は母子健康手帳を交付しなければなりません。母子健康手帳を交付された妊産婦は、医師、歯科医師、助産師、保健師から、健康診査または保健指導を受けたときは、その都度、母子健康手帳に必要な事項の記載を受けなければなりません。乳幼児が健康診査、保健指導を受けたときも同様です。

❷ 母子健康手帳の様式

母子健康手帳の様式は、厚生労働省令で定められています（様式第３号)。必ずしも省令の定める様式でなく、デザインは市町村によってさまざまです。しかし「日常生活上の注意、健康診査の受診勧奨、栄養の摂取方法、歯科衛生等妊産婦の健康管理に当たり必要な情報」「育児上の注意、疾病予防、栄養の摂取方法等新生児の養育に当たり必要な情報」「育児上の注意、疾病予防、栄養の摂取方法、歯科衛生等乳幼児の養育に当たり必要な情報」「予防接種の種類、接種時期、接種に当たっての注意等予防接種に関する情報」「母子保健に関する制度の概要、児童憲章等母子保健の向上に資する情報」「母子健康手帳の再交付に関する手続等母子健康手帳を使用するに当たっての留意事項」が記載されたものとなっています。

関係法令

●母子保健法

第15条　妊娠した者は、厚生労働省令で定める事項につき、速やかに、市町村長に妊娠の届出をするようにしなければならない。

第16条　市町村は、妊娠の届出をした者に対して、母子健康手帳を交付しなければならない。

2　妊産婦は、医師、歯科医師、助産師又は保健師について、健康診査又は保健指導を受けたときは、その都度、母子健康手帳に必要な事項の記載を受けなければならない。乳児又は幼児の健康診査又は保健指導を受けた当該乳児又は幼児の保護者についても、同様とする。

3　母子健康手帳の様式は、厚生労働省令で定める。

〈第４項　略〉

●母子保健法施行規則

第３条　法第15条の厚生労働省令で定める事項は、次のとおりとする。

一　届出年月日

二　氏名、年齢、個人番号（行政手続における特定の個人を識別するための番号の利用等に関する法律（平成25年法律第27号）第２条第５項に規定する個人番号をいう。）及び職業

三　居住地

四　妊娠月数

五　医師又は助産師の診断又は保健指導を受けたときは、その氏名

六　性病及び結核に関する健康診断の有無

第７条　法第16条第３項の厚生労働省令で定める母子健康手帳の様式は、様式第３号又はその他これに類するものであつて厚生労働大臣が定めるもの、及び次の各号に掲げる事項を記載したものによる。

一　日常生活上の注意、健康診査の受診勧奨、栄養の摂取方法、歯科衛生等妊産婦の健康管理に当たり必要な情報

二　育児上の注意、疾病予防、栄養の摂取方法等新生児の養育に当たり必要な情報

三　育児上の注意、疾病予防、栄養の摂取方法、歯科衛生等乳幼児の養育に当たり必要な情報

四　予防接種の種類、接種時期、接種に当たつての注意等予防接種に関する情報

五　母子保健に関する制度の概要、児童憲章等母子保健の向上に資する情報

六　母子健康手帳の再交付に関する手続等母子健康手帳を使用するに当たつての留意事項

9 健康診査で課題が判明したらどうしますか？

母子保健法

Point

- 乳幼児健診で健康課題が発見された場合、医療機関の受診を勧奨します
- 妊産婦に保健指導が必要な場合はその妊産婦を訪問し、指導します

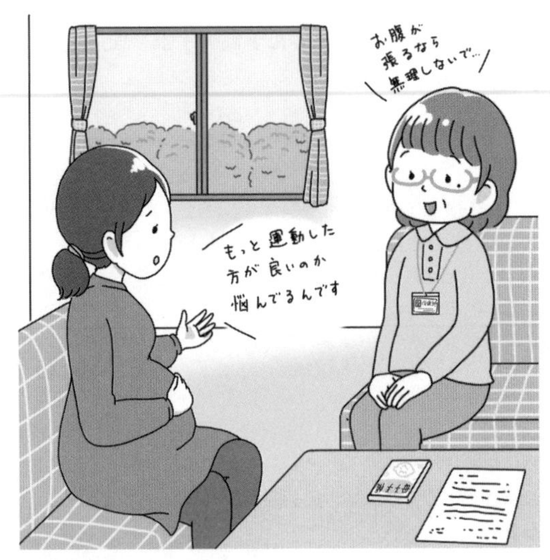

お腹が張るなら無理しないで…
もっと運動した方が良いのか悩んでるんです

解説

法定健診（1歳6か月児健診、3歳児健診）のほか、市町村は、必要に応じて妊産婦・乳幼児に対して健康診査を行い、健康診査を受けることを勧奨しなければならないのでしたね。これらの健康診査の結果、妊産婦・乳幼児の健康状態について課題があることが判明した場合を考えてみましょう。

❶ 乳幼児健診の目的

乳幼児の健康状態を把握し、疾病の早期発見・早期治療につなげることは重要です。これらの健診では、乳幼児の成長・発達、栄養状態、先天性疾患を含む疾患の有無、予防接種の時期や種類の確認などを行い、何らかの健康課題が発見された場合は、医療機関の受診を勧奨するなどの適切な対応を行います。

❷ 妊産婦の訪問指導等

健康診査を行った市町村の長は、妊産婦に保健指導が必要な場合は、その妊産婦を訪

問させて必要な指導を行わせなければなりません。さらに、妊娠・出産に支障を及ぼすおそれがある疾病に罹患している疑いのある者については、医師・歯科医師の診療を受けることを勧奨します。

関係法令

●母子保健法

第13条　前条の健康診査のほか、市町村は、必要に応じ、妊産婦又は乳児若しくは幼児に対して、健康診査を行い、又は健康診査を受けることを勧奨しなければならない。

〈第２項　略〉

第17条　第13条第１項の規定による健康診査を行つた市町村の長は、その結果に基づき、当該妊産婦の健康状態に応じ、保健指導を要する者については、医師、助産師、保健師又はその他の職員をして、その妊産婦を訪問させて必要な指導を行わせ、妊娠又は出産に支障を及ぼすおそれがある疾病にかかつている疑いのある者については、医師又は歯科医師の診療を受けることを勧奨するものとする。

2　市町村は、妊産婦が前項の勧奨に基づいて妊娠又は出産に支障を及ぼすおそれがある疾病につき医師又は歯科医師の診療を受けるために必要な援助を与えるように努めなければならない。

10 未熟児・低体重児にはどのように対応しますか？

母子保健法

Point

- 保健師や助産師が家庭を訪問し、健康状態の確認や必要な保健指導を行います
- 2,500グラム未満の低体重児は、現在地の市町村に届け出ます

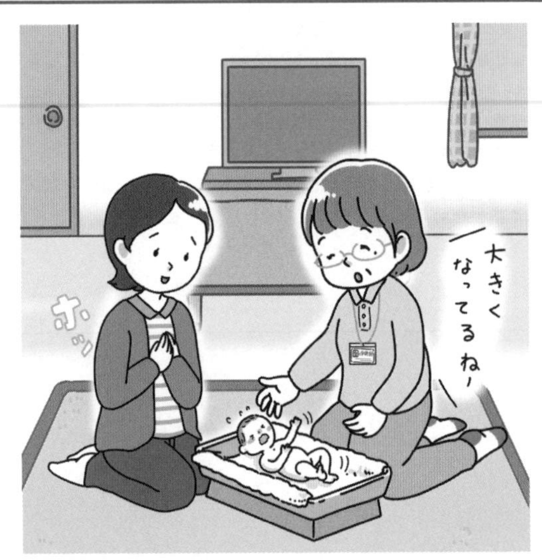

解説

未熟児とは、身体の発育が未熟のまま出生した乳児であって、正常児が出生時に有する諸機能を得るに至るまでのものをいいましたね。一方で、低体重児（低出生体重児）とは、出生時の体重が2,500グラム未満の乳児をいいます。低出生体重児として生まれる原因には、早産と胎児発育不全があるといわれており、全身の器官が十分に成熟する前に生まれることがあります。

❶ 低体重児の届出

体重が2,500グラム未満の乳児が出生したときは、保護者は、速やかに、乳児の現在地の市町村に届け出なければならないことになっています。

❷ 未熟児訪問指導

未熟児等（低体重児を含む）の新生児を対象に、保健師や助産師がご家庭を訪問し、健康状態の確認や必要な保健指導、不安や悩みについての相談などを行います。この訪

問指導は、新生児が未熟児でなくなった後においても継続することができます。

医療機関から未熟児等連絡票の提出があった新生児、低出生体重児の届出により訪問の必要を認めた新生児が対象となりますが、対象となる場合は市町村から連絡があるので保護者が申し込む必要はありません。

関係法令

●母子保健法

第６条

５　この法律において「新生児」とは、出生後28日を経過しない乳児をいう。

６　この法律において「未熟児」とは、身体の発育が未熟のまま出生した乳児であつて、正常児が出生時に有する諸機能を得るに至るまでのものをいう。

第18条　体重が2,500グラム未満の乳児が出生したときは、その保護者は、速やかに、その旨をその乳児の現在地の市町村に届け出なければならない。

第19条　市町村長は、その区域内に現在地を有する未熟児について、養育上必要があると認めるときは、医師、保健師、助産師又はその他の職員をして、その未熟児の保護者を訪問させ、必要な指導を行わせるものとする。

〈第２項　略〉

11 未熟児養育医療とはなんですか？

母子保健法

Point

- 未熟児に対し、その養育に必要な医療費は公費負担されます
- 養育医療の公費負担は指定養育医療機関に入院する場合に適用されます

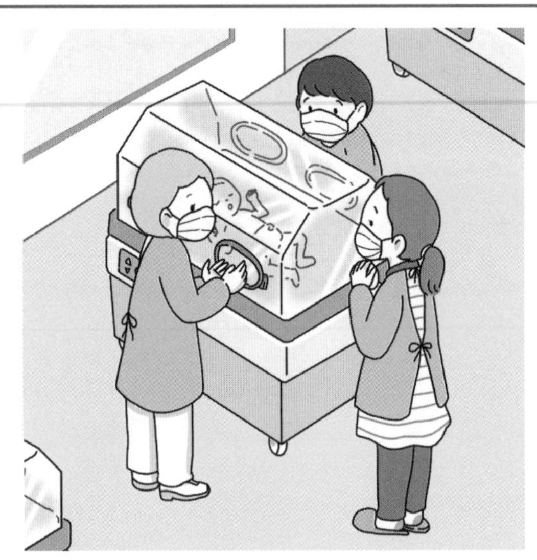

解説

低体重（出生時2,500グラム未満）や早産（在胎週数37週未満）などで身体の発育が未熟な状態で生まれたために入院養育が必要な新生児・乳児に対し、医療費を公費負担するしくみがあります。

❶ 養育医療

市町村は、養育のため病院または診療所に入院することを必要とする未熟児に対し、その養育に必要な医療（養育医療）の給付を行います。養育医療の給付の範囲は、「診察」「薬剤又は治療材料の支給」「医学的処置、手術及びその他の治療」「病院又は診療所への入院及びその療養に伴う世話その他の看護」「移送」となっています。

養育医療の給付を受けようとするときは、保護者が居住する市町村に申請しなければなりません。申請を受けた市町村は養育医療券を交付し、保護者はこの券を指定養育医療機関に提出します。

❷ 指定養育医療機関

都道府県知事は病院、診療所、薬局の開設者の同意を得て、養育医療を担当させる指定養育医療機関を指定します。療育医療の公費負担は、指定養育医療機関に入院する場合のみ適用されます。

関係法令

●母子保健法

第20条　市町村は、養育のため病院又は診療所に入院することを必要とする未熟児に対し、その養育に必要な医療（以下「養育医療」という。）の給付を行い、又はこれに代えて養育医療に要する費用を支給することができる。

2　前項の規定による費用の支給は、養育医療の給付が困難であると認められる場合に限り、行なうことができる。

3　養育医療の給付の範囲は、次のとおりとする。

一　診察

二　薬剤又は治療材料の支給

三　医学的処置、手術及びその他の治療

四　病院又は診療所への入院及びその療養に伴う世話その他の看護

五　移送

4　養育医療の給付は、都道府県知事が次項の規定により指定する病院若しくは診療所又は薬局（以下「指定養育医療機関」という。）に委託して行うものとする。

5　都道府県知事は、病院若しくは診療所又は薬局の開設者の同意を得て、第１項の規定による養育医療を担当させる機関を指定する。

〈第６項以降　略〉

●母子保健法施行規則

第９条　法第20条第１項の規定による養育医療の給付を受けようとするときは、当該未熟児の保護者は、その未熟児の居住地の市町村長に申請しなければならない。

2　市町村長は、前項の申請に基づいて養育医療の給付を行うときは、様式第１号による養育医療券を申請者に交付するものとする。

3　前項の養育医療券の交付を受けた者は、その監護する未熟児につき養育医療を受けさせるに当たつては、養育医療券を指定養育医療機関に提出しなければならない。

国家試験にChallenge！

問題　母子保健施策とその対象の組合せで正しいのはどれか。

（第107回看護師　午後58問）

（１）育成医療 — 結核児童

（２）養育医療 — 学齢児童

（３）健全母性育成事業 — 高齢妊婦

（４）養育支援訪問事業 — 特定妊婦

解答　正答 （４）

12 母子健康包括支援センターの役割はなんですか？

母子保健法

Point

- 地域の妊産婦や乳幼児の実情を把握し、相談や支援プランの策定などを行います
- 保健師、助産師ほか精神保健福祉士やソーシャルワーカーの配置が望ましいとされています

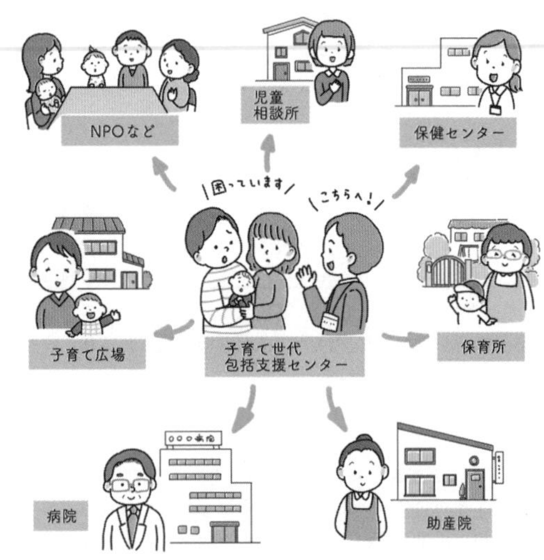

解説

母子保健法は、地域住民のうち妊産婦を含む母親と乳児・幼児の健康保持・増進を図るための法律でしたね。ここでは、母子保健法のなかで定められている母子健康包括支援センターの設置について考えてみましょう。

❶ 子育て世代包括支援センター

母子保健法に定められている「母子健康包括支援センター」は市町村が設置するように努めなければならないものとされ（努力義務）、一般的には「子育て世代包括支援センター」といわれています。地域における妊産婦・乳幼児の実情を把握し、妊娠・出産・子育てに関する相談に応じ、必要に応じて支援プランの策定や、地域の保健医療福祉との連絡調整を行い、妊産婦・乳幼児の健康保持・増進に関する包括的な支援を行います。

母子保健活動の経験のある保健師・助産師などが配置され、センターの業務を効果的かつ効率的に展開することが期待されています。保健師・助産師・看護師といった医療

職に加えて、精神保健福祉士、ソーシャルワーカー（社会福祉士など）の福祉職を配置することが望ましいとされています。

❷ センターの業務

妊産婦と定期的に連絡をとり、妊産婦の母子保健事業の利用状況、身体的・精神的状態、生活習慣、生活環境、家庭の養育力、転出入の状況などを継続的に把握することで、妊産婦・乳幼児の実情を把握します。そして、保健師などが妊娠・出産・子育てに関する相談に応じ、母子保健サービスについての情報提供・助言・保健指導を行います。また、必要に応じて、個別の妊産婦等を対象とした支援プランを策定し、必要に応じて見直しを行いながら、妊産婦などを包括的・継続的に支えていきます。

その他、地域の実情に応じて、母親学級、妊産婦健康診査、妊産婦訪問指導、新生児訪問指導、未熟児訪問指導などの母子健康事業の実施や、乳児家庭全戸訪問事業、養育支援訪問事業、病児保育事業、子育て援助活動支援事業（ファミリー・サポート・センター事業）などの支援事業を実施します。

関係法令

●母子保健法

第22条　市町村は、必要に応じ、母子健康包括支援センターを設置するように努めなければならない。

2　母子健康包括支援センターは、第１号から第４号までに掲げる事業を行い、又はこれらの事業に併せて第５号に掲げる事業を行うことにより、母性並びに乳児及び幼児の健康の保持及び増進に関する包括的な支援を行うことを目的とする施設とする。

一　母性並びに乳児及び幼児の健康の保持及び増進に関する支援に必要な実情の把握を行うこと。

二　母子保健に関する各種の相談に応ずること。

三　母性並びに乳児及び幼児に対する保健指導を行うこと。

四　母性及び児童の保健医療又は福祉に関する機関との連絡調整その他母性並びに乳児及び幼児の健康の保持及び増進に関し、厚生労働省令で定める支援を行うこと。

五　健康診査、助産その他の母子保健に関する事業を行うこと（前各号に掲げる事業を除く。）。

3　市町村は、母子健康包括支援センターにおいて、第９条の相談、指導及び助言並びに第10条の保健指導を行うに当たつては、児童福祉法第21条の11第１項の情報の収集及び提供、相談並びに助言並びに同条第２項のあつせん、調整及び要請と一体的に行うように努めなければならない。

●母子保健法施行規則

第15条　法第22条第２項第４号の厚生労働省令で定める支援は、母性並びに乳児及び幼児のうちその心身の状態等に照らし健康の保持及び増進に関する包括的な支援を必要とすると認められる者に対して、母性並びに乳児及び幼児に対する支援に関する計画（以下「支援プラン」という。）の作成並びに支援の実施状況及び当該者の状態を定期的に確認し、当該状態を踏まえ、当該者に係る支援プランの見直しを行うこととする。

13 学校で看護師・保健師資格を生かすことができますか？

学校保健安全法

Point

- 学校は学校保健計画を策定し、養護教諭は児童生徒の健康相談、助言・指導を行います
- 養護教諭には、ヘルスカウンセリングなど心の健康向上への対応が期待されています

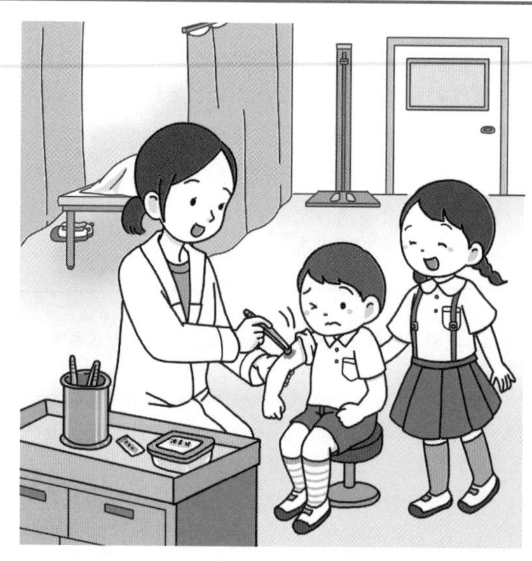

解説

「学校保健安全法」について考えてみましょう。学校（幼稚園、小学校、中学校、高等学校、特別支援学校、大学など）における児童生徒等（学校に在学する幼児、児童、生徒、学生）・職員の健康の保持増進を図るため、学校における保健管理に関し必要な事項を定め、学校の教育活動が安全な環境で実施されるように安全管理に関し必要な事項を定めています。

❶ 学校保健

学校の設置者は、児童生徒等と職員の心身の健康の保持増進を図るために、学校の施設・設備・管理運営体制の整備充実などの必要な措置を講ずるよう努めることになっており（努力義務）、そのために学校保健計画（健康診断、環境衛生検査、児童生徒などに対する指導など保健に関する事項について定めたもの）を策定・実施しなければなりません。

学校保健計画のうち、健康診断、健康相談、保健指導、救急処置などの保健に関する業務を行うために、学校には保健室が設置されています。

❷ 健康相談・保健指導

学校は児童生徒等の心身の健康に関して健康相談を行います。養護教諭などの職員は健康相談や健康状態の日常的な観察により、健康上の問題がある児童生徒等に必要な指導を行い、必要に応じて保護者に必要な助言を行います。

学校において、救急処置、健康相談、保健指導を行うにあたっては、必要に応じて、学校のある地域の医療機関などとの連携を図るよう努めることになっています。

❸ 養護教諭・学校保健師

養護教諭は、児童生徒の不調の背景に、いじめなどの問題がかかわっていることなどに気付くことを期待され、ヘルスカウンセリング（健康相談活動）が重要な役割を担うとされています。健康診断、保健指導、救急処置などの従来の職務に加えて、専門性と保健室の機能を最大限に生かして、心の健康問題に対応した活動が期待されています。

保健師は申請により養護教諭の免許を取得できます。養護教諭として学校保健の領域で活躍する保健師もいます。最近では、学校に勤務する保健師を「学校保健師」と呼ぶことがありますが、養護教諭とは異なり法令で規定されたものではありません。

関係法令

●学校保健安全法

第１条　この法律は、学校における児童生徒等及び職員の健康の保持増進を図るため、学校における保健管理に関し必要な事項を定めるとともに、学校における教育活動が安全な環境において実施され、児童生徒等の安全の確保が図られるよう、学校における安全管理に関し必要な事項を定め、もつて学校教育の円滑な実施とその成果の確保に資することを目的とする。

第２条　この法律において「学校」とは、学校教育法（昭和22年法律第26号）第１条に規定する学校をいう。

２　この法律において「児童生徒等」とは、学校に在学する幼児、児童、生徒又は学生をいう。

第７条　学校には、健康診断、健康相談、保健指導、救急処置その他の保健に関する措置を行うため、保健室を設けるものとする。

第８条　学校においては、児童生徒等の心身の健康に関し、健康相談を行うものとする。

第９条　養護教諭その他の職員は、相互に連携して、健康相談又は児童生徒等の健康状態の日常的な観察により、児童生徒等の心身の状況を把握し、健康上の問題があると認めるときは、遅滞なく、当該児童生徒等に対して必要な指導を行うとともに、必要に応じ、その保護者（学校教育法第16条に規定する保護者をいう。第24条及び第30条において同じ。）に対して必要な助言を行うものとする。

第10条　学校においては、救急処置、健康相談又は保健指導を行うに当たつては、必要に応じ、当該学校の所在する地域の医療機関その他の関係機関との連携を図るよう努めるものとする。

索引

あ行

医科診療医療費……178
生きる権利……241
育成医療……181,238
移送……275
一時保護……243
一部負担金……169
一般病床……98
委任立法……110
医薬品医療機器等法……105
医薬品の製造販売……116
医薬品の添付文書……120
医薬部外品……108
医療安全支援センター……78
医療監視員……91
医療機器……105,110
医療機能……100
医療計画……5,93
医療資源……61
医療事故……73
医療事故調査・支援センター……73,76
医療提供施設の選択……61
医療提供者の責務……64
医療提供体制……4
医療の安全管理のための指針……68
医療扶助……258
医療保険……3
医療保護入院……274
宇都宮病院事件……266

か行

介護・世話の放棄・放任……252
介護医療院……209
介護医療院サービス……209
介護休暇……42
介護給付……203,236
介護支援専門員……202
介護認定審査会……195,199
介護福祉施設サービス……208
介護扶助……258,260
介護保険……186
介護保険事業計画……191
介護保健施設サービス……209
介護保険の財政……227
介護予防居宅療養管理指導……214
介護予防ケアマネジメント事業……222
介護予防サービス……211
介護予防短期入所生活介護……212
介護予防通所リハビリテーション……212
介護予防特定施設入居者生活介護……215
介護予防福祉用具貸与……214
介護予防訪問看護……211
介護予防訪問入浴介護……212
介護予防訪問リハビリテーション……212
介護老人福祉施設……208
介護老人保健施設……209
かかりつけ医……57
学校保健……308
学校保健計画……308
学校保健師……309
看護休暇……42
看護記録……102
看護師等の確保……46
看護師免許の取消し……31
看護小規模多機能型居宅介護……220
感染症……138
感染状況を把握……150
感染症指定医療機関……146
感染症の発生の状況、動向及び原因の調査……148
感染症病床……98
監督……91
疑義照会……114
基準病床数……97
基本診療料……173
教育扶助……258
協会けんぽ……165
共済組合……165
行政区……284
行政処分……31
業務独占……28
虚偽の広告……66
居宅サービス……205
居宅療養管理指導……206
訓練等給付……236
ケアプラン……201
ケアマネジャー……202
計画相談支援給付……236
経済的虐待……252
刑法……27
化粧品……109
結核……159
欠格事由……30
結核登録票……160
結核に係る定期の健康診断……159
結核病床……98
現金給付……170
健康危機管理……287
健康診断……153
健康増進事業実施者……125
健康づくり運動……131
健康日本21……128,286
健康日本21(第2次)……131
健康保険……165

検査所見記録……102
現物給付……170
権利擁護事業……223
後期高齢者医療制度……165
広告……66
更生医療……181,238
厚生労働大臣の定める基本方針……92
構造設備……89
公的医療保険……164
公費負担医療……180
高齢者虐待……252
告示……10
国民医療費……176
国民皆保険制度……164
国民健康・栄養調査……126
国民の責務……65
国民の保健の向上……124
個人情報の保護……26
子育て世代包括支援センター……306
国家資格……12
混合診療……168
こんにちは赤ちゃん事業……295

さ行

再教育研修……33
再興型インフルエンザ……142
再興型コロナウイルス感染症……143
再審査制度……119
再生医療等製品……105,109
再評価制度……119
里親制度……246
参加する権利……241
自傷他害……271
市町村介護保険事業計画……226
市町村健康増進計画……125
市町村保健センター……288
指定感染症……140,144
児童虐待……249
児童相談所の業務……242
児童相談所の判定……243
児童の権利に関する条約……240
児童福祉施設……243
社会保険……3186
就業制限の通知……154
自由診療……169
住宅扶助……258
手術記録……102
出産扶助……258,261
受動喫煙の防止……127
守秘義務……21,26
准看護師……15
障害者総合支援法……231
小規模住居型児童養育事業……243
小規模多機能型居宅介護……219
小児慢性特定疾病……182
省令……10
助産師……18
助産所……54
助産所の嘱託医師……85
助産録……21
処方せん……102
自立支援医療……181,238
自立支援給付……233,236
人員の配置……89
新型インフルエンザ……142
新型コロナウイルス感染症……143,144
新感染症……145
審査支払機関……169
新生児……292
新生児訪問指導……294
申請保護の原則……257
身体障害……230
身体的虐待……249,252
心理的虐待……249,252
診療所……53
診療所、助産所の開設、休止、再開、廃止……80
診療日誌……102
診療の補助……13
診療報酬……172
診療報酬改定……174
診療報酬点数表……172
診療録……101
生活習慣……130
生活扶助……258
生活保護……256
精神医療審査会……281
精神衛生法……265
精神科救急医療の確保……278
精神科病院……278
精神障害……231
精神通院医療……181,238
精神病床……98
精神保健指定医……271,274,277
精神保健福祉法……264
精神保健法……265
生存権……2
性的虐待……249,252
政令……10
船員保険……165
全国健康保険協会……165
先進医療……58
総合相談支援事業……223

葬祭扶助 258
ゾーニング 157
育つ権利 241
措置入院 271

た行

第１号被保険者 188
第２号被保険者 188
退院の請求 268,281
立ち入り検査 90
短期入所生活介護 206
短期入所療養介護 206
地域医療計画 99
地域医療構想 99
地域医療支援病院 56
地域社会 284
地域生活支援事業 234
地域相談支援給付 236
地域包括支援センター 222
地域保健 284
地域密着型介護老人福祉施設入居者生活介護 220
地域密着型サービス 216
地域密着型通所介護 217
地域密着型特定施設入居者生活介護 220
知的障害 230
中医協 175
注意事項等情報 120
中央社会保険医療協議会 175
中央ナースセンター 49
調剤の求めに応ずる義務 114
調整交付金 228
通所介護 206
通所リハビリテーション 206
通知 10
定期巡回・随時対応型訪問介護看護 216
低出生体重児 302
低体重児 302
適正使用 107
手順書 24
特定感染症指定医療機関 147
特定機能病院 58
特定健康診査 132
特定行為研修制度 24
特定施設入居者生活介護 206
特定疾患 58
特定福祉用具販売 206
特定保健指導 133
特別養護老人ホーム 208
特掲診療料 173
都道府県ナースセンター 48
努力義務 64

な行

内臓脂肪症候群 132
生業扶助 258
難病 183
日本国憲法第25条 2,255
入院診療計画書 70,102
入院中の処遇・行動制限 269
入院中の処遇の改善 281
入院の勧告 154
乳児家庭全戸訪問事業 250,295
乳幼児健診 296,300
任意入院 267,268
妊産婦 292
妊産婦の訪問指導 300
認知症施策推進大綱 192
認知症対応型共同生活介護 219
認知症対応型通所介護 217
ネグレクト 249

は行

発生予防 137
必要即応の原則 257
病院 52
病院・診療所の管理者 84
病院日誌 102
病院の開設 82
病院の休止・再開、廃止 83
病床 97
副作用等情報 121
福祉国家 2
福祉事務所 257
福祉用具貸与 206
扶養義務 256
分娩の介助 20
包括的・継続的ケアマネジメント支援事業 223
訪問介護 205
訪問看護 206
訪問看護療養費 171
訪問入浴介護 205
訪問リハビリテーション 206
法律 10
保健医療圏 95
保険外診療 168
保健師 16
保健師助産師看護師法 10
保健指導 16,127
保健所 286
保険診療 168
母子健康手帳 298

母子健康包括支援センター ……306
母性の尊重と保護 ……290

ま行

守られる権利 ……241
まん延の防止 ……137
未熟児 ……293,302
未熟児訪問指導 ……302
名称独占 ……28
命令 ……10
メタボリックシンドローム ……132

や行

夜間対応型訪問介護 ……217
夜間の対応 ……85
薬事法 ……104
薬機法 ……105
薬局の開設 ……112
薬局の管理 ……113
養育医療 ……304
要介護状態 ……194
要介護度 ……198
要介護認定 ……195,197
養護教諭 ……309
養子縁組 ……247
要支援認定 ……195,197
予防給付 ……211

ら行

ライシャワー事件 ……265
療養上の世話 ……13
療養の給付 ……171
療養病床 ……98
レセプト ……169
労災保険 ……44
労働安全衛生法 ……159
労働基準法 ……35
労働契約 ……36
労働時間 ……37
労働条件 ……36

数字

1歳6か月児健診 ……296
一次保健医療圏 ……95
二次保健医療圏 ……95,99
3歳児健診 ……297
三次保健医療圏 ……59,96
21世紀における国民健康づくり運動 ……128

看護学生のためのわかりやすい法律・制度

2023年2月20日　発行

著　者　望月聡一郎
発行者　荘村明彦
発行所　中央法規出版株式会社
〒110-0016　東京都台東区台東3-29-1 中央法規ビル
TEL 03-6387-3196
https://www.chuohoki.co.jp/

イラスト　はやしろみ
装幀・本文デザイン　二ノ宮匡
編集協力　坂本知枝美
印刷・製本　日経印刷株式会社

定価はカバーに表示してあります。
ISBN978-4-8058-8814-8

●本書へのご質問について
本書の内容に関するご質問については，下記ＵＲＬから「お問い合わせフォーム」にご入力いただきますようお願いいたします。
https://www.chuohoki.co.jp/contact/